Barbara Temelie

Mit der 5-Elemente-Ernährung zur Wohlfühlfigur

Barbara Temelie

Mit der 5-Elemente-Ernährung zur Wohlfühlfigur

Wie Sie Ihr Gewicht dauerhaft halten oder reduzieren – und sich vor Ernährungsirrtümern schützen

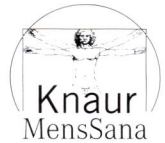

Knaur
MensSana

Inhalt

1. Teil:
Was sagt die Chinesische Medizin zur Wohlfühlfigur?

2. Teil:
Die 5-Elemente-Ernährung

3. Teil:
Kreativ kochen mit den 5 Elementen

4. Teil:
Schutz vor Ernährungsirrtümern

Vorwort

Meine Wohlfühlfigur ist die bestmögliche Figur, die ich im Zusammenhang mit meiner angeborenen Ausstattung haben kann. Abgesehen von diesem kostbaren Erbe spielt es noch eine Rolle, wie vital die Körperfunktionen in Abhängigkeit vom Lebensalter sind. Wenn die Figur aus den Fugen gerät, dann ist dies ein Zeichen dafür, dass die Organe, die den Körper nähren sollten und für die Ausscheidung von allem Überflüssigen zuständig sind, ihre Aufgaben nicht richtig wahrnehmen. Eine füllige Figur verdankt man also entweder seinen Vorfahren, oder aber man ist übergewichtig, weil die Umwandlung der Nahrung nicht optimal abläuft.

Eine Gewichtszunahme zeigt eine geschwächte Nahrungsverwertung an – sie ist ein Symptom, aber keine Krankheit. In der Chinesischen Medizin zielt man auf die Wurzel des Geschehens. Wenn man sie zu packen kriegt und die Schwachpunkte stärkt, dann verschwinden im Idealfall sämtliche Beschwerden und damit auch alle überflüssigen Pfunde.

Dieses Prinzip gilt auch für die 5-Elemente-Ernährung. Sie ist darauf ausgerichtet, dass die Nahrung optimal verwertet und alles Belastende ausgeschieden wird. Darum nimmt man schon einmal ein paar Pfund ab, wenn man bekömmlicher isst – ob man will oder nicht. Es sei denn, die erwähnte Schwäche ist bereits weit fortgeschritten, so dass kleine Veränderungen nicht mehr greifen. Oder aber starker innerer Druck durch schwerwiegenden Stress behindert die Transformation der Nahrung (Stressfaktoren bei übergewichtigen Kindern siehe Kapitel 32). Diesen beiden zentralen Themen gehen wir auf den Grund. Dazu finden Sie in diesem Buch viele konkrete Hinweise und Ernährungsempfehlungen.

Wie gut eine hochwertige Ernährung die Organe stärkt, spürt man deutlich an einem gesteigerten Wohlbefinden, aber sie reicht vielleicht nicht aus für eine Gewichtsreduktion. In diesem Fall muss man zu stärkeren Mitteln greifen: Die Chinesische Kräutertherapie und die Akupunktur können den erhofften Durchbruch bewirken.

Um alle Organe gut zu versorgen, ist jedoch die Ernährung in jedem Fall die wichtigste Quelle. Sie allein schenkt uns langfristig Vitalität. Gutes Essen führt bereits nach weniger als einer Woche zu einem spürbaren Wohlgefühl, jede Mahlzeit kann eine tiefe innere Zufriedenheit bescheren. Darum sind unsere Leibgerichte, mit denen wir Angenehmes verbinden, durch nichts zu ersetzen. Und Sie haben es in der Hand, sie noch verträglicher zu machen.

Bald werden Sie wissen, woran es liegt, wenn Sie nach dem Essen schlagartig müde werden, und Sie können deutlich erkennen, wie viel Kraft ein gekochtes Frühstück verleiht. Aus der Erfahrung mit hochwertiger Ernährung erkennt man auch mühelos das Echte und lässt Fälschungen aus Chemieküchen der Nahrungsindustrie links liegen.

Wie viel Sie mit aromatischen Kräutern und Gewürzen, herzhaften Zutaten und einem Quentchen Kreativität bewirken können, erfahren Sie in diesem Buch. Das höchste Ziel, das man mit der 5-Elemente-Ernährung erreichen kann, nehme ich gerne vorweg: *dass man auf genau das Appetit hat, was dem Körper gerade am besten bekommt!* Wem dies gelingt, der ist ein für alle Mal frei von Einschränkungen und kann essen, was er möchte. Dann wird auch ein Stück Sahnetorte gleich viel besser verwertet, wenn man das beruhigende Gefühl hat: Der Körper hat schließlich danach verlangt. Aber es könnte auch sein, dass Sie sich täuschen. Was sich hinter Süßgelüsten verbirgt, dazu hat die Chinesische Medizin einiges zu sagen. Ihr begegnen Sie übrigens überall dort, wo Sie ein kleines Yin-Yang-Symbol sehen: ☯

Viel Erfolg bei der Jagd nach genussvollem Essen
wünscht Ihnen Barbara Temelie

Der Wegweiser führt Sie direkt in Ihre Küche!

Möchten Sie am liebsten so schnell wie möglich in die Praxis einsteigen? Dann folgen Sie bitte diesem Pfad, der Sie zu allen nötigen Stationen führt. Dort stoßen Sie auf die wichtigsten Hinweise und Empfehlungen, die Ihrer Konstitution entsprechen.

Dicke Geschäfte

Gewichtsthemen, vor allem das »Problem Übergewicht«, haben es innerhalb weniger Jahre geschafft, eine enorme Aufmerksamkeit zu gewinnen. Viele von denjenigen, die daran verdienen, haben gute Gründe dafür, dass dies auch so bleiben soll. Bereits im Jahr 2002 haben in Europa 231 Millionen Menschen versucht abzunehmen. Es wurden rund 100 Milliarden Euro für kalorienreduzierte Lebensmittel, Diätprodukte und Pulverdiäten ausgegeben. Allein 20 Milliarden in Deutschland. Nur ein winziger Bruchteil derer, die erfolgreich abnahmen, hielt das erreichte Gewicht mindestens ein Jahr lang.

Man kann behaupten: Es ist gelungen, diesen Misserfolg aufrechtzuerhalten, und das ist ein ausgesprochen lukratives Geschäft. *Denn auf der Liste der Dickmacher stehen Diäten und Diätprodukte auf Platz eins!* Auf die Gründe dafür werden wir in diesem Buch noch zu sprechen kommen, etwa im Zusammenhang mit Süßstoff und Geschmacksverstärkern.

In seinem Buch »Esst endlich normal! Wie die Schlankheitsdiktatur die Dünnen dick und die Dicken krank macht« beschreibt der Lebensmittelchemiker Udo Pollmer, wie die Hersteller von Light-Produkten dafür sorgen, dass sich hierbei auch ja nichts ändert. Einige interessante Zahlen aus diesem Buch zeigen das Thema Übergewicht aus einer völlig anderen Perspektive. Wenn man die Statistiken genauer anschaut, dann ist es gar nicht so, dass »viele Menschen immer dicker werden« im Vergleich zu früher. Selbst die US-Amerikaner haben über lange Jahre im Durchschnitt nur 3 oder 4 Kilogramm zugelegt. *Viele Menschen halten ihr Gewicht, vor allem die Schlanken. Dagegen sind es vor allem die Übergewichtigen, die immer dicker werden.* In den USA ist der Druck auf Übergewichtige ganz besonders groß. Zugleich geht aus vielen Untersuchungen hervor, dass Abspeckmaßnahmen bei vielen Menschen eine massive Gewichtszunahme zur Folge haben, wobei Diätprodukte und insbesondere Formula-Diäten eine große Rolle spielen.

Die Hersteller machen sich ernsthafte Sorgen, denn sie wissen natürlich, dass ihre Light-Produkte nichts taugen. Kunden, die sich dessen bewusst wären, seien eine echte Bedrohung für den Absatzmarkt. Dies geht aus einem Forschungsbericht im Auftrag der Diätindustrie hervor. Aus dieser Studie stammt auch die Information, dass 231 Millionen Europäer im Jahr 2002 auf Diät waren. Aber nur 1 von 100 kann dauerhaft abnehmen. Die Empfehlung an die Hersteller lautet nun aber nicht etwa, dass wirksamere Produkte auf den Markt kommen sollten. Im Gegenteil: Durch mehr Werbung will man erreichen, dass wenigstens 5 Prozent derjenigen, die bisher nur sporadisch Diät halten, zu einer permanenten Diät angeregt werden, damit eine

Umsatzsteigerung von knapp 7 Milliarden Euro erzielt werden kann. Aber es ist nicht allein die Lebensmittelindustrie, die einen gigantischen Nutzen aus dem Geschäft mit den Dicken zieht. Man stößt leicht auf weitere Haupt- und Nebendarsteller, die in dem Drama »zunehmendes Übergewicht in unserer Bevölkerung« entscheidende Rollen spielen. Ausgerechnet »gesunde« Ernährungsregeln führen zu Ernährungsgewohnheiten, die Figurprobleme begünstigen, weil sie den Bedürfnissen des Organismus in keiner Weise gerecht werden. Kampagnen gegen Grundnahrungsmittel führen bei vielen Menschen zu einem völlig unnatürlichen Essverhalten und dadurch nicht selten zu Übergewicht oder zu Essstörungen.

Regeln gegen den Fett- und Fleischverzehr zusammen mit der Empfehlung, statt Fleisch mehrmals täglich Milchprodukte zu essen; der Rat, viel Rohkost, Vollkornbrot und rohes Müsli zu sich zu nehmen; und unbedingt viel Wasser zu trinken, am besten noch bevor man überhaupt Durst hat: All dies ist nicht nur aus der Sicht der Chinesischen Medizin absurd und gesundheitsschädlich. Solche Empfehlungen werden seit Jahrzehnten von der Deutschen Gesellschaft für Ernährung (DGE) in die Welt gesetzt, und sie verbreitet sie auch weiterhin mit Nachdruck, obwohl erwiesen ist, dass es weder für die eine noch irgendeine andere dieser Regeln eine wissenschaftliche Grundlage gibt, die deren Nutzen für den Menschen belegen würde. Das Gleiche gilt natürlich auch für die Weltgesundheitsorganisation (WHO) und andere Institutionen, von deren Gesundheitsbewusstsein wir eigentlich überzeugt sind.

Kritische Meinungen, die auf stabilen wissenschaftlichen Füßen stehen, gelangen zwar immer mehr an die Öffentlichkeit, aber dies ändert nicht sehr viel an der fortwährenden Einmischung in unser Privatleben, die in vielen Medien verbreitet wird. Bis sich bessere Empfehlungen durchsetzen, werden noch viele Menschen ihren natürlichen Appetit, die Freude am Essen und ihre schlanke Figur oder gar ihre gute Gesundheit eingebüßt haben. Es ist ja völlig offensichtlich, dass die meisten Ernährungstipps und leider auch staatlich sanktionierte Ernährungsregeln, denen man in fast jeder Zeitschrift begegnet, letztlich dem Profit oder Profil bestimmter Interessengruppen dienen.

Und weil solche Ansichten politisch nicht korrekt genug sind, um in den Medien verbreitet zu werden, und weil vielleicht auch ein Interesse daran besteht, die tatsächlichen Hintergründe für Gewichtsprobleme zu verschleiern, bleiben Ernährungsfachleute und auch Politiker lieber bei alten Vorurteilen und Rezepten: »Dicke sollten weniger essen und sich mehr bewegen, dann würden sie schon abnehmen.« Diese Sicht ist Grundlage für kostspielige Ernährungskampagnen gegen die Disziplinlosigkeit der Bürger; für aufwendige Sportprogramme, um Schülern ihre Faulheit auszutreiben; und sie dienen als Argumente für eine mögliche Erhöhung der Krankenkassenbeiträge speziell für stark Übergewichtige.

Die meisten dickleibigen Menschen und selbst stark übergewichtige sind jedoch kerngesund und haben statistisch gesehen sogar eine höhere Lebenserwartung als Schlanke (siehe folgender Kasten). Dennoch sind sie – bei uns ebenso wie in vielen anderen Ländern – wegen ihres Äußeren einer massiven Diskriminierung und Stigmatisierung ausgesetzt.

Wissenschaftliche Untersuchungen zum Thema Gewicht werden auch von staatlichen Stellen in Auftrag gegeben. Ihre Ergebnisse zeigen ein völlig anderes, sehr viel komplexeres Bild, und es gibt genug hochinteressante Bücher, die uns Laien auf diesem Gebiet einen Zugang zu solchen verlässlichen Ergebnissen verschaffen. Im hinteren Teil des Buches zeige ich ein paar Ausschnitte aus diesen Themen, und in der Liste mit den Buchempfehlungen im Anhang finden Sie meine Lieblingsautoren. Sie haben mir seit vielen Jahren geholfen, mich vor Ernährungsirrtümern zu schützen, und mir bestätigt, dass es am besten ist, wenn ich das esse, worauf ich Appetit habe und was mir wirklich gut bekommt. Die Frage ist nur, ob auch Sie sich trauen, endlich wieder dick die Butter aufs Brot zu tun und zwei Eier zum Frühstück zu essen – nach all den Warnungen vor dem drohenden Herztod. Wenn ich Ihnen zu solchen Freuden verhelfen kann und es Ihnen gelingt, mehr auf Ihren Bauch zu hören, dann steht einer genussvollen Ernährung, die immer auch das Beste für die Figur ist, nicht mehr viel im Weg.

Dicke Menschen leben länger

Eine Studie zum Thema Gewicht und Sterblichkeit des Public Health Institute in Berkeley in Kalifornien kommt zu dem gleichen Ergebnis wie viele ähnliche Untersuchungen: Bei untergewichtigen Studienteilnehmern war das Sterberisiko gegenüber Normalgewichtigen erhöht. Bei den Übergewichtigen lag das Sterberisiko dagegen niedriger als bei den Normalgewichtigen. Das niedrigste Sterberisiko haben übergewichtige Frauen. Erst bei Personen mit einem Body-Mass-Index (BMI) von über 35 stieg es wieder an. Menschen, die über 50 Jahre alt sind, werden voraussichtlich das höchste Lebensalter erreichen, wenn ihr BMI zwischen 25 und 32 liegt. Diese Werte reichen bis in den roten Bereich der gängigen BMI-Tabellen hinein. Das heißt also: Menschen, die heute als »fettleibig« gelten, werden aller Wahrscheinlichkeit nach am ältesten, und Untergewichtige werden jünger sterben (nachzulesen im Buch von Udo Pollmer: »Esst endlich normal!«). Diese Studienergebnisse gehen konform mit Argumenten, die Ihnen vielleicht bekannt vorkommen, denen man heute aber einfach nicht mehr vertraut:

- Viele gesunde Frauen, aber auch Männer legen mit zunehmendem Alter nach und nach ein wenig an Gewicht zu, wenn sie nicht mit aller Gewalt dagegen angehen. Für Frauen sind kleine Fettpolster jedoch eine große Hilfe während der Wechseljahre, weil sie eine wichtige Rolle bei der Hormonproduktion spielen.
- Außerdem sind die Energiereserven in Form von Körperfett gute Polster, um Infekte oder andere Erkrankungen zu überstehen, die in der Regel mit einem verminderten Appetit einhergehen.
- Wenn wir eine moderate Gewichtszunahme im Zuge des Älterwerdens als normal und gesund anerkennen, dann folgt hieraus auch ein veränderter Blick auf die Statistik: Da unsere Bevölkerung im Durchschnitt bekanntermaßen altert, steigt schon allein durch die erwähnte natürliche Zunahme im mittleren Alter das Durchschnittsgewicht der Bevölkerung stetig an.

Faktoren, die Übergewicht begünstigen

Nicht beeinflussbare Faktoren
- Die genetische Grundkonstitution (Erbanlagen) und das Gewicht der Eltern bestimmen die Figur und den individuellen Kalorienverbrauch sehr stark mit. Der Kalorienverbrauch ist abhängig von der Leistungsfähigkeit des Stoffwechsels und vom Körpergewicht: Je höher das Gewicht ist, umso mehr Kalorien werden benötigt.
- Niedriges Geburtsgewicht.

Schwer beinflussbare Faktoren
- Anhaltende psychische Belastungen durch Kummer, Angst, Verzweiflung und Alltagsstress
- Natürliche hormonelle Veränderungen wie die Wechseljahre bei Frauen
- Essstörungen
- Stoffwechselstörungen wie metabolisches Syndrom, Diabetes Typ 2

Beeinflussbare Faktoren
- Hungern, Diäten und Diätprodukte, strenge Ernährungsregeln.
- Zusätze in Industriekost (Aspartam, Glutamat u. a.)
- Fernsehkonsum
- Mangel an Tageslicht
- Schlafmangel
- Ernährungsformen, die der individuellen Konstitution nicht entsprechen
- Überlastungen durch unzureichende Stressbewältigung

Haben Sie bei der Aufstellung den berühmten »Bewegungsmangel« vermisst? Dazu kommen wir in Kapitel 7.

Was sagt die Chinesische Medizin zur Wohlfühlfigur?

1 Schritt für Schritt

Wie muss die Ernährung aussehen, damit Sie Ihre Wohlfühlfigur erreichen? Bevor wir uns diesem zentralen Anliegen praktisch und sehr detailliert im zweiten Buchteil zuwenden, stelle ich Ihnen hier im ersten Teil einige ausgewählte Aspekte vom Bild des Menschen aus der Sicht der Chinesischen Medizin vor – unter anderem die wichtigsten Organfunktionen, die sich auf die Figur auswirken. Dabei geht es nicht nur um Stärken und Schwächen körperlicher Natur, sondern auch um psychisch-geistige Qualitäten, die von gesunden und gut genährten Organen hervorgebracht werden, wenn wir unsere ureigenen Fähigkeiten in einem erfüllten Leben verwirklichen.

Was die Chinesische Medizin zu den einzelnen Themen zu sagen hat, erkennen Sie an dem kleinen Yin-Yang-Symbol , das den Beginn der jeweiligen Abschnitte kennzeichnet.

Zunächst richten wir den Blick auf unsere gesunden Qualitäten. Diese stehen sich als »Gesundheitszeichen« innerhalb der *Yang-* und der *Yin-Wurzel* des Menschen gegenüber (Kapitel 4). Sie beschreiben auf der Yang-Seite verschiedene Eigenschaften, die auf unserer Vitalität beruhen, und auf der Yin-Seite solche, die mit unserer Regenerationsfähigkeit zu tun haben. Wie die Ernährung beschaffen sein muss, damit unsere beiden Wurzeln unterstützt werden, erfahren Sie in diesem Buch. Auf diesem Weg erreichen wir das Bestmögliche für unsere Gesundheit und für unsere Wohlfühlfigur. Der Schwerpunkt liegt unserem Thema entsprechend an vielen Stellen auf der Stärkung der Organe, die für eine *gute Verwertung der Nahrung* zuständig sind.

An anderen Stellen, denen ich im ersten Teil bewusst viel Raum gegeben habe, stehen *verschiedene Themen der Lebensgestaltung* im Vordergrund, die auch die Art, wie wir uns ernähren, maßgebend beeinflussen können: Ein schnelles Leben führt oft zu schnellem Essen – Fast Food. Was wir darüber hinaus aus unserer angeborenen körperlichen Konstitution machen, aus unseren Möglichkeiten und dem Reichtum unserer inneren Qualitäten, kann durchaus einen größeren Einfluss auf unsere Körperform haben als die Ernährung.

Zahlreiche Stellen thematisieren unseren Bauch, den man in China *die Mitte* nennt. Sie ist der Dreh- und Angelpunkt, wo die Nahrung aufgenommen wird und ihre Essenz – das *Qi* aus dem Essen – gewonnen wird. Das *Nahrungs-Qi* nährt alle Organe und Körpersubstanzen, es ist die Grundlage für alle Lebensfunktionen. Darum ist ein hoher Anspruch an die Qualität der Nahrung in der 5-Elemente-Ernährung eine entscheidende Voraussetzung für den vollen Erfolg – im Hinblick auf das Wohlbefinden und vor allem, wenn es um eine dauerhafte Gewichtsreduktion geht.

Am Ende des ersten Teils finden Sie spezifische *Muster* – Funktionsstörungen der Organe und damit verbundene Beschwerden –, die der Entstehung von Gewichtsproblemen zugrunde liegen. Anhand der Beschwerden, von denen Sie betroffen sind, haben Sie die Möglichkeit zu beobachten, wie sich die 5-Elemente-Ernährung auf Ihr Befinden auswirkt.

Wählen Sie am besten einen *günstigen Zeitpunkt* für Ihren Einstieg aus, damit Sie gleich zu Beginn schon mehrere der zahlreichen Empfehlungen in Ihre Mahlzeiten integrieren können. Dann ist die Chance umso größer, dass Sie spätestens nach etwa zwei bis drei Wochen eine spürbare und vielleicht auch sichtbare Veränderung feststellen. Das stärkt die Motivation. Und es wird Ihnen bestimmt mehr Spaß machen, in gute Zutaten für leckere Gerichte zu investieren und etwas Neues auszuprobieren.

Meine Empfehlungen für Sie sind in erster Linie auf die Stärkung der Mitte ausgerichtet, die die Nahrung verwertet und die bei Übergewicht immer mehr oder weniger geschwächt ist. Wenn dies das einzige Problem ist, dann nenne ich diesen Zustand *»Übergewicht ohne Hitzezeichen«*.

Je nach Veranlagung und Lebensweise können außerdem Hitzefaktoren eine Rolle spielen, die zu *»Übergewicht mit Hitzezeichen«* führen. Dem muss die Ernährungsweise Rechnung tragen. Darum gibt es in diesem Buch zwei verschiedene Ernährungspläne. In den Nahrungsmitteltabellen auf der Vorder- und Rückseite des Posters finden Sie ebenfalls unterschiedliche Bewertungen für »ohne« und »mit Hitzezeichen«. Das Gleiche gilt für die farbige Gewürze-&-Kräuter-

Tabelle am Ende von Kapitel 20. Für diejenigen von Ihnen, die nicht abnehmen, sondern ihr *Gewicht lediglich halten möchten*, ist diese Unterscheidung ebenfalls sehr wichtig.

Um herauszufinden, ob Sie »Hitzezeichen« haben oder nicht und welchen Empfehlungen Sie folgen sollen, gibt es einen einfachen »*Ausschlusstest*« auf Seite 81. Das Ergebnis führt Sie anschließend zum »Praxisteil Ernährung« und zu den »Praktischen Hinweisen & Ernährungsplänen« sowie auf dem Nahrungsmittelposter zu den für Sie zutreffenden Ernährungsempfehlungen.

Damit Sie schnell dorthin gelangen, gibt es gleich vorn im Buch einen »*Wegweiser*«, der Sie zu den wichtigsten Stationen führt, an denen Sie alle nötigen Informationen bekommen, um in die Praxis der 5-Elemente-Ernährung einsteigen zu können. Die anderen Kapitel, die Sie erst einmal am Weg liegenlassen, können Sie sich in aller Ruhe auch noch später zu Gemüte führen – während auf dem Herd vielleicht schon eine kräftige Suppe vor sich hin köchelt, die Ihre Mitte stärken wird.

2 Kernaussagen zur Wohlfühlfigur

Um Sie nicht allzu sehr auf die Folter zu spannen und damit Sie sich gleich zu Anfang ein Bild von einigen wichtigen Themen machen können, habe ich in diesem Kapitel verschiedene Aussagen der Chinesischen Medizin zur Wohlfühlfigur vorweggenommen, auf die wir später noch einmal ausführlich zurückkommen werden. Falls Sie schnell in die Praxis einsteigen möchten, verschafft Ihnen diese Zusammenfassung einen ersten Überblick. Sie ist eine der Stationen, die Ihnen der »Wegweiser« anzeigt. Vom Ende dieses Kapitels aus können Sie direkt zum »Ausschlusstest« auf Seite 81 weitergehen und danach gleich zu den Ernährungsempfehlungen in Kapitel 18 und 19 sowie im Nahrungsmittelposter.

Noch ein Hinweis vorab: Wenn im Rahmen der Chinesischen Medizin von bestimmten Organen, etwa der Milz, die Rede ist, dann steht dahinter eine andere Bedeutung als diejenige, die wir aus der westlichen Medizin kennen.

Um sich seine Wohlfühlfigur zu erhalten oder um sie zu erlangen, muss man die Mitte stärken. Bei allen Figurproblemen zeigt sich, dass die Kraft der Verdauungsorgane *Milz* und *Magen*, die zur Mitte gehören, geschwächt ist. Ab der Lebensmitte, also etwa ab dem 35. Lebensjahr, werden sie naturgemäß nach und nach etwas schwächer. Darum gewinnt die gute Bekömmlichkeit des Essens im Laufe des Lebens immer mehr an Bedeutung. Sie wird zu einem Jungbrunnen, der den Alterungsprozess so gut wie möglich hinauszögert.

Die Mitte verwertet Speisen, die aus frischen, hochwertigen Zutaten bestehen, erfahrungsgemäß am besten. Bei Übergewicht oder wenn man schlank bleiben möchte, ist eine gute Nahrungsmittelqualität besonders wichtig, damit die Mitte den Körper nicht nur umfassend nähren, sondern auch den Nahrungsmüll restlos ausscheiden kann.

Hungern schwächt die Mitte. Dem Körper ständig Nahrung vorzuenthalten, um abzunehmen, ist eine Scheinlösung, die das Problem langfristig verschlimmert. Denn aus der Nahrung muss die Mitte auch die nötige Kraft gewinnen, um Fett abzubauen und Wasser auszuscheiden. Das beste Mittel, um diese Funktion zu unterstützen, sind aromatische, gekochte Mahlzeiten und vor allem am Morgen ein warmes Frühstück.

Außerdem können Stagnationen die Mitte bei der Umwandlung der Nahrung blockieren. Es gibt mehrere Ursachen für solche Blockaden der Mitte: Im Bereich der Ernährung kann es sich um schwer bekömmliches Essen handeln, das zu fett, zu abkühlend, zu stark befeuchtend oder von schlechter Qualität ist. Auf psychischer Ebene kann allein schon eine bedrückte Atmosphäre beim Essen die Verwertung der Nahrung stören. Eine chronische Ursache für solche Verdauungsprobleme kann anhaltender, stark belastender

Stress sein. Das spürt man daran, dass Ärger »auf den Magen schlägt« oder dass man nach dem Essen häufig unter einem starken Blähbauch leidet. Mehr dazu erfahren Sie in Kapitel 8.

Bei Übergewicht muss abgeklärt werden, ob Hitzezeichen vorhanden sind oder nicht, damit die Ernährung darauf abgestimmt werden kann. Wenn lediglich das Verdauungsfeuer der Mitte geschwächt ist und es die Nahrung nicht richtig umwandeln kann, sind *keine Hitzezeichen* vorhanden.

Dann spricht man in der Chinesischen Medizin von einer *Feuchtigkeit*, die mit Wassereinlagerungen im Gewebe einhergeht und vor allem bei Frauen zu einer *birnenförmigen Figur* führen kann. Die Polster befinden sich vermehrt von der Taille an abwärts oder gleichmäßig verteilt überall. Je nach Schweregrad des Problems kann man das geschwächte Verdauungsfeuer sehr gut innerhalb von wenigen Wochen durch hochgradig bekömmliche Speisen stärken.

Bei Übergewicht *mit Hitzezeichen* steht häufig anhaltender, belastender Stress im Vordergrund, der Hitze erzeugt und obendrein die Mitte bei der Umwandlung der Nahrung blockieren kann. Wie sich das Übergewicht verteilt, kann sehr unterschiedlich sein. Wenn es sich vermehrt am Rumpf in Form eines stark vorgewölbten Bauchs bildet, kann man davon ausgehen, dass Hitzefaktoren eine Rolle spielen. Diese Form wird bei uns als *Apfeltyp* bezeichnet, und Männer sind davon häufiger betroffen als Frauen. Bei Übergewicht »mit Hitzezeichen« muss man immer mehrgleisig fahren: Über die Nahrung stärkt man die Mitte, schützt sie vor Blockaden und leitet gleichzeitig Hitze aus. Wenn die psychische Belastung vorherrschend ist, wären zusätzliche Maßnahmen hilfreich, die eine Entspannung im Alltag fördern, um diese nicht ganz einfache Problematik erfolgreich anzugehen.

Unsere Konstitution verdanken wir unseren Vorfahren. Die Ernährung und der Lebensstil tragen im besten Falle dazu bei, dass wir unsere angeborene Konstitution stärken und die »Idealfigur«

erreichen, die genetisch in uns verankert ist – mehr aber auch nicht. Die stetige Verschlankung des Schönheitsideals in den vergangenen Jahrzehnten führte dazu, dass Wunsch und Wirklichkeit im Hinblick auf die Figur bei zunehmend mehr Menschen immer weiter auseinanderklaffen. Kräftig gebaute, stämmige Männer und füllige Frauen gelten heute als dick. Tatsächlich ist jedoch eine Gewichtszunahme in der zweiten Lebenshälfte bei vielen Menschen genetisch programmiert und gilt Untersuchungen zufolge als durchaus gesund. »Mit aller Gewalt«, also durch Hungern und Sport, abzunehmen schwächt den Organismus und kann krank machen. Während andererseits viele übergewichtige und auch fettleibige Menschen aus der Sicht der Schulmedizin kerngesund sind. Die 5-Elemente-Ernährung bietet darüber hinaus noch die Möglichkeit, die Organe, den Stoffwechsel und das Körpergewebe gezielt zu unterstützen und Wasseransammlungen auszuleiten.

Ohne das Wissen um die richtige Ernährung ist es kaum möglich, sich einer guten Gesundheit zu erfreuen. Diese Ansicht des berühmten daoistischen Heilers Sun Si Miao aus der Tang-Dynastie (618–907 n. Chr.) ist bis heute im chinesischen Gedankengut und im Bewusstsein der Menschen fest verankert. In unserer Gesellschaft scheint es dagegen so zu sein, dass der äußeren Form zunehmend mehr Bedeutung beigemessen wird als dem Inhalt. Die Gesundheit ist natürlich das höchste Gut. Was nützt aber eine schlanke Figur, wenn man dafür seine Gesundheit zugrunde richtet? Für füllige Frauen, die mit dieser Erbanlage geboren wurden und einem früheren Schönheitsideal entsprechen, ist die Ernährung ein ausgezeichnetes Mittel, um ihr Gewebe zu festigen und auf diese Weise schönere Formen zu entwickeln. Stämmige Männer bauen mit Hilfe einer bekömmlichen Ernährung in der Regel mehr Muskulatur auf, und es kommt häufig vor, dass sie dadurch etwas schwerer werden. Weiches Gewebe an den Hüften oder am Bauch verschwindet bei ihnen schnell, das ist kein Problem. Darum sollte die Waage zunächst keine entscheidende Rolle spielen – weder bei Männern noch bei Frauen, die ja durch eine gute Ernährung auch muskulöser werden können. Es kann gut sein, dass Sie sich schlanker fühlen und auch die Hose wieder viel besser passt, obwohl sich der Zeiger auf der Waage überhaupt nicht bewegt hat. Dann haben Sie Wasser und Fett verloren und dafür stärkere Muskeln bekommen.

Wenn man Krankheiten behandelt, sollte zuerst eine Ernährungstherapie erfolgen. Erst wenn dies nicht hilft, muss man es mit Heilkräutern versuchen. In der Chinesischen Medizin können krankhafte Funktionsstörungen der Organe bereits in ihren Anfängen anhand von relativ harmlosen Symptomen wie einem ständigen Blähbauch diagnostiziert werden und nicht erst, wenn das Organ massiv geschädigt ist. Wenn der chinesische Heiler Sun Si Miao hier nun von Krankheiten spricht, sind damit also auch die *Muster* gemeint, mit denen Figurprobleme einhergehen: eine geschwächte Mitte mit Verdauungsstörungen und Wasseransammlungen bei Übergewicht – »ohne« oder »mit Hitzezeichen«. Diese Funktionsstörungen kann man auch sehr gut mit chinesischen Heilkräutern und Akupunktur gezielt angehen, am besten natürlich in Kombination mit der entsprechenden Ernährung für einen langfristigen Erfolg.

Wenn Sie sich weitgehend nach den Empfehlungen in diesem Buch richten und nach einigen Wochen noch keine spürbaren und sichtbaren Veränderungen feststellen, können die eben genannten therapeutischen Maßnahmen der Chinesischen Medizin, ganz besonders die Kräutertherapie, entscheidend dazu beitragen, Ihre Organfunktionen zu stärken und den Stein ins Rollen zu bringen. Diese Unterstützung ist vor allem dann ratsam, wenn sich das Gewicht bereits seit Monaten oder Jahren nicht mehr in die gewünschte Richtung bewegt hat, egal, was man dafür getan hat. Im Falle von Stressfaktoren als Hauptursache für Übergewicht beim Apfeltyp kann die Chinesische Medizin den Organismus sehr gut dabei unterstützen, mit solchen Einflüssen besser fertig zu werden. Therapeutische Unterstützung wäre vor allem dann angebracht, wenn Schlafstörungen, hoher Blutdruck oder andere Symptome bereits eine deutliche Belastung des Körpers anzeigen.

3 Lassen Sie sich nicht den Genuss verderben!

Bevor wir uns ab dem nächsten Kapitel eine ganze Weile mit den beiden Polen im Menschen, der *Yang-* und der *Yin-Wurzel*, befassen werden und in dem Zusammenhang auch mit unterschiedlichen Faktoren, die unsere Figur beeinflussen, möchte ich Ihnen kurz vor Augen führen, welche Rolle der Genuss beim Essen spielt. Und Sie dazu ermutigen, sich diesem wichtigen Impuls für eine gute Bekömmlichkeit der Speisen ganz besonders zu widmen.

Es ist äußerst kontraproduktiv, wenn man mit Hilfe von Warnungen vor drohenden Krankheiten versucht, die Menschen zu einer Ernährungsumstellung zu bewegen. Denn solche Methoden erzeugen von vornherein Anspannung. Wie wir gerade im vorherigen Kapitel gesehen haben, kann Stress ein bedeutsamer Risikofaktor für Gewichtsprobleme sein. Wenn die Angst, man könnte das Falsche essen, oder ein schlechtes Gewissen mit am Tisch sitzen, wird die Umwandlung der Nahrung von vornherein erschwert, ganz egal, was man isst.

Die Gültigkeit solcher Warnungen ist obendrein häufig zweifelhaft. Um dies zu verdeutlichen, gebe ich Ihnen hier drei Beispiele von vermeintlichen Bedrohungen, die bereits in mehreren unabhängigen Studien wissenschaftlich widerlegt wurden: Milchprodukte werden oftmals aus Angst vor Osteoporose vermehrt gegessen, selbst wenn man sie gar nicht mag. Tierisches Fett, selbst gute Butter, wird vermieden oder mit schlechtem Gewissen gegessen, aus Angst vor drohenden Herzerkrankungen. Größere Mengen Obst und Rohkost werden lustlos gegessen und Kindern aufgedrängt, weil man einen Vitaminmangel fürchtet.

Einen interessanten Aspekt der Bekömmlichkeit des Essens hat ein erfahrener Arzt für Chinesische Medizin, mit dem ich in der Schweiz zusammengearbeitet habe, auf den Punkt gebracht: Im Hinblick auf die Bekömmlichkeit sei es besser, wenn man ein weniger hochwertiges Gericht mit Genuss isst – dann könne die Mitte es wenigstens einigermaßen gut verwerten – als etwas sehr Gesundes, aber ohne Appetit oder gar mit einem Widerwillen, der die Mitte blockiert.

Im Rahmen der 5-Elemente-Ernährung unterscheidet man selbstverständlich auch zwischen Nahrungsmitteln, die mehr oder weniger günstig bei bestimmten Funktionsschwächen sind. Und man warnt ganz allgemein vor schlechter Nahrungsmittelqualität, die den Organismus belastet. Natürlich wird auch hier empfohlen, dass einzelne Nahrungsmittel reduziert oder vermieden werden sollen. Dann geht es jedoch um bestimmte Organstörungen oder konkrete Zielsetzungen wie etwa eine Gewichtsreduktion. Darüber hinaus gibt es – auf der Basis von guter Qualität – keine »guten« und »bösen« Nahrungsmittel. Sondern solche und solche, die für die jeweilige *hitzige* oder *verfrorene Konstitution* des Einzelnen besonders gut oder auch weniger förderlich sind. Die Ernährungsempfehlungen in diesem Buch zielen grundsätzlich darauf ab, die *Yang*- und die *Yin-Wurzel* des Menschen auszugleichen, damit sie ihre Qualitäten – die Vitalität und die Regenerationsfähigkeit – optimal entfalten können. Für den langfristigen Erfolg bei der Gewichtsreduktion ist dies besonders wichtig. Doch bevor wir gleich darauf zurückkommen, geht es zunächst noch einmal um den Genuss:

Die Milz bildet den Speichel. Wenn das Essen in den Mund gelangt, vollziehen die Enzyme im Speichel bereits den ersten notwendigen Verdauungsschritt. Durch den Duft und den Anblick der Speisen, ja allein schon durch den Gedanken ans Essen angeregt, sorgen unsere Sinne dafür, dass uns das Wasser im Munde zusammenläuft. Im Grunde genommen weiß der Körper ja recht gut, was er braucht. Der Appetit ist der Wegweiser, der uns ein Leben lang dazu verhelfen kann, dass wir zur rechten Zeit auf unsere Lieblingsgerichte oder bestimmte Nahrungsmittel zurückgreifen, die wir vielleicht schon von Kind an kennen. Aber nur sofern uns unser gesunder, vom Bauch gesteuerter Appetit nicht verlorengegangen ist – etwa aufgrund der Warnungen vor »bösem« Essen oder durch schlechte Nahrungsqualität.

Erwachsen zu werden heißt, sich selbst eine gute Mutter zu sein. Das Essen kann noch so einfach sein – wenn es das ist, worauf ich wirklich Appetit habe, und wenn eine gute Qualität sowie aromatische Zutaten für die Bekömmlichkeit sorgen, beschert es mir Momente einer tiefen inneren Befriedigung. Eine solche Erfahrung zeigt mir, dass ich in der Lage bin, gut für mich zu sorgen. Leider ist sie ein eher seltenes Erlebnis, wenn ich außer Haus esse. Dann finde ich es frustrierend, Zeit und Geld in ein Gericht investiert zu haben, das mir einen vollen Bauch und Müdigkeit beschert.

Sich nach dem Essen wohlig gesättigt, gestärkt und rundum zufrieden zu fühlen ist zu Hause recht einfach machbar, wenn der Kühlschrank einigermaßen gefüllt, das Gewürzregal reichlich bestückt ist und die äußeren Umstände entspannt sind. Für die eigene Ernährung die Verantwortung übernehmen zu können, unterscheidet den erwachsenen Menschen vom Kind. Liebevoll für sich und andere zu sorgen ist die zentrale Qualität des *Erdelements*, das unsere Mitte bildet. Sich satt essen zu können und wohlig genährt zu sein wirkt ausgesprochen stabilisierend und beruhigend auf die Psyche und ist deshalb eine unabdingbare Voraussetzung für eine erfolgreiche Gewichtsabnahme.

Wenn wir mit Genuss essen, leitet der Magen den reinsten Anteil der Essenz aus der Nahrung direkt zum Herzen und erweckt unsere Lebensfreude. Der wertvollste Teil aus der Nahrung wird der höchsten Instanz in unserem Organismus dargebracht: dem »Herz-Kaiser«, der Begeisterung und Lebensfreude hervorbringt. Dieses schöne Bild gewährt einen Einblick in die Gründe, die nachweisbar seit 3000 Jahren dazu führen, dass in China die Mahlzeiten eingehalten werden und dem Essen auch heute noch eine große Bedeutung zukommt. Was die moderne Wissenschaft gerade mit großem Erfolg erforscht, ist für Chinesen von jeher eine Tatsache: Dichte Substanzen ebenso wie feinstoffliche Strukturen des Körpers, zu denen auch die Lebensfreude gehört, werden von der Lebenskraft Qi hervorgebracht, die wir aus der Nahrung gewinnen müssen. Wenn man körperlich und geistig vital bleiben möchte, muss man sein Qi regelmäßig erneuern, am besten indem man gut isst. Das hohe Maß an Eigenverantwortlichkeit für die Gesundheit zeigt sich zum Beispiel darin, dass man in China bei einer Erkältung nicht etwa wie bei uns sagt: »Du hast mich wohl angesteckt«, sondern: »Ich habe die Tür offen gelassen«. Damit gibt man zu, dass man versäumt hat, die eigene Abwehrkraft durch die richtigen Speisen oder Körperübungen zu stärken.

4 Die Gesundheitszeichen der Yin- und Yang-Wurzel

Das harmonische Zusammenspiel der Yang- und Yin-Wurzel bringt die individuell einmalige Ausprägung der körperlichen, geistigen und emotionalen Qualitäten jedes Menschen hervor. Tatsächlich hat jedes Organ eine Yang- und eine Yin-Wurzel. Die folgende stark vereinfachte Darstellung enthält etliche Hinweise, die hilfreich sein können, um einem Ungleichgewicht im Lebens- und Ernährungsstil auf die Spur zu kommen und rechtzeitig gegenzusteuern. Wenn man auf diese Weise seine Lebensqualität verbessern kann, könnte dies auch dazu beitragen, dass man für mehr Ausgewogenheit bei der Ernährung sorgt, damit diese den gewünschten dauerhaften Erfolg für die Wohlfühlfigur bringt. Denn neben der Lebensführung ist es natürlich unsere Ernährung, die die beiden Wurzeln ganz entscheidend beeinflusst.

Die Yang-Wurzel ist die Grundlage für die aktivierende, dynamische Lebenskraft und die Yin-Wurzel für den beruhigenden, regenerierenden Lebenssaft. Zur Yang-Wurzel gehört unsere Lebenskraft Qi. Qi ist die treibende Kraft, die alle Körperfunktionen am Laufen hält. Es ist die Basis für die körperliche und geistige Vitalität sowie die Triebfeder der Sexualität. Außerdem ist es der Motor für alle emotionalen und geistigen »Bewegungen« und für die Fähigkeit des Menschen, diese zum Ausdruck zu bringen.

Der Gegenpol zum unsichtbaren Qi der Yang-Wurzel sind in der Yin-Wurzel das Blut und die anderen Körpersäfte. Diese nähren, befeuchten, kühlen und beruhigen die Organe. Sie dienen der Regeneration und Entspannungsfähigkeit, dem guten Schlaf und der inneren Ruhe.

Wenn Yin und Yang zusammenkommen, entsteht Leben. Trennen sie sich, dann bedeutet das den Tod. Solange die beiden sich in etwa die Waage halten, herrscht Harmonie, was auf körperlicher Ebene heißt, dass der Mensch gesund ist. Wenn die Waage auf der einen Seite absinkt, geht die andere Seite in die Höhe, und es entsteht ein Ungleichgewicht: Die eine Wurzel gerät in einen *Mangel*, oft auch *Schwäche* genannt, und die andere in einen *Füllezustand*. Dieses Geschehen geht in der Regel bereits zu Anfang mit erkennbaren leichten Beschwerden oder Symptomen einher, die eine »krankhafte« Veränderung anzeigen. Dazu gehören zum Beispiel kalte Hände und Füße, Blähungen, Völlegefühl und Müdigkeit nach dem Essen – alles Anzeichen, die darauf hindeuten, dass die Yang-Funktion der Verdauungsorgane geschwächt ist.

Es gibt drei übergeordnete Gesundheitszeichen, die darauf hinweisen, dass der Mensch in einer guten Verfassung ist. Eine *gute Vitalität tagsüber* zeigt die Kraft des Qi in der Yang-Wurzel. Ein *erholsamer Schlaf in der Nacht* zeigt die beruhigende Wirkung der Körpersäfte in der Yin-Wurzel. Das dritte Zeichen sorgt für den Zusammenhalt der beiden Wurzeln: Es ist ein *gesunder Appetit*, der die Verdauungskraft der Mitte anzeigt und die Voraussetzung dafür ist, dass die beiden Wurzeln immerzu gut genährt werden.

Zusätzlich zu den drei grundlegenden Gesundheitszeichen gibt es noch zahlreiche weitere, die jedem Menschen in unterschiedlicher Gewichtung eigen sind. Wie willensstark man beispielsweise von Natur aus ist, hängt von der angeborenen Stärke des Yang ab. Wenn man seine Yang-Wurzel nun durch fortwährende Überarbeitung oder eine stark abkühlende Ernährungsweise geschwächt hat, fehlt schließlich die Kraft, um diesem Willen Ausdruck zu verleihen. Was die Yin-Wurzel angeht, so kann man zum Beispiel von Natur aus ein geduldiger Mensch sein. Intellektuelle Überanstrengung, anhaltender Zeitdruck und viel Kaffee können dennoch dazu führen, dass das Yin schwach wird und man unter Schlafstörungen leidet.

Da die hier angerissenen Zusammenhänge sehr komplex sind, ist die folgende Tabelle nicht dafür gedacht, eine Selbstdiagnose zu stellen. Sie könnte vielmehr dazu dienen, sich die eigenen vordergründigen Qualitäten, die man ja bereits kennt, klarer vor Augen zu halten und sich darüber zu freuen, da man es in der Hand hat, sie zu stärken und zu schützen. Langfristig könnte man der schwächeren Seite mehr Beachtung schenken und darauf achten, Faktoren auszuschalten, die sie schädigen.

Die Gesundheitszeichen der Yang- und Yin-Wurzel

Lebenskraft / Yang-Wurzel	Lebenssaft / Yin-Wurzel
Beide Wurzeln angemessen auszuschöpfen fördert die Flexibilität, Spontanität, Kreativität, Beweglichkeit und in der Sexualität die Sinnlichkeit.	
Körper	
tagsüber vital, tatkräftig	nachts erholsamer Schlaf
guter Appetit und Hunger	wohlig gesättigt sein
muskuläre Spannkraft	entspannen können
straffes Gewebe	fülliges Gewebe
sehnige Figur	gerundete Figur
Psyche/Geist	
denken	empfinden
machen, voranbringen	lassen, sein lassen
schnell, strebsam	langsam, geruhsam
offensiv	zurückhaltend
sich äußeren Eindrücken öffnen	sich vor äußeren Eindrücken verschließen
sich mitteilen	aufnehmen, zuhören
kontaktfreudig	zurückgezogen
Erregung	Beruhigung
Willenskraft	Geduld
Antrieb	Gelassenheit
Begeisterung, Interesse	Gleichmut
Lebensfreude	innere Zufriedenheit
Sexualität	
sexuelle Lust, Libido	Hingabe, Zärtlichkeit
vorstoßen	empfänglich sein

Männer haben von Natur aus mehr Yang und Frauen mehr Yin.
Zum Leidwesen vieler Frauen ist ihr Gewebe weicher als das der Männer. Frauen mit besonders viel Yin neigen manchmal zu einer vollschlanken Figur, die bis hin zu sehr fülligen Rundungen und einem hohen Gewicht völlig normal und gesund sein kann. Diesen sehr femininen, üppigen Schönheitstyp, dem berühmte Maler durch ihre Werke gehuldigt haben und der in unzähligen Göttinnen-Figuren verehrt wurde, gibt es seit Urzeiten in vielen Völkern. Heutzutage und in unserer westlichen Kultur quälen sich dagegen die betroffenen Frauen häufig vergebens mit Diäten. Eine Neigung zu unnatürlichem Übergewicht mit Fettpolstern ist bei diesen Frauen auch gegeben. Sie kommt zum Durchbruch, wenn sie ihre dynamischen Yang-Qualitäten vernachlässigen oder ihrer Schwäche für Süßigkeiten zu oft nachgeben. Klassische Salat-Joghurt-Käsebrot-Diäten kühlen das Yang, schwächen das Qi der Mitte und verstärken die Neigung zu Wasseransammlungen im Gewebe, vorwiegend von der Taille an abwärts, an Beinen und Po.

Diese schon oben beschriebene sogenannte birnenförmige Figur sieht man heute immer häufiger auch bei Männern. Haben die Frauen es also endlich geschafft, den Männern eine »gesunde«, abkühlende Ernährung schmackhaft zu machen? Oder liegt es daran, dass gestresste Männer zunehmend mit Hilfe von stark befeuchtenden Mitteln versuchen, sich zu entspannen und »herunterzukühlen«, etwa mit Eiscreme, Süßigkeiten, Früchtejoghurt und Limo? Ansonsten bleiben yangbetonte Männer häufig schlank, oder sie sind stämmig-muskulös, aber nicht dick. Es sei denn, dass sie unter Dauerstress leiden. Dann können sie die bereits erwähnte Apfelform mit stark vorgewölbtem Bauch entwickeln.

Unbewältigter Stress ist ein Faktor, der auch beim ernährungsbedingten Birnentyp die angestrebte Gewichtsreduktion nachhaltig stören kann, wenn er im Bereich der Verdauungsorgane die Verwertung der Nahrung behindert. Starkes Völlegefühl und Blähungen sind typische Anzeichen dafür. Zusätzlich zu einer Ernährung, die die Mitte stärkt, wären Veränderungen in der Lebensweise, die dem Stress entgegenwirken, sehr hilfreich.

5 Yang stärkt man durch Machen, Yin erholt sich durch Lassen

In diesem Kapitel finden Sie Hinweise der einfachsten Art. Wie Sie die Ausgewogenheit Ihrer Yin- und Yang-Wurzel am besten fördern. Und vor allem wie wichtig es ist, dass Sie Ihr Yin bewahren – denn einem einseitig schnelllebigen Alltag hält es auf Dauer nicht stand. »Die Seele mal wieder baumeln zu lassen« ist sehr en vogue. Dies ist ein Indiz dafür, dass »nichts zu tun« eine weitaus größere Herausforderung darstellt, als mit dem Alltagsstress Schritt zu halten. Sein Yang kann man hochpuschen, indem man sich antreibt. Das Yin nicht – es gibt nichts, was man *machen* könnte, um es zu fördern. Es entsteht ganz von allein. Man muss ihm nur genügend Raum *lassen*.

Einseitigkeit in der Ernährung und Lebensführung erzeugt ein Ungleichgewicht. Wenn eine der beiden Wurzeln schwach wird, nimmt zunächst der Einfluss der anderen zu. Auf Dauer werden jedoch beide schwach, weil sie aufeinander angewiesen sind.

Wenn das Yang schwach wird, dominiert das Yin. Infolge der abnehmenden Vitalität wird der Mensch müde und tendiert zu Trägheit. Diese Entwicklung kann Übergewicht *ohne Hitzezeichen* fördern. Bei gesundheitsbewussten Menschen ist der Trend, viel Rohkost, Salat, Obst und Sauermilchprodukte einerseits und andererseits weniger gekochte, herzhafte Mahlzeiten zu sich zu nehmen, eine häufige Ursache für Yang-Schwäche. Weißer Zucker in Süßigkeiten und Süßgetränken schädigt ab einer gewissen Menge deutlich das Yang der Niere, das für die Unterstützung des Verdauungsfeuers der Mitte zuständig ist.

Wird dagegen das Yin schwach, dominiert irgendwann das Yang. Übermäßige Aktivität mit unzureichenden Erholungsphasen steht dabei meistens im Vordergrund. Es kommt zu einer Beschleunigung der Gedankenabläufe, der Sprache und des Handelns. Die damit verbundene Ruhelosigkeit kann in einen Teufelskreis führen, man kann nicht mehr abschalten. Kaffee ist ein wichtiger Verstärker bei diesem Prozess.

Bewahre dein Yin! Nähre dein Yin! Übe dich in Gelassenheit! Im Hinblick auf unsere Lebensqualität, vor allem mit zunehmendem Alter, sollten wir immer ein Augenmerk darauf haben, unseren Lebenssaft, das beruhigende Yin, zu schützen. Denn wenn das Yin stark abnimmt, gerät man in eine Tretmühle. Dann stört innere Unruhe den Schlaf, der für den Yin-Aufbau von größter Wichtigkeit ist. Schlafprobleme und Stress können bei der Entstehung von Übergewicht *mit Hitzezeichen* eine entscheidende Rolle spielen.

Die große Bedeutung des bescheiden im Hintergrund wirkenden Yin zu kennen und bewusst für Rückzugsmöglichkeiten zu sorgen, um es zu bewahren, ist für ein erfülltes, glückliches Leben unabdingbar. Poetisch gesagt, geht es um nicht weniger als darum, ein Leben in Harmonie mit dem Universum zu führen. Viele Praktiker der Chinesischen Medizin werden mir zustimmen, dass der Rat »Bewahre dein Yin!« eine der höchsten Lebensweisheiten des Daoismus ausdrückt. Sie hat im chinesischen Gedankengut einen hohen Stellenwert.

Sein Yang stärkt man durch Machen. Die Lebensweise muss beiden Wurzeln gerecht werden, damit sie sich die Waage halten. Eine dynamische Lebensgestaltung stärkt die Yang-Wurzel. Körperliche und geistige Aktivitäten während des Tages dynamisieren das Qi. Bewegung ist hier gefragt, auf allen Ebenen.

Sich im Job zu Tode zu langweilen oder den größten Teil der Freizeit vor dem Fernseher zu verbringen wäre die Kehrseite der Medaille. Sich mit allem abzufinden, eigene Lebensziele immer wieder hintanzustellen, Veränderungen gerne auf die lange Bank zu schieben: Dies sind Gewohnheitsmuster, die das Yang schwächen. Geistige und körperliche Trägheit begünstigt Übergewicht und erschwert das Abnehmen – selbst wenn man geeignete Ernährungsmaßnahmen ergriffen hat. Was ist zu tun? Man muss sich überwinden und wieder in Gang kommen, kraft des eigenen Willens und am besten mit Unterstützung von Freunden oder der Familie. Sobald man sich auf die Socken macht, bekommt das Yang den nötigen Kick, und man wird zusehends munterer. Wenn Sie am Morgen nicht aus dem Haus gehen können, ohne drei Tassen Kaffee getrunken zu haben, dann ist dies bereits ein deutlicher Hinweis darauf, dass Ihr Yang schwächelt. Mehr aromatisches, herzhaftes Essen mit ausreichend Fett und Eiweiß wäre eine zusätzliche Hilfe, um das Yang in Schwung zu bringen.

Yin erholt sich im Schlaf. Eine gesunde Müdigkeit entsteht dadurch, dass das Yang in der Natur ebenso wie in unserem Innern am Abend schwächer wird und dass nun das dunkle, kühlende Yin den Raum ausfüllt. Wenn das Yin bereits geschwächt ist, findet diese innere Beruhigung nicht ausreichend statt. Der Gedankenfluss lässt einfach nicht nach. Menschen mit chronischen Schlafstörungen kennen diesen Zustand sehr gut: Sie sind hundemüde und können dennoch nicht abschalten. Damit wir ein- und durchschlafen können, brauchen wir genügend Yin, das heißt Blut und Körpersäfte, welche die Bewegungen im Geist – Gedanken und Gefühle – beruhigen. Anders als beim Yang hat der Wille keinen Einfluss auf das Yin, es lässt sich nicht zwingen. Wenn man ihm jedoch genügend Raum lässt, indem man sich mehr Ruhe gönnt, entfaltet es sich von ganz alleine. Auf Kaffee muss man dann allerdings verzichten, denn er trocknet die Säfte des Herzens aus, die für die Beruhigung der Bewegungen im Geist zuständig sind.

Der Winter ist die beste Zeit für den Yin-Aufbau. Man tut so, als ob alle Wünsche erfüllt wären. Dieser Gedanke aus einem Klassiker der Chinesischen Heilkunde, dem »Gelben Kaiser«, gibt den Rat, sich in der kalten Jahreszeit verstärkt zurückzuziehen. Der Winter ist die ideale Zeit, um sich zu regenerieren. Wenn man auch dem Geist zu mehr Ruhe verhelfen möchte, könnte man sich auf das Wesentliche besinnen und sich mit dem zufriedengeben, was man hat.

Für den Yin-Aufbau ist nicht nur ein guter Schlaf sehr wichtig, sondern auch eine Lebensweise, die immer genug Zeit für *erholsame* Aktivität und völlige Ruhe lässt. Das gelingt am leichtesten, wenn man regelmäßig feste Zeiten einplant – für den Rückzug bei einem Spaziergang, beim Qigong, mit einem schönen Buch oder in der Meditation. Wenn das Yin erst einmal geschwächt ist und Schlafstörungen auftreten, kann es sich wie gesagt nicht mehr ausreichend regenerieren – eine Abwärtsspirale entsteht. Um diese wieder umzukehren, sind Schlaftabletten keine Alternative.

Menschen mit einer Yin-Schwäche bevorzugen häufig instinktiv thermisch kaltes Essen wie Salat, Obst, Joghurt und Brotmahlzeiten. Dies entspricht ihrem Bedürfnis, sich energetisch abzukühlen, um zur Ruhe zu kommen. Aber kalte Speisen belasten gleichzeitig die Verdauungskraft. Besser wären erfrischende und befeuchtende *gekochte* Nahrungsmittel, weil sie deutlich bekömmlicher sind. Leichte Abendmahlzeiten mit saftigem, erfrischendem Gemüse wie Mangold und dazu Reis, Suppen in Kombination mit bitteren Blattsalaten oder Weizengrieß mit Birnenkompott befeuchten das Yin und fördern den Schlaf.

Bei anhaltenden oder wiederkehrenden Schlafproblemen hilft eine Therapie mit chinesischen Heilkräutern, die den Geist beruhigen, den Yin-Aufbau und die Entspannungsfähigkeit fördern. Der Winter wäre auch dafür die beste Zeit. Denn er verstärkt das Bedürfnis nach Rückzug und heimeliger Gemütlichkeit, wodurch eine Therapie ganz entscheidend unterstützt wird. Der Fernseher muss aber ausgeschaltet bleiben, denn er erzeugt immer ein gewisses Maß an Stress. Dies wurde in mehreren Studien nachgewiesen (mehr dazu finden Sie in Kapitel 32).

Yin erholt und regeneriert sich durch Lassen. Ein erstes Kennzeichen für eine Abnahme des Yin kann bereits das Gefühl sein, ständig unter Zeitdruck zu stehen. Tatsächlich könnte es aber auch sein, dass man seinen Tagesablauf oder die Woche von vornherein viel zu eng plant, so dass man unweigerlich unter

Zeitdruck gerät. Man steht dann unter starkem Einfluss des antreibenden Yang, das im Verhältnis zum Yin immer stärker wird. Wir leben in einer Gesellschaft, in der Tun wesentlich höher bewertet wird als Nichtstun. Diese Denkweise steht jedoch nicht im Einklang mit der Natur des Menschen. Und sie geht fälschlicherweise davon aus, dass »nichts zu tun« bedeutet, dass nichts geschieht. Es geschieht aber sehr wohl etwas, wenn wir schlafen, spazieren gehen, meditieren oder einfach in den Himmel schauen. Die »bessere Hälfte«, das weiche, weibliche Yin erholt sich, und die beruhigenden Substanzen, Blut und Säfte, werden gestärkt. Ohne diese Regeneration wird das Yang auf Dauer nicht sehr leistungsstark bleiben. Denn genug Yin ist die notwendige Voraussetzung für ein kraftvolles Yang! Das Feuer brennt nur so lange, wie man Holz nachlegt.

Es gibt zwei Methoden, wie wir uns mehr Raum und Ruhe verschaffen können: eine passive, die Frauen meistens besser beherrschen, und eine aktive, die Männern besser liegt. Am besten lernen wir voneinander und kombinieren beides. Passiver Rückzug gelingt durch Lassen: sein lassen, loslassen, weglassen, auslassen, rauslassen, überlassen, unterlassen, fallenlassen, links liegenlassen. Wenn das nicht reicht, gehen Sie in die Offensive, damit Sie in Ruhe gelassen werden: ablehnen, abweisen, absagen, abwehren, abwinken, abgeben, abwiegeln, ablegen, abwimmeln, abtun und abstoßen. Eine Kombination aus beiden Methoden ist das Dampfablassen.

6 Die kleine Praxis des Loslassens

Einatmen fördert das Yang – Ausatmen dient dem Yin. Wenn man unter Anspannung steht, verkürzt sich häufig ganz automatisch das Ausatmen. Um die Atmung wieder zu regulieren, kann man die folgende kleine Übung machen: Man achtet bei ein paar Atemzügen einfach mal darauf, das Ausatmen zuzulassen und nicht zu unterbrechen, bis alle Luft hinausgeströmt ist und man ganz von selbst wieder einatmet. Auf diese Weise kann man mitten im hektischen Alltag jederzeit für ein wenig Erleichterung sorgen.

Wenn wir uns über etwas aufregen oder ärgern, passiert das Gleiche wie bei den Schlafstörungen: Wir schaffen es nicht, das Programm abzuschalten, und erzwingen können wir es nicht. Zwar sagen wir uns hundertmal: »Beruhige dich, das ist es nicht wert!«, aber der Film im Kopf läuft dennoch weiter. – Wie bekommt man das in den Griff? Überhaupt nicht, man muss es herauslassen oder loslassen! – Warum hilft das Schäfchenzählen manchmal beim Einschlafen? Wir hören auf, nach den Bildern in unserem Geist zu »greifen«, sobald uns das Zählen ablenkt. – Warum verschwindet plötzlich der Ärger, wenn ein Freund anruft und von seinen Sorgen erzählt? Er lenkt uns ab, wir hören ihm geduldig zu. Die Fürsorge für andere rückt uns wieder in unsere Mitte, wenn wir ein bisschen verrückt sind. Wir lassen das Thema einfach fallen und öffnen uns damit dem so dringend benötigten Raum. Große Erleichterung, wir fühlen uns leichter und werden vielleicht sogar etwas leichtsinnig: Wir lassen los – und sagen dem Ärger einfach ab!

 Solange Yin und Yang miteinander verbunden sind, zieht die Erde uns an sich und hält uns fest. Wenn Yin und Yang sich am Ende unseres Lebens trennen, ist es damit vorbei. Das leichte Yang steigt hinauf zum Himmel, und das schwere Yin, der leblose Körper, sinkt hinab zur Erde. Bevor es jedoch so weit ist, führt bereits ein überaktives »Leben im Yang« dazu, dass wir abheben und den Kontakt zum Yin, dem Boden unter unseren Füßen, verlieren. Ein träges »Leben im Yin« macht dagegen schwerfällig und müde, wir verlieren die Verbindung zu unserem Yang, der geistigen Vitalität, die uns im Leben voranbringt.

Damit Tai-Chi-Schüler einen besseren Bodenkontakt bekommen und ihren Schwerpunkt immer weiter nach unten absenken können, geben Lehrer häufig den Rat: »Lass dein Gewicht fallen.« Ähnliches hört man auch im Zusammenhang mit vielen anderen

Entspannungsmethoden. Das ist aber leichter gesagt als getan. Darum möchte ich einige Hinweise dazu geben, wie man die innere Anspannung lösen kann – indem man sich zunächst von der Vorstellung befreit, man trüge ein konkretes Gewicht mit sich herum.

Gewicht ist lediglich ein Konzept, das mit der Reaktion von Masse auf die *Anziehungskraft von Mutter Erde* zu tun hat. Tatsächlich ist da nichts, was man fallen lassen könnte. Man müsste stattdessen einfach nur nachgeben. Wie das geht, sehen wir gleich. Unsere natürliche Körperspannung ermöglicht es uns, uns aufzurichten, indem sie der Erdanziehungskraft die eigene Körperkraft entgegensetzt. Übermäßige Anspannung, die uns einengt, bedeutet, dass wir *zu viel* Kraft einsetzen. Wir ziehen die Schultern und den Brustkorb hoch. Dadurch verlieren die oberen Organe ihre Verbindung zum Bauch, auf den sie sich eigentlich absenken und stützen sollten. Nur wenn sie das tun, können wir uns wirklich entspannen und haben dann auch einen guten Bodenkontakt.

Probieren Sie es aus, am besten im Liegen auf einer festen Unterlage. Wenn man den Dreh heraushat, geht es auch im Bett, auf dem Stuhl oder im Stehen. Falls Sie mit Übungen, bei denen man das Gewicht fallen lässt, bereits Erfahrung haben, werden Sie den Unterschied wahrscheinlich sofort spüren. Ich denke also: *Ich überlasse mich der Anziehungskraft von Mutter Erde.* Und spüre nach kurzer Zeit, wie der Po, der Rücken und schließlich der Kopf stärker gegen den Boden drücken. *Ich nehme deutlich wahr, wie die Erde mich fest an sich drückt, und kann völlig loslassen.* Dieses Erlebnis vermittelt uns ein Gefühl für unsere Schwerelosigkeit, und die damit verbundene Entspannung im ganzen Körper ist einfach phänomenal.

Für den Anfang kann es hilfreich sein, wenn man sich die Urkraft im Zentrum der Erde bildhaft vorstellt: wie sie uns Lebewesen an sich zieht und uns in unserer Heimat verwurzelt. Wenn ich mich ihr voll und ganz anvertraue, dann entsteht vielleicht die tiefe Gewissheit, hier und jetzt am richtigen Ort zu sein.

Um die entspannende Wirkung dieser kleinen Übung noch zu verstärken, können Sie sich zusätzlich noch ein Kissen unter den Po schieben, so dass der Unterkörper etwas höher liegt. Diese Position stellt die Verbindung zwischen den oberen Organen und den Bauchorganen wieder her. Genießen Sie es, ein paar Minuten lang das Ausströmen des Atems zu verfolgen, räkeln und strecken Sie sich, wie es Ihnen gefällt. Bald schon spüren Sie, wie sich der Bauch entspannt. Wenn Sie sich gut damit fühlen, dann machen Sie am besten eine Gewohnheit daraus: Nach einem anstrengenden Tag erst einmal auf den Bettvorleger, den Po auf ein Kissen, strecken, räkeln, ein paar Atemzüge lang sich der Anziehungskraft der Erde überlassen – und dann erst ins Bett. Es tut so gut, wenn man seine Anspannung auf dem Bettvorleger zurückgelassen hat und nun dieses wunderbare Wohlgefühl genießt, nachdem der Druck unter den Rippen und aus dem Bauch gewichen ist, weil das obere Yang und das untere Yin des Körpers wieder vereint sind. Und was für eine phantastische Überleitung zu unserem nächsten Thema: Denn der wahre Übeltäter, dem Sie Ihre Verspannungen zu verdanken haben, ist nämlich nicht etwa der schlechtgelaunte Kollege oder wer auch immer, sondern die Leber-Qi-Stagnation, der Sie mit Ihrer Bodenübung ein Schnippchen geschlagen haben.

7 Schlank im Schlaf, aber kein Effekt durch Bewegung

Chinesen wollen immer nur das eine – sie wollen ihr Qi vermehren. Darum üben sie Tai-Chi und Qigong. Das Entscheidende am Tai-Chi ist aber nicht die Bewegung, sondern eine völlig befreite Atmung. »Wenn ihr gut seid, dann könnt ihr im Sitzen Tai-Chi machen und genauso viel Qi sammeln wie mit der bewegten Form«, sagte unser Lehrer Sanlii Chang einmal lachend, als wir

Schüler etwas mürrisch dreinschauten, weil wir die lange Tai-Chi-Form noch viel langsamer als sonst gemacht hatten, was für uns enorm anstrengend war. Bei uns im Westen ist es genau umgekehrt. Anders als die Chinesen freuen wir uns beim Sport darüber, wenn wir möglichst viel Energie in Form von Kalorien loswerden. Dafür rackern wir uns ab und schwitzen tüchtig. Fraglich ist nur, ob es wirklich lohnt.

Durch übermäßiges Schwitzen mindern wir das Qi unseres Herzens. Das ist ein Erfahrungswert aus der Chinesischen Medizin. Nicht jeder, der viel Sport treibt und schwitzt, mindert dadurch seine geistige Vitalität und Wachheit, die mit dem Herz-Qi verknüpft ist, aber manche schon. Anders als bei uns weiß man in China, dass wir weder beliebig viel Energie oder Qi noch grenzenlos Körpersäfte zur Verfügung haben. Darum versucht man, jegliche Form von Überanstrengung zu vermeiden, vor allem wenn sie obendrein mit Schwitzen verbunden ist. Ich möchte Sie mit dieser Darstellung der chinesischen Sichtweise um Himmels willen nicht vom Sport abhalten. Wenn Sie sich gerne bewegen, Spaß *daran* haben und ein bisschen schwitzen, dann nur zu. Das ist urgesund und bringt viel Freude. Aber es schadet auch nichts, wenn man weiß, dass *das Gehirn beim Lesen mehr Kalorien verbraucht als die Muskulatur beim Joggen.*

Unsere innere Einstellung und unser psychisches Befinden beeinflussen unsere Körperhaltung und die Art und Weise, wie wir uns bewegen und atmen. Sich zur Bewegung zu zwingen ist ein Widerspruch in sich – ebenso wie die Aufforderung: »Sei spontan!« Statt Durchlässigkeit entsteht dann Druck, Anspannung und Verkrampfung. »Dicke essen zu viel und bewegen sich zu wenig.« Mal ganz ehrlich, wenn ich nicht von Berufs wegen mit vielen übergewichtigen Menschen zu tun hätte und mir nicht immer wieder die Fakten zu diesem Thema anschauen würde, würde ich vielleicht auch so denken. Denn wir werden mit solchen Informationen bombardiert. Tatsächlich aber kommen mehrere

Studien mit Schulkindern zu dem *Ergebnis, dass es überhaupt keinen Zusammenhang zwischen viel oder wenig Bewegung auf der einen Seite und Übergewicht auf der anderen Seite gibt.* Bei Erwachsenen sieht es vergleichbar aus. Durch mehr Sport nehmen sie lediglich kurzfristig ab und nur 1 von 100 kann sein Gewicht langfristig halten. Zu ähnlichen Ergebnissen kommen Untersuchungen, die den Nutzen von Diäten und von Diäten in Kombination mit Sport untersuchen. Wie viel Energie der Körper für einen Bewegungsablauf aufwendet, ist bei jedem Menschen anders. Die einen verbrennen bereits jede Menge Kalorien beim Telefonieren, und andere verbrennen weniger, selbst wenn sie sich bewegen.

Bewegung ist sehr hilfreich, um Spannung zu lösen. Wenn wir uns zusammenreißen und weiterarbeiten, obwohl es schon längst genug wäre, gerät der Körper unter starke Spannung. Bewegung ist ein sehr gutes Mittel, um sich von einem solchen inneren Druck zu befreien. Dann aber bitte ohne erneuten Leistungsdruck beim Joggen oder Schwimmen.

Da das Gehirn Glückshormone ausschüttet, wenn wir unsere Grenzen beim Sport deutlich überschreiten und stark übertreiben, kann Sport auch zur Sucht werden. Man wird süchtig nach den Drogen, die der Körper selbst bereitstellt, wenn er in Gefahr ist oder unter starkem Stress leidet. Je stärker dann der innere Duck, umso höher das Suchtpotenzial. Das trifft übrigens auch auf Alkohol zu. Aber weder Alkohol noch exzessiver Sport sind in der Lage, etwas auf der Ebene zu verändern, auf der der Druck entsteht. Aufgrund von vielen Untersuchungen weiß man heute, dass der Trend zu viel Sport genauso viel Schaden anrichtet, wie er Gutes tut. Sex wäre eine gute Alternative.

Das Spiel mit Wolken und Regen ist sehr heilsam! So heißt es in China, wenn Mann und Frau sich vereinen und ihre Körpersäfte vermischen. In einer liebevollen Partnerschaft beschert uns die Sexualität ein ganzes Bündel von therapeutischen Wirkungen auf den Organismus. Eine leidenschaftliche Umarmung öffnet den Menschen auf allen Ebenen – körperlich, emotional und geistig. Darum ist die *lustvolle körperliche Liebe eins der wirksamsten Mittel gegen Stress.* Wenn zwei Menschen also mehr Glückshormone über liebevolle Umarmungen produzieren, ergeben sich daraus eine Menge Vorteile: Sie bauen Stress ab, sie sehen weniger fern und brauchen weniger Süßes. Das sind allein schon drei Punkte, die das Insulin im Blut schön niedrig halten. Die beiden Liebenden lösen praktisch in einem Akt ein sehr komplexes Stoffwechselproblem und haben obendrein jede Menge Spaß an lustvoller Bewegung – das ideale Schlankheitsmittel! Wenn Sie es ausprobieren, achten Sie darauf, dass Sie noch genügend Schlaf bekommen. Denn wie Sie gleich sehen werden, kann ein sehr kurzer Schlaf wiederum das Stresshormon Cortisol irritieren.

Der gute Schlaf beschert eine tiefe Entspannung. Studien mit Tausenden von Kindern aus aller Welt kamen alle zu den gleichen Ergebnissen, die da lauten: Mit der Schlafdauer sank die Häufigkeit von Übergewicht. Oder: *Kinder, die spät ins Bett gehen und früh aufstehen, neigen viel eher zu Übergewicht als Gleichaltrige, die früher schlafen und später aufstehen.* Dieser Effekt scheint unabhängig von anderen Risikofaktoren für Übergewicht bei Kindern aufzutreten. Bei Studien mit Jugendlichen war die Wahrscheinlichkeit für Übergewicht bei denen mit dem kürzesten Schlaf um das Siebenfache erhöht. Und Untersuchungen mit Erwachsenen bestätigen ebenfalls, dass das Gewicht proportional zur sinkenden Schlafdauer steigt. Das Fazit von Udo Pollmer in seinem Buch »Esst endlich normal!«: »Zwei Stunden mehr Schlaf bedeuten zwei Drittel weniger dicke Kinder.«

Der Zeitpunkt des Zubettgehens hatte ebenfalls einen entscheidenden Einfluss auf das Gewicht. Kinder, die früh ins Bett gehen und lange schlafen, haben das geringste Risiko für Übergewicht. Frühschläfer, die auch früh aufstehen, liegen im Mittelfeld. Und

Kurzschläfer, die spät ins Bett gehen und früh aufstehen, haben das größte Risiko, dick zu werden. Den natürlichen Tag-Nacht-Rhythmus einzuhalten würde sich positiv auf den Cortisolspiegel auswirken. Bereits wenige Tage mit verkürzten Schlafzeiten bewirken, dass das Hormon seinen Rhythmus verliert und Störungen des Blutzuckers und des Insulinspiegels auftreten. Mehr dazu finden Sie in Kapitel 32.

Wer in Übereinstimmung mit den Gesetzen der Natur lebt, gelangt zur Vollendung. Wenn wir die Natur bei ihrer Arbeit in unserem Körper stören, erzeugen wir dadurch Stress. Das kann man deutlich daran sehen, wie stark der Schlaf offensichtlich das Körpergewicht beeinflussen kann. Natürlich nimmt nicht jeder zu, der nachts arbeitet oder wenig schläft. Aber das Risiko für Störungen des hormonellen Stoffwechsels ist dadurch erhöht. Inwiefern dann eine günstige Ernährungsweise den gewünschten Erfolg bringen kann, vermag ich nicht zu sagen. Weil die Ursache auf der psychischen Ebene liegt. Dennoch wäre es wichtig, auch bei Kindern sehr gut für die Stärkung der Mitte durch regelmäßiges hochwertiges Essen zu sorgen. Auf jeden Fall wird dadurch auch die innere Stabilität erhöht.

Wenn Sie übergewichtig sind und verschobene oder kurze Schlafzeiten haben, würde es sich bestimmt lohnen – falls es möglich ist –, den Versuch zu machen und langsam wieder zu einem natürlicheren Schlafrhythmus zurückzufinden. Bei Kindern würde sich eine solche Veränderung gewiss positiv auswirken. Vielleicht fühlen Sie sich ja auch dazu berufen, auf politischer Ebene dafür einzutreten, dass der Unterricht in der Schule wenigstens für die jüngeren Kinder später beginnt. *Ein zweiter Risikofaktor für Übergewicht, der mit dem Schlaf in Zusammenhang steht, ist das Fernsehen.* Mehr als zwei Stunden am Tag vor dem Gerät zu verbringen ist ebenfalls eine Gefahr für die gute Figur. Auch darüber finden Sie mehr in Kapitel 32.

8 Das Leber-Qi muss frei fließen können!

Wenn wir von Stressbelastung, innerem Druck, Groll, Verzweiflung oder großem Kummer sprechen, dann hat das in der Chinesischen Medizin alles mit einem bestimmten Muster zu tun, mit einer *Leber-Qi-Stagnation.*

Ihr Ursprung liegt im psychischen Bereich. Ihre Auswirkungen zeigen sich jedoch nicht nur dort, sondern auch sehr konkret als Störung von Organfunktionen, die von der Leber-Qi-Stagnation behindert werden. Sie gehört zu den Risikofaktoren für Zivilisationsleiden, und bei Übergewicht wirkt sie unter Umständen als Verstärker: Bei fortwährender, starker psychischer Belastung – sei es durch chronische Überbelastung, Ärger oder Verzweiflung – steigt die innere Anspannung, und es entstehen energetische Qi-Blockaden im Verlauf des Meridians der Leber. Dann stehen wir unter Druck, sind angespannt, verzagt, wir jammern herum, sind reizbar, genervt, ärgerlich, unzufrieden. Ständig laufen uns Läuse über die Leber, oder wir haben einen Kloß im Hals, vor allem, wenn es darum geht, dass wir uns behaupten sollten.

Die Leber-Qi-Stagnation manifestiert sich in unterschiedlichen Körperbereichen. Im Unterbauch ist sie die häufigste Ursache für Stuhlverstopfung. Im Magen verursacht sie Gastritis oder ein zunächst harmloses, aber häufiges kleines Übel: Ärger schlägt auf den Magen. Im Bereich der Lunge kann sie an der Entstehung von Asthma beteiligt sein. Bei Frauen ist sie die Hauptursache für Beschwerden vor der Periode, insbesondere Brustspannen.

Bei chronischem Übergewicht ist immer die Mitte geschwächt und dadurch angreifbar. So dass eine Leber-Qi-Stagnation die Umwandlung der Nahrung zusätzlich massiv stören kann. Neben den oben genannten psychischen Beschwerden kommt es zu starkem Völlegefühl, krampfartigen Blähungen und einem Wechsel von Durchfall und Verstopfung. Wenn die Leber die Mitte angreift, ist nicht vorhersehbar, ob Maßnahmen im Rahmen der Ernährung stark genug greifen werden, um einen sichtbaren Erfolg bei der Gewichtsreduktion zu erzielen. Dies kann bei Übergewicht »ohne Hitzezeichen« der Fall sein und häufiger noch bei Übergewicht »mit Hitzezeichen«. Vor allem aber bei einer apfelförmigen Körperform mit stark vorgewölbtem Bauch, denn bei dieser Körperform spielt Stress in der Regel eine entscheidende Rolle. Im Kapitel 15 bei den Mustern, die Übergewicht zugrunde liegen, erfahren Sie Genaueres darüber. Dann können Akupunktur und chinesische Heilkräuter eine ausgezeichnete Hilfe sein, um diese Problematik auf der körperlichen und psychischen Ebene erfolgreich anzugehen.

Was die Ernährung betrifft, ist unbedingt die Bekömmlichkeit der Nahrung und damit verbunden ihre gute, frische Qualität zu beachten, denn beide zusammen bilden das wichtigste Kriterium, um zu verhindern, dass die Stagnation durch schwer verwertbares Essen und durch schwere Fleischmahlzeiten noch verschärft wird.

Auch wenn Menschen beim Sport ständig über ihre Grenze der Belastbarkeit gehen oder sich von ihrem gewohnten Training stark abhängig fühlen, dann steckt häufig eine Leber-Qi-Stagnation dahinter. Denn alles, was das blockierte Qi in Bewegung bringt und von dem starken inneren Druck befreit, kann zu einem großen Bedürfnis, sogar zur Sucht werden, egal ob Sport oder Alkohol. Übertriebenes Trainieren mit dem Ziel, die Figur zu verbessern oder Druck abzubauen, führt möglicherweise zu Erschöpfung. Diese Gefahr wird noch verstärkt, wenn man sich ständig dazu antreibt, ein bestimmtes gewünschtes Pensum zu absolvieren – sei es aus Gewohnheit oder Perfektionismus –, obwohl man sehr müde oder bereits ausgelaugt ist.

Im Folgenden gebe ich einige Hinweise zu den Qualitäten, die uns die Leber verleiht. Im Kapitel 5 über die Ausgewogenheit der Yin- und Yang-Wurzel waren bereits etliche Ratschläge enthalten, die zum Ziel haben, dass man sich aus dem Druck eines stark antreibenden Yang löst und seinem Yin wieder genügend Raum zur Erholung und Entspannung gönnt.

Die Emotion der Leber ist der Kampfgeist. Ihre Tugend ist die Güte. Wir wollen in die Welt hinaus und sie mitgestalten. Die Leber verleiht uns den Antrieb und den Pioniergeist, damit wir uns einen Platz in der Welt erobern, um uns darin zu entfalten und weiterzuentwickeln. Das ist ein Urprinzip des Holzelements, der Heimat der Leber.

Die kraftvollen Yang-Qualitäten der Leber sind dazu da, sich und andere zu schützen, Grenzen zu stecken oder zu überwinden und den Raum zu beherrschen, in dem man seine Tatkraft, seine Phantasie und Kreativität frei spielen lässt.

Menschenliebe, Freundschaft und Wohltätigkeit sind die Yin-Qualitäten der Leber. Solange sie den gesunden Ausgleich zum Yang bilden, ist die Gefahr, dass man rücksichtslos voranstrebt und nur die eigenen Interessen vor Augen hat, gebannt.

Der Rückzug nach innen ist eine Yin-Bewegung. Indem wir unsere Aufmerksamkeit nach innen richten, stoßen wir auf unseren größten Reichtum, auf unser ureigenes Potenzial, in dem all unsere Fähigkeiten und Qualitäten angelegt sind. Sie äußern sich in Wünschen, Träumen und Visionen und manchmal sogar als unbändiger Drang, etwas verändern zu müssen. Der Wunsch nach Verwirklichung verhilft dazu, den Bann zu durchbrechen und ein Projekt in Angriff zu nehmen oder eine gute Idee umzusetzen. Wenn man sich im Spiegel der äußeren Welt plötzlich in einem ganz neuen Licht sieht und immer mehr positive Eindrücke im Geist entstehen, entspannt sich das Qi der Leber allmählich, und man gewinnt mehr Vertrauen in sein inneres Potenzial.

Das aufsteigende Yang des Frühlings durchbricht die Erstarrung mit unbändiger Kraft. Die Entfaltung der sexuellen Lust verdanken wir dem frei fließenden Qi der Leber. Ebenso unsere Flexibilität und Spontanität. Nicht von ungefähr fällt bei uns der Karneval auf den eigentlichen Frühlingsbeginn, wenn Mitte Februar die ersten Triebe die harte Erde durchstoßen. Das ist die Energie des

Holzelements, dessen unbändige Dynamik die Welt aus ihrer Erstarrung erlöst. Faschingszeit ist Narrenzeit! Aus dem viel zu engen Korsett der eingefahrenen Gewohnheiten ausbrechen, hinter der Maske verborgen aus sich herausgehen und über die Stränge schlagen – Ausgelassenheit, das ist für die gestaute Leber die beste Medizin.

Musik und Tanz bringen das Leber-Qi in Fluss! In Bayern war es früher der Schuhplattler, mit dem man seinem Grant zu Leibe rückte. Im Herkunftsland des Dramas tanzt man den griechischen Blues zu den Klängen des Rembetiko und Sembetiko. Im arabischen Kulturkreis ist es der Bauchtanz, in Lateinamerika der Tango, und überall ist es der »Matratzenwalzer«, wie man früher verschämt sagte, wenn es um die wirkungsvollste Methode für den geschmeidigen Qi-Fluss ging. Dieser Tanz öffnet die Herzen und bewegt das Qi von der Haarspitze bis zum kleinen Zeh – bei der liebevollen Umarmung, die man in Italien »Oper des kleinen Mannes« nennt, der mit seiner Frau ins Bett geht, weil er kein Geld für die Oper hat, die ihn aus den Strapazen des Alltag erlösen und in höhere Sphären entführen könnte.

- Mehr zu Leber-Qi-Stagnation: Kapitel 15, »Komplexe Muster – Gewicht reduzieren oder halten«

Fallbeispiel

Claudia P., 47 Jahre

Aufgewachsen bin ich in einer Familie, in der die weiblichen Mitglieder überwiegend übergewichtig sind. Ich wurde sozusagen mit Milch großgezogen, mit viel Schokolade und noch viel mehr Eis – als Trösterchen. Man wusste es damals eben nicht besser.

Mit 15 machte ich meine erste Diät: in Wasser gequollene Weizenkleie mit Dosenpfirsichen und Joghurt. Es folgten 30 Jahre Kampf mit dem Gewicht und den Diäten. Die üblichen Geschichten: FdH, Trennkost und so weiter. Mit Weight Watchers nahm ich 30 Kilo ab – ein großer Erfolg, den ich immerhin eine Weile halten konnte, mit Quark-Joghurt-Müsli und Banane am Morgen, Rohkostsalate am Mittag. So richtig gut ging es mir aber erst nach einem warmen Abendessen. Vor sechs Jahren machte sich ein Gallenstein bemerkbar, der später operiert werden musste. Dieses Leiden liegt auch in der mütterlichen Familie.

Vor etwa zwei Jahren ging ich wegen Schulter-Nacken-Beschwerden nicht nur zum Osteopathen, sondern auch zur TCM-Behandlung. Von den Kilos, die ich so mühsam verloren hatte, waren inzwischen 20 schon wieder drauf. Aufgrund der TCM-Diagnose wurde mir geraten, ich sollte gekochtes Getreide, gekochtes Gemüse und gekochtes Fleisch essen – damit würde ich meine »Mitte« stärken. Außerdem wies man mich vorsichtig darauf hin, dass meine speziellen Beschwerden auch mit unterdrückter Wut zusammenhängen könnten. Okay!

Auf der Suche nach Anregungen für meine Mahlzeiten stieß ich auf ein 5-Elemente-Kochbuch. Zum Frühstück gab es nun Hirse-, Reisoder anderen Getreidebrei mit Obstkompott. Besonders liebte ich warme Suppen am Morgen, es war ja gerade Winter. Ich kaufte mir einen Thermobehälter und hörte auf, die Mikrowelle in der Firma zu benutzen.

Damals lernte ich viel Neues über Ernährung – und was eine Leber-Qi-Stagnation ist. Ich setzte mich erfolgreich mit dem Thema auseinander. Aber auch noch vieles andere im Leben lernte ich von einer anderen Seite kennen und öffnete mich für neue Dinge. Durch die Ernährungsumstellung fühlte ich mich wacher und froher. Blähungen, kalte Füße und Hände waren so gut wie verschwunden. Es war genial – und ich konnte fast nicht glauben, dass ich ganz nebenbei innerhalb eines halben Jahres etwa 15 Kilo abnahm. Ich hatte nur noch selten Süßgelüste, nur bei Eis wurde ich manchmal schwach.

Den Kaffee ersetzte ich nach und nach durch heißes Wasser. Dabei merkte ich erst, dass es gar nicht Kaffee war, sondern Wärme, die ich brauchte. Ich hatte noch nie eine Ernährungsform erlebt, bei der es mir so rundum gutging.

Vor einem Jahr versorgte ich intensiv meine kranke Großmutter, die mir sehr viel bedeutete. Auch nach ihrem Tod musste ich mich um alles kümmern – das hieß Entrümpeln, Aufarbeiten und Bewältigung von sehr viel Familien-Vergangenheit. Und erst nach einiger Zeit wurde mir plötzlich bewusst, dass mein Essverhalten allmählich wieder gekippt war. Ich hatte wieder zugenommen, und alte Beschwerden wie PMS und kalte Füße kamen zurück.

Dann begann eine Zeit der genauen Beobachtung: Was aß ich? Vor allem: Warum aß ich eigentlich wieder Dinge, von denen ich doch wusste, dass sie mir nicht guttun? Ich fand heraus, dass ich in dieser anstrengenden Zeit mich selbst vergessen hatte, weil ich einfach funktionieren musste. Zum Ausgleich hatte ich das getan, was ich aus frühester Kindheit kannte: essen, und eben auch viel Süßes.

Inzwischen bin ich dabei, meine bewährte 5-Elemente-Ernährung wieder aufzunehmen. Sie überzeugt mich, weil sie den einzelnen Menschen sieht und seine individuellen Bedürfnisse. Natürlich ist nicht alles mit der 5-Elemente-Ernährung zu heilen, körperlich wie seelisch. Doch ich halte sie für einen ganz wichtigen grundlegenden Ansatz, wenn man seine Ernährungsweise verändern möchte.

9 Die Erdorgane Milz und Magen

Wenn es um die Figur geht, denken die meisten Leute zuerst ans Essen und vielleicht noch an Sport – und wenn es ums Essen geht, an Kalorien und »böses« Fett. Mit dem Weltbild und den Aussagen der Chinesischen Medizin im Hintergrund erweitert sich der Blickwinkel jedoch ganz enorm. Wie wir bereits gesehen haben, spielt das psychisch-geistige Befinden bei Figurproblemen oft eine große Rolle. Wie stark die Ernährung daran beteiligt ist, kann ganz unterschiedlich sein. Im Rahmen dessen, was man gezielt beeinflussen kann, hat die Lebensqualität jedenfalls einen hohen Stellenwert, denn nicht zuletzt kann sie sich gravierend auf unsere Ernährungsgewohnheiten auswirken.

Wie gestalte ich meinen Alltag? Wo liegen die Prioritäten? Aus welchen Quellen beziehe ich meine Informationen in Bezug darauf, was schlank macht und gesund ist? Sich um diese Themen zu kümmern und nicht einfach alles laufenzulassen ist eine große Herausforderung. Aber indem ich tagtäglich viele kleine Entscheidungen treffe, nehme ich letztendlich sowieso einen beträchtlichen Einfluss darauf, wie sich mein Leben gestaltet. Was die Ernährung angeht, so ist dies für jedermann offensichtlich.

Wo kaufe ich meine Lebensmittel ein? Wie viel Geld bin ich bereit dafür auszugeben? Wie viel Zeit möchte ich in meiner Küche verbringen? Ich hoffe sehr, dass die jetzt folgenden Ernährungskapitel Sie dazu anregen werden, sich mit diesen Fragen zu beschäftigen. In diesem und dem folgenden Kapitel möchte ich Ihnen Ihren Bauch und einige seiner interessantesten Qualitäten näherbringen. Danach werde ich mich bemühen, Ihnen jegliche Lust auf Fertiggerichte und Mogelpackungen aus dem Supermarkt zu vermiesen. Gleich im Anschluss gibt es dann reichlich Ersatz: viele gute Tipps für die erfolgreiche Jagd nach gutem Essen.

Noch ein Hinweis zu dem nun folgenden Thema: Wenn im Rahmen der Chinesischen Medizin von bestimmten Organen, etwa der Milz, die Rede ist, dann steht dahinter eine andere Bedeutung als diejenige, die wir aus der westlichen Medizin kennen.

Die bildhafte Beschreibung der Organe mag ebenfalls ungewohnt sein und auch die Zuordnung von psychisch-geistigen Aspekten zu Organen, die in der Praxis jedoch sehr gut nachvollziehbar ist. Konzentrationsschwäche und die Neigung zum Grübeln sind typische Begleiterscheinungen eines Milz-Qi-Mangels, die jedoch weniger oder gar nicht zum Tragen kommen, wenn der Mensch von Natur aus oder aufgrund von spirituellen Übungen einen starken, stabilen Geist hat. Lassen Sie sich nun also davon überraschen, was das traute Paar in unserer Mitte noch zu bieten hat, außer dass es sich damit herumschlägt, das Beste aus dem Essen zu machen, das wir ihm zumuten.

Die Erde heilt sich selbst, indem sie allen anderen hilft. Fürsorge ist ein Leitthema des Erdelements, das sich beim Menschen über die körperliche und geistige Ebene erstreckt. Das weibliche Organ Milz und der männliche Magen bilden die Erde im Menschen, unsere Mitte, die »aus Stroh Gold macht«, indem sie die Nahrung aufnimmt, umwandelt und das daraus gewonnene Qi an die Organe der anderen vier Elemente weiterreicht, die – bildlich gesprochen – um sie herumtanzen. Diese Anordnung der Elemente im sogenannten »Kosmischen Weltbild« finden Sie auf der vorderen Innenklappe des Buches: die Erde als Dreh- und Angelpunkt. Dank ihrer Fürsorge sind die Organe im Holz-, Feuer-, Metall- und Wasserelement bestens verankert und genährt.

Mitgefühl ist eine besondere Qualität des weiblichen Organs der Mitte, der Milz. Es äußert sich in aktiver, zielgerichteter Fürsorge für sich und andere. Das schöne Gefühl, das damit einhergeht, wenn wir etwas beitragen können, das für andere oder für uns selbst nützlich ist, stärkt unsere Erde, unsere innere Stabilität. Positive Erfahrungen, wenn wir hilfreich sein konnten, ohne auf eine Gegenleistung zu spekulieren, haben in der Regel diese besondere erdende Wirkung: Wir stehen mit beiden Beinen fest auf dem Boden; wir sind in der Gegenwart zu Hause, darum erkennen wir auf der praktischen Ebene, was jeweils gebraucht wird und wo wir etwas tun können. Die Kehrseite der Medaille ist ein ständiges Kreisen um sich selbst in Verbindung mit Grübeln. Darum geht es im nächsten Abschnitt.

Grübeln ist ein Schwachpunkt der Milz, der gesunde Menschenverstand ist ihre Stärke. Der burschikose Magen beschert uns die Lebenslust, seine Schwächen sind Gier und Arbeitswut. Konzentrationsschwäche und die Neigung, über alles nachzugrübeln oder sich Sorgen zu machen, sind bereits Anzeichen eines Milz-Qi-Mangels. Indem ich aber dem Geist eine konkrete Aufgabe gebe, nach dem Motto: »Denk mal darüber nach, was ich morgen kochen soll«, breche ich aus diesem ziellosen Geplapper in meinem Kopf aus. Ich kann es auch einfach loslassen, indem ich mich dem nächsten Punkt auf der Tagesordnung zuwende oder dem, was gerade vor meiner Nase ist. Der praktisch veranlagten und zweckorientierten Milz tut es nämlich gar nicht gut, wenn ich mir ständig darüber Gedanken mache, wer wo wann was warum tut oder nicht tut. Das erzeugt einen Knoten im Geist, der die ohnehin schon geschwächte Milz blockiert und mich davon abhält, spontan zuzupacken, wenn es darum geht, für andere oder für mich etwas Nützliches zu vollbringen. In den Vorträgen meines buddhistischen Lehrers Lama Ole Nydahl habe ich dazu immer wieder den wirklich hilfreichen Hinweis gehört: »Wenn man an sich selbst denkt, hat man Sorgen. Denkt man dagegen an andere, dann hat man Aufgaben.«

Der *gesunde Menschenverstand*, der eng mit unserem »Bauchgefühl« verbunden ist, ist eine weitere Qualität der Milz. Wenn wir auf den Instinkt unseres Bauchs hören und den Verstand nicht völlig außen vor lassen, dann haben wir eine gute Grundlage, um zu erkennen, welche Nahrung vom Körper gerade gebraucht wird, was bekömmlich ist und was wir lieber nicht in den Mund stecken sollten. Im letzten Abschnitt des folgenden Kapitels finden Sie stichhaltige Gründe dafür, warum wir beim Essen auf den Verstand unseres Bauchs angewiesen sind, den uns die Milz vorsorglich mitliefert. Denn sie hat am meisten darunter zu leiden, wenn ihr Partner, der gierige Magen, das Regiment führt und sich auf alles stürzt, was ihm unterkommt, selbst wenn es ungenießbar ist.

Ein starker Magen beschert dem Menschen jede Menge Lebenslust. Er ist ein burschikoser Geselle, der keine Hemmungen kennt.

Er macht sich über alles her, was ihm schmeckt und woran er Spaß hat. In China bezeichnet man ihn als »heimlichen Kaiser«, weil sein Knurren die Zeit eingeteilt hat, bevor es Uhren gab. In Frankreich nennt man ihn Gourmand – eine nicht sehr freundliche, aber gängige Bezeichnung für einen »Vielfraß«.

Ein Magen, der den Hals nicht voll genug kriegt, hat keine Wahl: Entweder er lernt abzugeben, oder er verheizt weiterhin seine Säfte und brennt aus. Dann rückt die Leber an, drückt ihn nach oben, bis es ihm den Hals abschnürt und er »alles zum Kotzen« findet. Er muss lernen, seine Arbeitswut oder seine hochgeschraubten Vorstellungen zu mäßigen und mehr dem großen Ganzen zu dienen. Dann verschwindet im Magen das ätzende Gefühl ebenso wie der Stein oder die eiserne Faust.

10 Nahrungsverwertung ist ein hartes Stück Arbeit

Am Ende dieses Kapitels stehen Hinweise dazu, wo Sie die Muster finden, die im Folgenden erwähnt werden.

Wir essen, um Qi aus der Nahrung zu gewinnen. Bereits während das Essen im Magen aufgeschlossen wird, hat das aus der Nahrung gewonnene Qi die Funktion, die Verdauungsorgane bei dieser Aufgabe zu unterstützen. Aus dem weitaus größeren Teil jedoch bildet der Körper das dynamische Qi für die Yang-Wurzel und das nährende Blut für die Yin-Wurzel. So lautet die Kurzversion. Nun aber noch einmal von vorn:

Das Essen gelangt in den »Topf über dem Feuer« in unserer Mitte – das ist der Magen. Er spaltet die Nahrung grob auf, damit seine Partnerin – die Milz – daraus das kostbare Nahrungs-Qi gewinnen kann. Sie sendet es nach oben. Ein Teil geht zum Herzen, das daraus Blut bildet. Das Blut zirkuliert in den Gefäßen und nährt den ganzen Körper. Der andere Teil geht zur Lunge, die Qi hinzufügt, das sie aus der Atmung gewinnt. Anschließend gelangt diese Mischung aus Nahrungs- und Atmungs-Qi in den Meridiankreislauf und versorgt alle Organe, damit sie ihre Aufgaben erfüllen können. Dies ist eine vereinfachte Beschreibung des Stoffwechsels, der das Wunder vollbringt, körperfremde Substanzen aus der Nahrung in körpereigene Gewebe, Knochen, Organe und sogar in Lebensfreude umzuwandeln.

Die Organe der Mitte empfangen das Feuer für die Umwandlung der Nahrung von der Niere. Das Nieren-Yang ist unsere ursprüngliche Vitalkraft, die alle Organe unterstützt und mit Wärme versorgt. Es verleiht uns Tatkraft, Willenskraft und das nötige Feuer für die Sexualität, die Libido. Unsere Vitalität im fortgeschrittenen Alter hängt entscheidend davon ab, wie sorgsam wir unser Nieren-Yang möglichst schon in jungen Jahren vor Verausgabung schützen. Jede Form von massiver, anhaltender Überanstrengung kann uns »an die Nieren gehen« und zu Erschöpfung führen.

Das Nieren-Yang ist das untere Feuer, welches das Verdauungsfeuer der Milz in der Mitte bei der Umwandlung der Nahrung unterstützt. Wenn wir das Qi der Milz durch zu viel kalte Nahrung wie Rohkost oder eisgekühlte Getränke überfordern, wird zunächst das Verdauungsfeuer schwach – und auf Dauer auch das Yang der Niere. Langjährige Erfahrungen in der Ernährungsberatung haben gezeigt, dass *weißer Zucker in Süßigkeiten und süßen Getränken das Nieren-Yang abkühlt.* Umgekehrt sind es gekochte Mahlzeiten mit ausreichend Eiweiß und aromatischen Gewürzen, die das Verdauungsfeuer der Milz und das Yang der Nieren schützen.

Die Milz verabscheut Feuchtigkeit. Kein Wunder, denn mit ihrem Qi hält sie das Feuer unter dem »Kochtopf« in Gang. Feuchtigkeit ist ein »krankhafter« Zustand, der nicht etwa durch Suppen oder saftige Gemüse entsteht, sondern durch übermäßiges Trinken ohne Durst und durch schwer bekömmliche Nahrungsmittel. Letztere erzeugen Schlacken, die sich in Flüssigkeit gelöst im Gewebe ablagern. *Stark befeuchtend wirken Milch, Käse, Sauermilchprodukte wie Joghurt, Süßigkeiten und unter Umständen auch Brot.* Dies kommt umso mehr zum Tragen, wenn die genannten Lebensmittel isoliert gegessen werden und nicht innerhalb einer gekochten Speise, in der auch Gewürze und Aromen enthalten sind, welche die Feuchtigkeit ausleiten und das Verdauungsfeuer wärmen.

»Milz-Qi-Mangel mit Feuchtigkeit« ist das Muster, das bei Übergewicht »ohne Hitzezeichen« zugrunde liegt. Auch bei Übergewicht »mit Hitzezeichen« ist dies der Fall, aber hier kommen noch Hitzefaktoren dazu; häufig ist es Stress oder eine Vorliebe für scharfes, fettes, schweres, unbekömmliches Essen.

Der Magen verabscheut Trockenheit. Da er der »Kochtopf« ist, braucht er Saftiges, um aus dem Nahrungsbrei, der oben hereinkommt, eine »warme Suppe« zu machen. Nur so kommt die Milz an das Nahrungs-Qi heran. *Gemüse ist für diesen Zweck der wichtigste Bestandteil in unserer Nahrung.* Es tut allen Menschen gut, und es bildet immer einen guten Ausgleich zu schwerem Fett und Eiweiß. Kurz gekochte saftige, erfrischende Gemüse wie Tomaten und auch Kompott liefern dem Magen die nötige Flüssigkeit für die grobe Verdauung, aus der der Magen aber auch die Körpersäfte gewinnt. *Ganz besonders wohltuend für den Magen sind natürlich Suppen, die Säfte liefern und höchst bekömmlich sind.*

Wenn man dem Magen zu viel Unbekömmliches, thermisch Warmes und Austrocknendes zumutet, wie Kaffee oder gebratenes Fleisch, und wenn man obendrein zu wenig Gemüse isst, dann wird er trocken und eventuell heiß. Es entsteht Heißhunger, und es kann zu Sodbrennen kommen. Die Hitze verdickt die Feuchtigkeit in der Milz, die wie bereits erwähnt bei Übergewicht immer vorhanden ist, und es entsteht *Magen-Schleimfeuer,* heißer Schleim im Magen.

Der süße Geschmack nährt die Milz. Mildsüß sind Nahrungsmittel mit einem hohen Gehalt an Fett, Eiweiß und komplexen Kohlenhydraten. Öl, Butter, Fleisch, Eier, Fisch, Hülsenfrüchte und Getreide als Korn, Grieß oder Flocken enthalten am meisten von diesen *drei sättigenden Hauptnährstoffen.* Ebenfalls nahrhaft sind gekochte stärkehaltige Wurzelgemüse wie Karotten oder Pastinaken. Bevor Zucker in rauhen Mengen verfügbar war, galten all die hier genannten Nahrungsmittel als süß schmeckend. *Sie allein nähren die Mitte.* Das heißt, sie allein machen uns satt und rundum zufrieden.

Aber sie haben auch eine hohe Nährstoffdichte, sie sind zum Teil relativ schwer bekömmlich und man kann sie nur in kleineren Mengen essen. Bitte beachten Sie: *Man braucht die Dynamik von aromatischen Gewürzen oder Kräutern und am besten eine Portion leichtes Gemüse, damit aus all dem Nährenden ein bekömmliches, leckeres Essen wird.*

Milz und Magen bringen den gesunden Appetit und den Hunger hervor. Bitte sagen Sie nie wieder: »Mein Appetit ist viel zu gut!« Freuen Sie sich lieber darüber, denn der Appetit ist das Barometer für die Verdauungskraft der Milz; und der Hunger zeigt den gesunden Überlebenstrieb des Magens an. Vielen vergeht der Appetit, nachdem sie eine Schüssel Salat gegessen oder pflichtschuldig einen Liter Mineralwasser geschluckt haben. Aber nicht weil sie gesättigt sind. Sie haben vielmehr ihr Verdauungsfeuer »ertränkt«. Wenn wir uns natürlich und hochwertig ernähren, dann ist unser Appetit der beste Ernährungsberater, den man sich nur wünschen kann. Er ist der Botschafter, der die Bedürfnisse des Körpers übermittelt. Mehr zum Thema Appetit finden Sie in Kapitel 22.

Wenn ein Mensch in der Lage ist, aus dem Kosmos das aufzunehmen, was er braucht, und das abzugeben, was er nicht braucht – dann ist der Mensch gesund! Diese wunderbare, geheimnisvolle chinesische Aussage verdanke ich Dr. Zhang aus Chengdu. Er bringt es auf den Punkt, was unser Stoffwechsel bedeutet, der aus etwas Körperfremdem etwas Körpereigenes macht. Für dieses bis heute nicht erklärbare Wunder ist die Mitte zuständig. *Die Milz trennt das Reine vom Unreinen*, heißt es auch im Chinesischen. Eine Erläuterung dazu ist sicher hilfreich:

In der Nahrung, die im Magen ankommt, ist ein – hoffentlich großer – verwertbarer Anteil enthalten. Daraus gewinnt die Milz das bereits bekannte Nahrungs-Qi. Aber es gibt auch einen nicht verwertbaren Anteil, der ausgeschieden werden sollte. Beide Vorgänge sind für die Milz mit harter Arbeit verbunden, umso mehr, wenn das Essen reichlich Müll enthält, so dass es *schwer bekömmlich* ist. Wo genau liegt das Problem? *Industriekost* besteht aus chemisch und physikalisch stark veränderten Nahrungsrohstoffen und Tausenden künstlichen Zusatzstoffen. Man muss davon ausgehen, dass der Verdauungsapparat nicht in der Lage ist zu erkennen, was davon tatsächlich verwertbar wäre und was ausgeschieden werden muss. In diese Kategorie fallen die meisten verpackten Nahrungsmittel, egal ob Mayonnaise, Wurst, Tiefkühlpizza oder Backmischungen. Beispielsweise verhindern Emulgatoren, die in jeder konventionellen Schlagsahne zu finden sind, dass die einzelnen Bestandteile im Verdauungstrakt isoliert und verarbeitet werden können. Man weiß heute, dass sich solche Stoffe im Körper ansammeln, in den Zellen und in Flüssigkeit gelöst im Gewebe. In der Chinesischen Medizin spricht man dann von einer Feuchtigkeits- oder Schleimansammlung. Dieses Muster liegt bei Übergewicht immer zugrunde.

Aber auch bestimmte *natürliche Nahrungsmittel* können schwer bekömmlich sein, wenn man sie sehr oft oder zu viel davon isst. Das gilt für kalte Rohkost, stark befeuchtende Milchprodukte und Süßigkeiten ebenso wie für große Mengen Fleisch und Fett. Wenn das Milz-Qi dadurch überfordert ist, werden verwertbare Anteile versehentlich ausgeschieden, erkennbar an breiigem Stuhlgang mit unverdauten Nahrungsresten. Gleichzeitig sammeln sich nicht verwertbare Anteile im Körper an. Das heißt, zusätzlich zu einem Milz-Qi-Mangel entsteht wiederum Feuchtigkeit oder Schleim. Dieser Risikofaktor für Übergewicht taucht also hier im Zusammenhang mit sogenannter »gesunder« Ernährung auf, die häufig mit einem Mangel an gekochten, herzhaften und gut bekömmlichen Speisen einhergeht, welche die Milz stärken würden.

Dr. Zhangs Botschaft, die er mir für die westliche Welt mitgegeben hat, lautet demnach: Man sollte nur Dinge in den Mund stecken, die der Körper auch gebrauchen kann. Der nicht verwertbare Teil sollte dabei so gering wie möglich gehalten werden. Nur frische, natürliche Nahrungsmittel erfüllen diese Voraussetzungen. Außerdem sollten die Zubereitungsart und eine gute Atmosphäre beim Essen die Bekömmlichkeit der Mahlzeit unterstützen. Als ich 1999 aus China zurückkam, wo ich drei Monate in der Praxis von Dr. Zhang verbringen durfte, habe ich »Das Fünf-Elemente-Kochbuch« überarbeitet und den klassischen Prinzipien der 5-Elemente-Ernährung ein weiteres hinzugefügt: »21 Punkte für die Praxis der Bekömmlichkeit«. Die wichtigsten dieser Punkte habe ich gerade angesprochen, und in Kapitel 13 geht es damit weiter.

- Mehr zu Milz-Qi-Mangel, Feuchtigkeit, Nieren-Yang-Mangel, Magen-Schleimfeuer: Kapitel 15, »Komplexe Muster – Gewicht reduzieren oder halten«
- Mehr zu Appetit: Kapitel 22, »Der Appetit schützt unser Gehirn vor Fälschungen«

11 Industriekost ist ein Risikofaktor, nicht nur für Übergewicht

Ich hatte ja in Kapitel 9 versprochen, dass ich Ihnen gerne die Lust auf Industriekost verderben möchte. Wenn das bei Ihnen gar nicht mehr nötig ist, weil Sie sich bereits mit frischen, natürlichen Nahrungsmitteln versorgen, dann können Sie zu den nächsten Kapiteln gehen, wo es um das Qi in gutem Essen geht.

Aber bevor wir uns das anschauen, möchte ich Nahrungsprodukte ausschließen, die nicht unter die Kategorien »bekömmlich«, »hochwertig«, »frisch«, »lebendig« und »reich an Qi« fallen und die somit die Mitte schwächen. Das heißt, sie gehören in die Kategorie »so wenig wie möglich«! Selbstverständlich isst man mal das eine oder andere, was weniger bekömmlich ist, und das ist auch sicher kein Problem. Wenn jedoch ein beträchtlicher Teil der Nahrung aus Industriekost besteht, dann ist die Chance, das Verdauungsfeuer zu aktivieren und Gewicht dauerhaft reduzieren zu können, nicht so groß. Darüber hinaus ist es mir ein Anliegen, Sie dabei zu unterstützen, wenn Sie Ihre Ernährung schrittweise auf ein besseres Niveau heben möchten, damit Sie sich auf lange Sicht damit wohl fühlen.

In der Traditionellen Chinesischen Ernährungslehre, aus der die 5-Elemente-Ernährung hervorgegangen ist, haben weder die Analyse von Nährstoffen noch eine bedenkliche Nahrungsmittelqualität jemals eine Rolle gespielt. Auch bei uns hatte man vor einem halben Jahrhundert noch keine Vorstellung davon, wie sehr man beim Essen aufpassen muss, damit man nicht das Falsche wählt oder weil mit den Lebensmitteln aus der Fabrik etwas nicht stimmen könnte. Man hat einfach gegessen, was die Jahreszeiten, Wochenmärkte und Läden anboten. Die meisten Menschen hatten kaum eine Ahnung von Nährstoffen, man war froh über ein paar Gemüsekonserven im Vorratsschrank – und über interessante und leckere Neuschöpfungen im Supermarktregal. Wohin die industrielle Verarbeitung der Nahrung einmal führen würde, war noch nicht abzusehen.

Wohin sie bisher geführt hat, ist vielen Menschen auch heute noch nicht bewusst. Kein Wunder, denn bei vielen Lebensmitteln merkt man gar nicht, wie sehr sie sich im Laufe vieler Jahre verändert haben. Wir kaufen Leberwurst, abgepackten Käse oder Fleischsalat, Tütensuppen, Mayonnaise, Schokolade, Puddingpulver oder Kartoffelchips. Alles heißt und sieht fast so aus wie früher, und es schmeckt eigentlich auch wie früher. In Wirklichkeit wurden alle Fertigprodukte völlig neu zusammengesetzt. Nach und nach, im Zuge der Weiterentwicklung der Lebensmittelchemie, konnte man billige Rohstoffe immer besser zerlegen und zusammen mit künstlichen Zusatz- und Geschmacksstoffen Neues daraus kreieren – wohlbedacht darauf, dass der Verbraucher auch ja nichts merkt.

Ein weiteres wichtiges Thema für die Entstehung von Übergewicht beziehungsweise Fettleibigkeit sind industriell hergestellte Geschmacksstoffe. Sowohl für *Geschmacksverstärker wie Glutamat*, die in fast allen pikanten Fertiggerichten stecken, egal ob Wurstwaren oder Tütensuppen, als auch für *Süßstoffe wie Aspartam*, mit denen Diätprodukte gesüßt sind, gilt es als erwiesen, dass sie – ungeschminkt gesagt – gefräßig machen. Diese Stoffe greifen direkt in die Areale des Gehirns ein, die den Appetit und die Sättigung regeln. Aber auch *Aromazusätze*, die den Geschmack verfälschen, verführen dazu, mehr zu essen, als der Körper braucht. Aufgrund des Geschmacks erwartet der Körper einen bestimmten Stoff. Zum Beispiel Kohlenhydrate: Sobald etwas süß Schmeckendes auf die Zunge gelangt, schickt die Bauchspeicheldrüse Insulin ins Blut, damit es den erwarteten Zucker in die Zellen schafft, wo er in Energie umgewandelt werden soll. Das geschieht auch bei künstlichem Süßstoff, obwohl dieser überhaupt keinen Zucker enthält. Weil das Insulin in Wirklichkeit aber gar nicht gebraucht wird, steigt seine Menge im Blut an und »ruft« nach Arbeit: nach schnellem Zuckernachschub. Über die Steuerung im Gehirn wird das Appetitgefühl nun so lange angeheizt, bis man entsprechend gierig Kohlenhydrathaltiges isst oder trinkt, so dass das überschüssige Insulin doch noch seine Aufgaben erfüllen kann und der Insulinspiegel im Blut sich wieder normalisiert. Diesem Mechanismus ist man hilflos ausgeliefert, man muss einfach essen.

Aus Studien, die diese Zusammenhänge erforscht haben, geht eindeutig hervor, dass Diätprodukte langfristig dick machen und zu starker Fettleibigkeit führen können. Da sie in der Regel fettarm sind und Fett aber ein natürlicher Geschmacksverstärker ist, werden diesen Produkten ganz besonders viele künstliche Aromen, reichlich Glutamat oder Süßstoff zugesetzt, damit sie Geschmack bekommen. Ähnlich ist es übrigens bei Light-Zigaretten, in die Hunderte verschiedener Chemikalien gesteckt werden, damit sie wie richtige Zigaretten schmecken. Wenn Menschen häufig Diätprodukte essen und dabei ständig hungrig sind, liegt es also nicht einfach nur an der fehlenden Sättigung oder Zufriedenheit, die bei fettreduzierter Wurst oder Light-Menüs auf der Strecke bleiben. Das wäre ja noch relativ harmlos. Vielmehr versagt hier die körpereigene Regulation von Hunger und Appetit, und es besteht die Gefahr, dass der Stoffwechsel langfristig gestört wird.

Selbstverständlich stellt sich die Frage, warum der Staat und die offizielle Ernährungsfachgesellschaft angesichts solcher Gefahren durch industrielle Lebensmittel nicht einschreiten oder wenigstens darüber informieren. Außerdem gibt es doch eine Lebensmittelüberwachung und eine Behörde, die die Interessen der Verbraucher schützt – das wissen wir und hoffen, dass diese sich entsprechend verantwortlich für die Gesundheit der Bevölkerung einsetzen. Aber nur wenigen ist bekannt, wer letztendlich darüber entscheidet, welche Lebensmittel auf den Markt gelangen. Darüber weiß Thilo Bode Bescheid, früher langjähriger Geschäftsführer von Greenpeace Deutschland und International, 2002 Begründer und derzeitiger Leiter der Verbraucherrechtsorganisation *foodwatch*. In seinem Buch »Abgespeist – Wie wir beim Essen betrogen werden und was wir dagegen tun können« klärt er uns über die Zusammensetzung der Mitglieder und die Aufgaben der Deutschen Lebensmittelbuchkommission auf. Sie ist im Landwirtschaftsministerium in der Abteilung für Verbraucherschutz angesiedelt, und ihre Arbeit ist im Lebensmittelgesetz geregelt:

»In diesem Gremium sitzen 32 Männer und Frauen einschließlich ihres Vorsitzenden Wolfgang Loscheider, Rektor der Universität Potsdam. Vertreten sind dort vom Nahrungsmittelmulti Unilever über den Hauptverband des Deutschen Einzelhandels und des Fleischerverbandes bis hin zu Nestlé und dem Bund für Lebensmittelrecht und Lebensmittelkunde also alle wichtigen Industriebereiche – aber auch die Deutsche Gesellschaft für Ernährung, eine überwiegend staatliche Einrichtung, sowie Delegierte aus den staatlich finanzierten Verbraucherzentralen und Universitäten sowie der Lebensmittelüberwachung. Die Lebensmittelbuchkommission ist einer der wichtigsten Zirkel auf staatlicher Ebene, wenn es um Nahrungsmittel geht. Ihr obliegt es zu entscheiden, welche Nahrungsmittel in den Handel gelangen können, wie sie zusammengesetzt sein müssen, wie sie sich nennen, welche Zusatzstoffe erlaubt sind, welche Informationen an den Verbraucher weitergereicht werden müssen und welche nicht. ... Angesichts der Übermacht von Wirtschaftsinteressen und Bürokratie in dieser Kommission sind die wirtschaftsfreundlichen Entscheidungen nicht verwunderlich. Offensichtlich will man aber diese Wirtschaftslastigkeit nicht publik machen: Die Protokolle dieser Runde sind nicht öffentlich, sondern geheim. Wir Verbraucher – denn uns geht es schließlich am meisten an – sollen nicht erfahren, welche Herstellungsbeschleuniger, Rohstoffverbilligungen, welche Zusatzstoffe gerade für welche Rezepturen ohne Beanstandungen durchgewunken wurden.«

Das muss man sich mal bildlich vorstellen: an einem Tisch die Lebensmittelüberwachung zusammen mit Nestlé und Unilever, zwei der fünf größten Handelsriesen weltweit, und mit dabei unter anderen die Deutsche Gesellschaft für Ernährung (DGE), die uns seit Jahrzehnten fast alles madig macht, was gut schmeckt und sättigt, damit wir bei ihren Tischnachbarn deren Halbfettmargarine, Light-Produkte, Multivitaminsäfte, Nahrungsergänzungsmittel und Mineralwasser einkaufen.

Kein Wunder also, dass es trotz freier Marktwirtschaft unter den Lebensmittelproduzenten keinen nennenswerten Qualitätswettbewerb mehr gibt, wenn sich »die Großen« darüber einig sind, dass jeder die gleiche jämmerliche Qualität produziert. Erstaunlich nur, dass das alles in unserem Land passiert, in dem wir eigentlich meinen, dass Verbraucherschutz, Aufklärung und Transparenz ein recht hohes Niveau hätten.

»So schlimm kann es doch in Wirklichkeit gar nicht sein!«, möchten wir vertrauensvoll entgegnen und packen mit zwiespältigen Gefühlen wieder die praktischen Tütensuppen in den Einkaufswagen. Aber es *ist* tatsächlich schlimm, und das natürlich nicht nur auf dem Gebiet der Ernährung. Der ehemalige Verfassungsrichter Paul Kirchhof fasste diese Zustände in einem Interview folgendermaßen zusammen: »Wirtschaft, Verbände und Industrie haben sich längst des Staates bemächtigt – in schönster Einigkeit mit einigen Politikern, die ihre Regierungsmacht für diese Interessengruppen einsetzen. Sie haben aus Staat und Wirtschaft ein Ungeheuer mit vielen Köpfen gemacht, das unser Land fest im Griff hat – und schon lange nicht mehr den Bürgern dient.«

Durch meine langjährige Seminartätigkeit konnte ich beobachten, wie das Qualitätsbewusstsein immer mehr zugenommen hat. Viele sehr gute Bücher sind auf dem Markt – einige finden Sie in den »Buchempfehlungen« im Anhang –, in denen die Gesundheitsgefahr durch Industriekost gründlich erörtert wird. Aber ich erlebe auch, dass viele Menschen trotz besseren Wissens und obwohl sie über genug Geld verfügen, Probleme haben, praktische Konsequenzen aus ihrer Erkenntnis zu ziehen und sich für ökologisch erzeugte Nahrungsmittel zu entscheiden.

In der Schulmedizin können die Gesundheitsgefahren, die von Industriekost ausgehen, nicht konkretisiert werden. Darum gibt es von dieser Seite zwar etliche Stimmen, aber keine umfassende Warnung. In der Chinesischen Medizin ist das anders. Wie Sie bereits gesehen haben, fällt Industriekost in die Sparte »unbekömmliches Essen«. Dabei geht es noch nicht einmal um die Gefahren, die von einzelnen Stoffen oder Produkten ausgehen können. Ab einer gewissen Verzehrmenge wird ganz einfach die Verdauungskraft überfordert, es kommt zu einem *Milz-Qi-Mangel*, und es entsteht Feuchtigkeit oder ihre verdickte Form, Schleim. Das sind Schlacken, die sich im Körper ansammeln. Des Weiteren besteht die Gefahr einer Nahrungsstagnation, die über kurz oder lang Hitze erzeugt. Diese köchelt die Feuchtigkeit ein und wandelt sie um in *heißen Schleim* oder in eine *Feuchte Hitze*.

Und damit wären wir bei den beiden Mustern, die Übergewicht »mit Hitzezeichen« zugrunde liegen: Feuchte Hitze und Magen-Schleimfeuer. Aber bitte ziehen Sie daraus nicht den Umkehrschluss. Denn die beiden Muster haben zwar mit Feuchtigkeit, Schleim und Hitze zu tun, aber der Auslöser muss nicht unbedingt Industriekost sein. Regelmäßige schwere Fleischmahlzeiten am Abend und die nötige Portion Hitze durch Stress oder Alkohol können die gleiche Wirkung haben. Bei den Mustern in Kapitel 15 finden Sie viele Hinweise dazu, welche Ursachen in Frage kommen.

- Mehr zu Magen-Schleimfeuer und Feuchter Hitze: Kapitel 15, »Komplexe Muster – Gewicht reduzieren oder halten«
- Mehr zum Kohlenhydratstoffwechsel: Kapitel 30, »Warum Süßes auf die Hüften geht«, und Kapitel 31, »›Langsame‹ und ›schnelle‹ Kohlenhydrate«
- Mehr zu Nahrungszusätzen, die das Gehirn stören: Kapitel 22, »Der Appetit schützt unser Gehirn vor Fälschungen«

12 Gutes Essen – man schmeckt es und spürt es!

Heute ist es kein Problem mehr, bei der Essenszubereitung die industriellen Fertigprodukte außen vor zu lassen, ohne dass Sie auf die Vorzüge von speisefertig verarbeiteten Nahrungsmitteln verzichten müssen. Es gibt eine reichhaltige Auswahl von Fertiggerichten und Konserven aus Naturkostbetrieben, die ausschließlich natürliche Zusatzstoffe enthalten, wie etwa Verdickungsmittel, und keine künstlichen Aromen, Geschmacksverstärker wie Glutamat und Süßstoffe wie Aspartam.

Thilo Bode schreibt in seinem Buch »Abgespeist«, das ich im letzten Kapitel erwähnte, dass das sechseckige Biosiegel das einzige Siegel auf dem Lebensmittelmarkt sei, das die Einhaltung bestimmter gesetzlich vorgeschriebener Herstellungsmethoden verspricht und eine verlässliche, aussagekräftige Information für den Verbraucher darstellt. »Wo Bio draufsteht, ist – staatlich garantiert und kontrolliert – auch Bio drin.«

Das Biosiegel tragen heute auch alle Naturkostprodukte der unteren Preisklasse, die in normalen Supermärkten angeboten werden und durchaus empfehlenswert sind. In Bioläden und auf Biomärkten wird jedoch eine bessere Qualitätsklasse angeboten. Naturkostfirmen wie beispielsweise Rapunzel oder Biogarten vertreiben Erzeugnisse von Ökobetrieben, die in ihren Statuten einen höheren Anspruch festlegen und diesen von den entsprechenden Verbänden kontrollieren lassen, was die Aufzucht von Tieren, den Anbau, den Umweltschutz und die Verarbeitung angeht. Spitzenqualität wird unter anderem von Demeter-Betrieben angeboten, zusammengeschlossen im Demeter-Verband für biologisch-dynamische Wirtschaftsweise auf anthroposophischer Grundlage. Oder auch von LaSelva, einem kleinen ökologischen Betrieb, der in hofeigener Herstellung toskanische Feinkost und Weine anbietet.

Am unvergleichlichen Aroma einer Tomatensoße dieser Qualität aus frisch verarbeiteten Tomaten schmeckt man, dass diese bis zu ihrer vollen Reife an der Sonne waren. Dennoch könnte es sein, dass man enttäuscht ist, weil man den intensiven Geschmack von konventionellen Lebensmitteln gewohnt ist, der von Food-Designern im Chemielabor mit künstlichen Aromen und Geschmacksverstärkern kreiert wurde. Der Unterschied zwischen konventionellen Fertigprodukten und hochwertiger Bioware aus natürlichen Zutaten macht sich jedoch nicht bei der puren Intensität bemerkbar, sondern beim Facettenreichtum des Geschmacks von echten Aromen, deren Nuancen man vielleicht erst dann wieder wahrnimmt und schätzen lernt, wenn man eine Weile auf Lebensmittel mit aufdringlichen, künstlichen Geschmacksstoffen verzichtet hat. Den wichtigsten Vorteil von Bioware – über das Sinneserlebnis hinaus – möchte ich hier sicherheitshalber noch einmal erwähnen: Sie stören den Stoffwechsel nicht wie die Industriekost, sondern sie erfüllen ihre Aufgabe als nährende und bekömmliche Quelle für gutes Nahrungs-Qi.

Wenn man viel und regelmäßig kocht, braucht man ein gutes Sortiment an Zutaten wie Gewürze, Meersalz, Öl und Essig. Nicht allein wegen der naturreinen Qualität, sondern auch wegen des vollen Aromas, das sie den Speisen verleihen, rate ich dazu, solche Produkte im Bioladen zu kaufen. Ein Schälchen gutes Olivenöl mit etwas Salz oder gesalzene Butter und dünne Scheiben getoastetes Baguette sind in Italien und Frankreich klassische Vorspeisen, die den ersten Hunger stillen, damit man das Essen in Ruhe genießen kann. Damit selbst solche Kleinigkeiten ein Genuss sind und eine Befriedigung für den Körper, sollten die Zutaten ihren echten Geschmack aufweisen.

Bereits im Mutterleib nimmt der kleine Organismus des ungeborenen Kindes den Geschmack der Nahrung, die die Mutter gegessen hat, über das Fruchtwasser auf und merkt ihn sich. Er verbindet den Geschmack mit den Nährstoffen, die über die Nabelschnur in seinen Organismus gelangen, und speichert die Information ab. Dieser Prozess setzt sich während des Stillens und in den ersten Lebensjahren fort, so dass der Körper ein Leben lang weiß, welche Nahrungsmittel er über den Appetit anfordern muss, um die darin enthaltenen Stoffe zu erhalten, die er gerade benötigt.

Wenn der Gaumen und die Zunge nicht darin geübt sind, die Nuancen von echten Gewürzen zu differenzieren oder gute von schlechter Butter zu unterscheiden, dann wird man an sehr einfachen Speisen wie etwa Hirse mit viel Butter, gewürzt mit Salz, Kümmel, Kardamom, Koriander und Kurkuma, zum Frühstück vielleicht keine Freude haben und wahrscheinlich auch nicht einsehen, warum man für Gewürze im Bioladen ein Mehrfaches von dem zahlt, was sie im Supermarkt kosten. Hat man sich jedoch einmal dafür entschieden, die bessere Qualität zu kaufen, und ist man auf den Geschmack gekommen, wird man schnell feststellen, dass sich vieles andere erübrigt, für das man bisher Geld ausgegeben hat.

Gelüste auf Kartoffelchips sind nichts anderes als Appetit auf Fett, Salz und knusprige Stärke. Ich bin mir ziemlich sicher, dass Ihnen ein paar Oliven oder ein paar Scheiben echter Parmesankäse mit knusprigem Brot und Butter genauso gut schmecken. Damit tun Sie sich etwas Gutes und machen vielleicht die Erfahrung, dass Sie nach einer nicht allzu großen Menge völlig zufrieden sind, was bei Kartoffelchips eher nicht der Fall ist. Probieren Sie es aus. Hinter den Gelüsten auf bestimmte gewohnte denaturierte Produkte steckt immer ein durchaus normaler, sinnvoller Appetit auf ein Geschmackserlebnis oder auf bestimmte Stoffe, die in natürlichen Nahrungsmitteln zu finden sind und die der Körper haben will, weil er sie braucht. Es lohnt sich herauszufinden, welche das für Sie sind. Denn wenn man schließlich auf das Appetit hat, was für den Körper gut ist, dann kann man jederzeit essen, was man will. Es gibt keine Einschränkungen mehr, höchstens mal die eine oder andere Ausnahme – und die gehört zu einer entspannten Ernährungsweise genauso dazu wie ein ansonsten hoher Qualitätsanspruch.

13 Die kleine Praxis der Bekömmlichkeit

In diesem Kapitel fasse ich verschiedene Möglichkeiten zusammen, wie die Mitte bei der Nahrungsverwertung unterstützt werden kann. Dadurch kommen wir automatisch zu mehreren Punkten, die sich bei Figurproblemen oder wenn man seine gute Figur erhalten möchte, sehr günstig auswirken. Wenn Sie ein Fan von Brotmahlzeiten sind, finden Sie hier auch einige Anregungen, wie man sie einigermaßen bekömmlich machen kann.

Der Stoffwechsel muss die Nahrungsstoffe identifizieren können. Darum verwenden wir am besten frische Zutaten, die so wenig wie möglich verarbeitet sind. Je weniger Verarbeitungsschritte, umso mehr Qi. Das gilt übrigens auch für Fertigprodukte aus dem Bioladen. Ein Stück Fleisch liefert beispielsweise spürbar mehr Kraft als ein Paar Würstchen. Mehr dazu finden Sie in Kapitel 22.

Hunger allein ist kein guter Ratgeber, denn er ist nicht wählerisch genug. Darum ist es ratsam, mit dem Kochen zu beginnen, bevor der Hunger übermächtig wird. Sonst sitzt man am Ende ja doch wieder mit einer Brotmahlzeit da. Der Appetit ist ein ausgezeichneter Ratgeber, solange man noch nicht hungrig ist. Wenn man am Vortag oder mehrere Stunden vor der Essenszeit überlegt, worauf man Lust hätte, gibt man dem Körper die Chance, ein Wörtchen mitzureden. Denn auf der Basis von Punkt eins sorgt ein gut erhaltener Appetit dafür, dass wir das essen, was der Körper gerade braucht. Wenn Ihr Appetit deutlich anzeigt, ob heute ein Fleisch-Tag – die vegetarische Variante ist ein Hülsenfrüchte-Tag – oder ein Gemüse-Getreide-Tag ist, dann haben Sie bereits eine wichtige Grundlage. Ihr Appetit sollte auch unterscheiden können, ob das Essen eher leicht oder deftig sein soll, ob Salat angesagt wäre oder ob vor allem die Gefühle angesprochen werden sollen. Dann verlangt er nach einem Gericht, das man vielleicht aus der Kindheit kennt oder das an eine schöne Urlaubsreise erinnert.

Am besten schulen Sie sich darin, ihn als Ratgeber ernst zu nehmen, indem Sie ihn einfach beobachten und speziell im Auge behalten, wie er auf Witterungsveränderungen reagiert. Wenn der Sommer früh zu Ende geht, sagt er mir zum Beispiel, dass nun die Zeit für Fleischbrühe gekommen ist. Und sobald es draußen wieder wärmer wird, verbrauche ich die Tomaten, die während der kühleren Periode liegengeblieben sind. Wenn sich der Hunger und der gesunde Appetit regelmäßig zur rechten Zeit melden und auch das Sättigungsgefühl gut funktioniert, dann zeigt dies einen guten Zustand des Qi der Mitte an. Dann isst man das, worauf man Lust hat, in der Menge, die der Körper braucht und gut verwerten kann.

Die Nahrung sollte die Yin- und Yang-Wurzel ausgewogen nähren. Darum kombinieren wir erfrischende, saftige Gemüse wie Rote Bete, Salat und Obst für die Yin-Wurzel mit erwärmenden Zutaten wie Gewürzen und Kräutern für die Yang-Wurzel. In der Mitte tummeln sich die mildsüßen, sättigenden Nahrungsmittel, die zum Erdelement gehören. Die gehaltvollsten sind Getreide, Hülsenfrüchte, Nüsse, Öl, Butter, Eier, Fleisch und Fisch – wobei Fleisch etwas mehr Wärme bringt als Hülsenfrüchte und Getreide.

Wir sollten die Verdauungskraft nicht überlasten. Dazu tragen schon die Punkte eins und zwei bei. Das Wichtigste in diesem Zusammenhang ist das Kochen. Das chinesische Schriftzeichen für »kochen« bedeutet »verwertbar und bekömmlich machen«. Ein gekochtes Essen ist immer bekömmlicher als eine Brotmahlzeit oder ein Salatteller. Durch das Erhitzen werden die Zutaten optimal aufgeschlossen. Mehr dazu finden Sie in den Kapiteln 25 und 26.

Richtiges Kochen mit frischen Zutaten ist kein Luxus, sondern eine Notwendigkeit. Dennoch wird es für immer mehr Menschen zu einem seltenen Sonntagsvergnügen. Ich kann das gut verstehen. Obwohl ich sehr gerne koche, sehe ich auch den Zeitfaktor. Wie sehr habe ich es bei meinen Aufenthalten in der Großstadt Chengdu in China genossen, überhaupt nicht kochen zu müssen. Und dennoch dreimal am Tag bestes Essen aus frischen Zutaten zu verzehren – in den Garküchen am Straßenrand. Leider bieten die Imbissstuben und Schnellrestaurants bei uns in der Regel keine genießbare Qualität an. Meinen Kolleginnen, die in China waren, ging es genauso: Zu jeder Mahlzeit gehaltvolle, aromatische gekochte Speisen, kein Brot und keine Milchprodukte – und bei unserer Rückkehr hatten wir alle ein straffes Körpergewebe und die schönste Figur, die wir uns jemals erträumt hatten. Probieren Sie es aus – kochen Sie! Falls es nicht klappt, können Sie ja immer noch nach China reisen. Aber allein um sich die weite Reise zu ersparen wäre es einen Versuch wert.

Im Küchenalltag ist es ganz wichtig, auf Vorrat zu kochen. Sonst wird der Aufwand zu groß, wenn die meisten Mahlzeiten einen gekochten, bekömmlichen Anteil enthalten sollen. Zum Beispiel kann Gemüse, das man mit Öl statt mit Butter oder Sahne zubereitet, sehr gut am Abend gekocht und am nächsten Tag kalt oder lauwarm zu einer Brotmahlzeit gegessen werden. Wenn man abnehmen und auf Brot nicht verzichten möchte, bietet Gemüse den Vorteil, dass es den Magen füllt. Man wird schnell satt, ohne allzu viel Gehaltvolles wie Brot, Butter, Käse oder Wurst verzehren zu müssen. Und außerdem sind Rote Bete mit kleinen Stücken von der Birne und dazu ein guter roher Schinken mit einer getoasteten Scheibe Brot ein köstliches Essen.

Man gibt einfach etwas Öl, immer auch Zitronensaft und nach Belieben frische Kräuter an ein gekochtes Gemüse, und schon hat man einen Salat. Sehr günstig dafür sind alle Wurzelgemüse wie Pastinaken, Karotten, Sellerie und Kartoffeln. Man kann sie auch gut mitnehmen für unterwegs, und sie lassen sich wunderbar mit Getreide kombinieren. Wenn Sie sich in der italienischen Antipasti-Küche umschauen, werden Sie feststellen, dass sich jedes gekochte Gemüse dazu eignet, kalt gegessen zu werden: gebratener Radicchio mit Parmesan, Chicorée mit rotem Pfeffer, Spinat mit Knoblauch, gebratene Auberginen und Fenchel.

Auf die Komponenten der drei Hauptmahlzeiten kommen wir zu Beginn des zweiten Buchteils zu sprechen. Mehr zum Thema »Kochen« finden Sie in Kapitel 26.

 Bitterstoffe leiten Feuchtigkeit aus und unterstützen die Fettverdauung. Rund 200 unterschiedliche Bitter-Geschmacksknospen im Mund sind bisher identifiziert worden, die den Menschen vor Pflanzengiften warnen. Erwachsene kommen in der Regel damit gut zurecht, aber Kinder sind empfindlicher, und man sollte ihnen darum weder Spargel oder Basilikum noch andere Gemüse oder Kräuter mit Bitterstoffen aufdrängen. Ich vermute, dass es an ihrem Giftpotenzial liegt, weshalb diese Pflanzen die Ausleitung der Nahrungsabfälle im Körper beschleunigen. Das machen wir uns in der Chinesischen Kräutertherapie und in der Ernährung zunutze, um den Körper von Feuchtigkeit und Schleim – also von Schlacken, die Übergewicht zugrunde liegen – zu befreien. Aber Sie sollten sich nicht dazu zwingen, Bittersalate zu essen, wenn Sie sie nicht mögen. Denn wie gut der Körper diese Pflanzengifte verträgt, ist genetisch bedingt, und eine Abneigung ist ein ernstzunehmender Hinweis.

Neben Oregano, Thymian und Rosmarin möchte ich *Majoran* ganz besonders hervorheben. Seine entblähende und krampflösende Wirkung auf den Verdauungstrakt nutzen wir bei deftigen Speisen wie Bratkartoffeln, zumal Majoran auch die Fettverdauung unterstützt. Rote und grüne Blattsalate wie Radicchio, Rucola und Chicorée eignen sich sehr gut dafür, als Küchenkraut verwendet zu werden, und sie sind sehr ergiebig. Dazu schneidet man sie klein und gibt sie wie andere frische Kräuter einfach übers Essen. Belegte Brote etwa mit Schinken in Kombination mit Frühlingszwiebeln und Petersilie werden durch solche Salatblätter knackig und etwas bekömmlicher.

14 Qi in lebendiger Nahrung – sehen, riechen, schmecken!

Damit Sie bei den frischen Zutaten für die warme und kalte Küche eine gute Wahl treffen können, kommen wir jetzt zu der Frage, woran man eigentlich erkennt, in welchen Nahrungsmitteln das meiste Qi steckt. Die Lebendigkeit der Nahrung hängt davon ab, wie eine Pflanze oder ein Tier gelebt hat. Entscheidend sind die Züchtung, das Saatgut, der Boden und ganz besonders der Einfluss des Lichtes an der frischen Luft. Grundsätzlich kann man sagen, dass eine langsam gewachsene Karotte aus dem Freiland ein breiteres Spektrum von Aromen hat und somit auch mehr Qi als eine Karotte aus dem Treibhaus. Mit der Photonen-Analyse kann der Physiker Fritz-Albert Popp messen, wie viel Licht zum Beispiel eine Pflanze oder ein Ei gespeichert hat. Daran kann er erkennen, ob Eier aus Freiland- oder Käfighaltung stammen.

Der Reifegrad spielt vor allem bei Obst eine große Rolle. Wie reif eine Frucht ist, erkennt man natürlich an ihrer Farbe. Ausschlaggebend für die Frage, wie viel dynamisches Qi sie gespeichert hat, sind jedoch der Geschmack und der Duft. Der ganze Fächer an Aromen entfaltet sich erst auf der letzten Entwicklungsstufe. Wenn eine Frucht den Höhepunkt ihrer Reife erreicht hat, dann hat sie auch am meisten Qi. Das gilt für alle Gemüse- und Obstsorten. Kräuter haben in der Regel ihr vollstes Aroma kurz vor der Blüte, dann werden Oregano, Thymian und Rosmarin geerntet.

Aus Gründen der Haltbarkeit und wegen der langen Transportwege wird Obst – selbst wenn es aus der Region stammt – oft lange vor seiner Reife geerntet und dann unter künstlichen Bedingungen nachgereift. Dann ist es geschmacksarm und oft zu hart. Diese Früchte sind wirklich eine Belastung für die Verdauungskraft – es kann zu Durchfall kommen –, denn Unreifes wirkt abkühlend, und das umso mehr, wenn es auch noch roh gegessen wird. Viel mehr Aromen als in Obst stecken ohnehin in dunkelgrünen und roten Blattsalaten – besonders in den bitteren wie Radicchio und Rucola – und in frischen Kräutern.

Voll ausgereifte Pflanzenkost findet man am ehesten auf den Märkten und in Bioläden, vor allem wenn sie ihre Ware aus dem Umland beziehen. Falls dieses Gemüse und Obst nicht ganz so ebenmäßig aussieht wie im Supermarkt, ist das häufig ein gutes Zeichen dafür, dass die Aufzucht im Freiland stattfand.

Alte Gemüse- und Obstsorten haben ein sehr facettenreiches Aroma. Das heißt, sie haben ein breites Wirkungsspektrum, sie haben Dynamik und viel Qi. Qi baut nicht nur auf, es zersetzt auch. Je schneller eine Frucht verdirbt, umso reifer war sie und umso mehr Qi hatte sie – im Gegensatz zu überzüchteten Tomaten, die man monatelang liegenlassen kann, ohne dass sie sich verändern, ein deutliches Zeichen für ihre »Leblosigkeit«.

Es gibt noch etwa 600 alte Tomatensorten, die jedoch kaum in Läden zu finden sind. Wegen der einfachen Zubereitung hat die Tomate heute leider den grünen Blattsalat, der einiges mehr an

Vitalstoffen zu bieten hat, aus vielen Küchen vertrieben. Je weniger Aroma sie hat, umso abkühlender wirkt sie auf die Mitte und den ganzen Organismus. Man schneidet sie am besten in sehr kleine Stücke und serviert sie mit reichlich Petersilie oder frischem Korianderkraut und Zwiebeln, etwas Chili oder frisch gemahlenem Pfeffer, um einen Ausgleich zu schaffen. Im Hochsommer nutzt man sie roh oder besser als saftige Ergänzung in gekochten Getreidegerichten, um Säfte aufzubauen. Das restliche Jahr über gibt es bessere und bekömmlichere Alternativen.

Wenn Früchte klein ausfallen, kann dies auf eine – vielleicht sehr alte – Sorte hinweisen, die noch nicht so stark überzüchtet ist. Solche Kirschen beispielsweise haben ein umwerfendes, vielfältiges Aroma. Dann darf man auch mit der erhofften Wirkung rechnen: Kirschen dienen dem Blutaufbau des Herzens. »Jumbokirschen« dagegen, die heute oft angeboten werden, sind einfach nur süß.

Auberginen schmecken ab etwa Ende Juli leicht adstringierend (zusammenziehend) und bitter. Dann entfalten sie ihre besonderen Qualitäten. Sie leiten Feuchtigkeit, also Schlacken, aus und dienen damit der guten Figur. Schwarzer Rettich wird ab Oktober bis ins Frühjahr hinein in türkischen Lebensmittelgeschäften angeboten. Seine Schärfe ist zum Glück erhalten geblieben – im Gegensatz zu weißem Rettich und Radieschen, deren scharfes Aroma durch Überzüchtung auf der Strecke geblieben ist.

Eisbergsalat ist der Lieblingssalat der Deutschen. Dennoch habe ich ihn aus meiner Nahrungsmitteltabelle herausgenommen, weil er die Bezeichnung Nahrungsmittel nicht verdient – er würde höchstens unter die Getränke fallen. Sein Vitalstoffgehalt ist gleich null, man könnte ebensogut ein Glas Leitungswasser trinken.

Hochwertiges Fleisch erkennt man an seinem typischen Eigengeschmack, das Gleiche gilt für Eier und Butter. Bei Nahrungsmitteln, die vom Tier stammen, ist mir eine gute Qualität ganz besonders wichtig. Außerdem verdienen sie es, mit großem Respekt behandelt zu werden. Da keine vegetarische Alternative verfügbar ist, die die gleiche stärkende Qualität wie Fleisch bietet, ist es für den nährenden, kräftigenden Qi-Aufbau unersetzlich. Ich habe bei meiner Arbeit viele Frauen gesehen, die aus verschiedenen Gründen, die ich im Kapitel 28 erläutert habe, kaum Fleisch aßen – obwohl sie keine Abneigung dagegen haben – und die dadurch erschöpft waren. Darum rate ich dazu, die drei anderen stark eiweißhaltigen Nahrungsmittelgruppen, Hülsenfrüchte, Eier und Fisch, abwechselnd regelmäßig mehrmals pro Woche zu essen. Und immer auch kleine Mengen Fleisch, die nicht mehr als zwei Esslöffel voll ausmachen müssen – aber natürlich größer sein dürfen. Am wichtigsten ist dies ab Oktober bis ins Frühjahr hinein, um das Qi der Mitte und das Yang der Nieren zu stärken.

Die Fleischskandale der vergangenen Jahre haben gezeigt, womit man rechnen muss. Der Preis für ökologische Fleischprodukte ist unter anderem wegen der aufwendigeren Tierhaltung so hoch und vor allem, weil die gehandelte Menge so gering ist. Ihr Marktanteil beträgt zurzeit in Deutschland lächerliche 0,35 Prozent. Darum sind die Verarbeitungs- und Vertriebskosten relativ hoch und verteuern den Endpreis.

In Hamburg gibt es zum Beispiel mehrere Metzger, die ausgezeichnete Fleischprodukte anbieten. Sie haben zwar kein Bio-Siegel, aber sie versorgen seit Jahrzehnten einen Kundenstamm, der auf höchste Güte Wert legt und zu dem auch Köche der besten Restaurants zählen. In vielen Großstädten gibt es Einkaufsführer, in denen solche Adressen verzeichnet sind. Diese ehrbaren Kaufleute, die ihren Kunden beste Qualität anbieten, gibt es überall. Man muss auf die Jagd gehen und auskundschaften, wo man wirklich gute Beute machen kann.

Bei Gerichten, die Sie auf Vorrat gekocht haben, erkennen Sie am Duft, wie viel Qi das Gericht bereits verloren hat. Gekochter Reis duftet in kaltem Zustand noch bis zu zwei Tage lang, während er im Kühlschrank steht. Wenn er seinen Duft verliert, ist das meiste Qi verschwunden. Genauso ist es auch mit anderen gekochten Speisen, die Sie aufbewahren. Geben Sie darum beim Aufwärmen etwas Zitronensaft, frische Kräuter und Gewürze dazu, um sie wiederzubeleben. Im vorigen Kapitel bin ich ausführlicher darauf eingegangen, wie wichtig es ist, auf Vorrat zu kochen, wenn man seine Mitte stärken und darum häufig gekochte Anteile bei den Mahlzeiten haben möchte.

 Gemüse, Zwiebeln, Obst und Kräuter haben immer dann das meiste Qi und sie schmecken auch am besten, wenn sie ihre jeweilige Hochsaison haben. Dann isst man möglichst viel davon und lässt alles andere links liegen. Das gilt besonders für solche Nahrungsmittel, die eine kurze Erntezeit haben wie Erbsen. Die Natur hat es so eingerichtet, dass in der warmen Jahreszeit mehr mild schmeckende, saftige Pflanzkost für den Yin-Aufbau zur Verfügung steht. Gemüse, die erst spät im Jahr geerntet werden, wie Rosenkohl, der den Frost braucht, haben ein sehr starkes Aroma, das dem Yang-Aufbau dient. Auberginen schmecken wie bereits erwähnt ab Ende Juli leicht adstringierend (zusammenziehend) und bitter. Erst dann entfalten sie die ihnen nachgesagte Wirkung: Sie leiten Feuchtigkeit aus und kräftigen das Bindegewebe.

Der Winter ist die Jahreszeit der kräftigen Kohlsorten. Auch hier zeigt sich die Qualität etwa von Weißkohl an seinem vollen, süßen Geschmack. Wenn es kalt ist, muss man das Qi stärken und auf Trab bringen. Gönnen Sie sich herzhafte Gemüse hin und wieder mit kleinen Mengen Fleisch und verwenden Sie mehr wärmende Gewürze oder getrocknete Kräuter, wie es sich für typische Wintergerichte anbietet. Die Qi-aufbauende Wirkung von Rotkohl beispielsweise wird dadurch verstärkt, und außerdem kommt es dem Nieren-Yang zugute, wenn man reichlich Nelken, zerstoßene Wacholderbeeren und etwas Zimt verwendet. Mit rotem Traubensaft für die Saftigkeit ergibt dies ein köstliches Gericht, das obendrein für gute Laune sorgt. Die yangisierende Wirkung von kräftigen Fleisch- und Gemüsespeisen können Sie noch steigern, indem Sie Alkohol zum Kochen verwenden.

Sich am Angebot der Saison zu orientieren bringt zudem Abwechslung. So gibt es immer etwas, worauf man sich freuen kann: auf den Spargel im Frühsommer oder den Hokkaidokürbis im Herbst.

Auf diese Weise sorgt man das ganze Jahr über für das bestmögliche Aroma, das die Nahrungspalette zu bieten hat, und dadurch für die höchste Bekömmlichkeit der Speisen. Die Mitte dankt es uns, indem sie dem Körper reichlich Qi liefert. Ich kenne keine bessere Methode, mit der man seine Wohlfühlfigur erreichen könnte, die gleichzeitig so viel Genuss und tiefe innere Zufriedenheit beschert.

15 Komplexe Muster – Gewicht reduzieren oder halten

Unabhängige Studien über die Hintergründe von Gewichtsproblemen aus westlicher Sicht kommen – wie wir bereits gesehen haben – zu erstaunlichen Ergebnissen im Hinblick auf die Palette der Risikofaktoren. Ganz oben stehen die Erbanlage, emotionale Belastungen, Stress und der Fernsehkonsum. Im Rahmen der Ernährung sind es vor allem die Diäten – dazu gehören auch das Kalorienzählen, vermeintliche Light-Produkte und versteckte Dickmacher wie Glutamat oder das Aspartam in Süßstoff. Der landläufigen Meinung »Dicke essen zu viel oder zu fett und bewegen sich zu wenig« erteilen solche differenzierten Erkenntnisse der letzten Jahre eine klare Absage. Nicht umsonst geht es also in weiten Teilen dieses Buches um Themen wie Lebensführung, Hintergründe von Stress, Möglichkeiten der Entspannung und um verbreitete Ernährungsirrtümer.

Die Sicht der Chinesischen Medizin steht völlig im Einklang mit den Ergebnissen dieser Untersuchungen. Die auch durch Stress bedingte Leber-Qi-Stagnation beinhaltet bereits einige der oben genannten Faktoren. Ein weiteres Risiko für Übergewicht geht von »offiziellen« Ernährungsempfehlungen aus, die eine Schwäche der Milz, die für die Verwertung der Nahrung sorgt, begünstigen, weil sie Fett und tierisches Eiweiß verteufeln und abkühlende Rohkost sowie schleimbildende Milchprodukte hochhalten.

Schaut man sich die verschiedenen *Muster* der Funktionsstörungen an, die in der Chinesischen Medizin differenziert werden, um die Wurzel des Problems bei einer bestimmten Person zu erfassen, dann haben wir eine ganze Palette zur Auswahl, und es wird unter Umständen sehr komplex. Daher kann ein Schlankheitsratgeber, der »alle über einen Kamm schert«, ebenso wie ähnlich funktionierende Diäten gewiss nur wenigen Menschen zum Erfolg verhelfen. Den meisten würde er nichts nützen, und einigen würde er schaden – egal, ob er auf westlicher oder Chinesischer Medizin basiert.

Ich stelle Ihnen in diesem Kapitel die wichtigsten, wenn auch nicht alle Muster und die möglichen Ursachen dar, die bei Übergewicht zugrunde liegen können. Allerdings nicht mit der Absicht, dass Sie sich selbst eine Diagnose stellen – das ist aufgrund der Komplexität der Materie nicht möglich. Aber wir haben stattdessen einen einfachen »Ausschlusstest«. Anhand der Ursachen, die bei den einzelnen Mustern aufgeführt sind, können Sie jedoch die Auswirkungen konkreter »Ernährungsfehler« auf den Organismus erkennen.

Was die Ernährungsempfehlungen in diesem Buch angeht, so ist es mit ihnen zum Glück viel einfacher als mit den Mustern. Sobald man »Hitzezeichen« ausgeschlossen hat – es liegt also weder eine Yang-Fülle noch eine Leere-Hitze vor –, bleiben zwei Gleise übrig, die an vielen Stellen parallel laufen und sich praktisch nur aufgrund der unterschiedlichen Bewertung der kalten und warmen oder heißen Nahrungsmittel voneinander entfernen.

Die im Folgenden dargestellten Muster können von Fall zu Fall harmloser oder schwerwiegender Natur sein. Wie stark die Symptomatik eines Musters bei Ihnen ausgeprägt ist, erkennen Sie daran, ob Sie unter vielen oder wenigen der aufgeführten Beschwerden leiden, und an ihrer Intensität. Auch diejenigen von Ihnen, die ihre Figur lediglich halten möchten, könnten sich hier und da in den Beschreibungen wiederfinden. Nutzen auch Sie bitte diese Darstellungen, um sich von Ihrem Befinden ein Bild zu machen. Dann haben Sie die Möglichkeit zu beobachten, wie etwa Ihre Verdauungsbeschwerden, die da so schön aufgelistet sind, sich bessern – das motiviert Sie und hält Sie bei der Stange.

Im Unterkapitel »ohne Hitzezeichen« werden vier Muster unterschieden. Die beiden ersten, *Milz-Qi-Mangel und Feuchtigkeit, stehen immer im Vordergrund, wenn man Übergewicht »ohne Hitzezeichen« hat.* Aber sie können von Mensch zu Mensch unterschiedlich stark ausgeprägt sein. Das dritte, der Milz-Yang-Mangel, ist eine Verschlimmerung des Milz-Qi-Mangels, er geht mit einer Kältesymptomatik einher. Das vierte, ebenfalls mit Kältesymptomen, ist der Nieren-Yang-Mangel, der sich häufig infolge eines Milz-Qi- oder Milz-Yang-Mangels entwickelt. Dem *Yang-Mangel von Milz und Niere* werden Sie im nächsten Abschnitt beim »Ausschlusstest« wieder begegnen. Denn wenn Sie darunter leiden, sind die Empfehlungen zwar die gleichen wie für alle Betroffenen »ohne Hitzezeichen«. Aber es gibt einen klitzekleinen Unterschied. Wenn Sie wirklich etwas bewegen möchten, dann lege ich Ihnen ans Herz: Seien Sie eine Zeitlang – vor allem ab Herbst bis ins Frühjahr – wirklich konsequent und verzichten Sie auf alles stark Abkühlende und außerdem auf stark Befeuchtendes! Dazu gehören meiner Erfahrung nach auch weißer Zucker und natürlich – wie könnte es anders sein? – alle Sauermilchprodukte, kaltes Obst und – so leid es mir für die Bayern tut – auch das Weizenbier. In der Tabelle »ohne Hitzezeichen« auf dem Poster sind demzufolge kalte Nahrungsmittel blau markiert und ebenso erfrischend-befeuchtende.

Im Unterkapitel »mit Hitzezeichen« unterscheiden wir nur zwei Muster, *chronische Feuchte Hitze* und *Magen-Schleimfeuer*, die ihrer Natur nach Gemeinsamkeiten aufweisen. Bei beiden ist Hitze vorhanden aufgrund von Ernährungs- oder Stressfaktoren und dazu eine Feuchtigkeit beziehungsweise Schleim aufgrund eines Milz-Qi-Mangels. Der wesentliche Unterschied zwischen beiden liegt im Ort des Geschehens: Die *Feuchte Hitze* kann sich entweder mehr in der Milz oder in Leber und Gallenblase entwickeln, und das *Schleimfeuer* spielt sich im Magen ab. In der Tabelle »mit Hitzezeichen« auf dem Poster sind demzufolge warme und heiße Nahrungsmittel rot markiert, und alles, was stark befeuchtet, ist eingeschränkt.

Psychische Faktoren und die Lebensführung können bei Übergewicht – wie Sie längst wissen – eine entscheidende Rolle spielen. Deshalb habe ich noch zwei weitere Muster angehängt, die bei Übergewicht »*ohne*« und »*mit Hitzezeichen*« hinzukommen können: die Leber-Qi-Stagnation und den Yin-Mangel beziehungsweise die Leere-Hitze. *Die Leber-Qi-Stagnation geht unter anderem mit Beschwerden im psychischen Bereich einher.* Ich habe sie aufgeführt, damit Sie nachvollziehen können, ob Sie davon betroffen sind, und bei Bedarf im Kapitel 8 nach Anregungen schauen können. *Bei den Ernährungsempfehlungen für beide Typen, »ohne« und »mit Hitzezeichen«, habe ich sie vorbeugend bereits berücksichtigt.* Es geht dabei auch um das im ganzen Buch stark betonte Thema *Bekömmlichkeit*, denn wir wollen eine mögliche Leber-Qi-Stagnation nicht noch zusätzlich durch eine Nahrungsstagnation fördern. Bei den Rezepten gibt es ebenfalls einige Vorschläge dazu, etwa mit schwarzem Rettich. In der pikanten »4-Gewürze-Mischung« ist es neben den scharf-warmen Gewürzen vor allem das bitter-kühlende Kurkuma, welches das Leber-Qi bewegt (mehr dazu am Ende von Kapitel 20).

Die *Schwäche der Yin-Wurzel*, bei der die Körpersäfte angegriffen werden und Schlafstörungen schon im frühen Stadium einer *Leere-Hitze* auftreten können, ist weit verbreitet bei Menschen, die unter anhaltendem Zeitdruck stehen, intellektuell stark beansprucht sind, viele Stunden täglich vor einem Bildschirm verbringen oder unter Sorgen und Ängsten leiden. Ob Sie davon betroffen sind, stellen Sie mit dem »Ausschlusstest« fest. Falls ja, werden Sie zu den Empfehlungen »mit Hitzezeichen« geführt.

Erhitzende Nahrungs- und Genussmittel müssen dann eingeschränkt oder vermieden werden. Sie sind in der entsprechenden
Tabelle auf dem Poster rot markiert.

Wenn das eine oder andere Muster bei Ihnen stark ausgeprägt
sein sollte, kann es gut möglich sein, dass die Ernährung allein
nicht ausreicht, um eine deutliche Besserung der Beschwerden
und des Übergewichts zu erzielen. Dann rate ich Ihnen, therapeutische Maßnahmen der Chinesischen Medizin in Anspruch zu
nehmen, die zusätzlich zu einer Ernährungsumstellung den Ausschlag für den Erfolg geben können.

Zunächst wäre es in jedem Fall sinnvoll, die Empfehlungen
*wenigstens zwei Wochen lang oder besser noch über mehrere
Wochen so konsequent wie möglich* umzusetzen. Denn nur so
können Sie überhaupt einschätzen, ob sich Ihre Beschwerden
bessern und ob sich die Figur verändert. Der erste spürbare und
sichtbare Erfolg nach etwa zwei bis drei Wochen ist entscheidend für Ihre Motivation. Außerdem braucht es Zeit, bis sich
neue Gewohnheiten eingeschliffen haben und man über die damit verbundenen anfänglichen Umstände hinweg ist. Wenn Sie
die Flinte zu früh ins Korn werfen, haben Sie die Chance ver-
passt, für sich eine maßgeschneiderte Ernährungsweise zu entwickeln, die Ihnen ein Leben lang gute Dienste leisten kann.
Wie groß die Vorteile sind, wenn man sich langfristig an der 5-
Elemente-Ernährung orientiert, sehe ich seit zwei Jahrzehnten
in der Ernährungsberatung und vor allem bei meinen Ausbil-
dungsteilnehmern, die ich ein ganzes Jahr lang begleite. *Wenn
Ernährungsfehler die Hauptursache für Übergewicht und andere
Beschwerden sind, dann kann man mit positiven Veränderungen
der Ernährung auch am meisten bewirken.*

Bei meiner Arbeit begegne ich größtenteils gesundheitsbewussten
Menschen, von denen die meisten *Frauen* sind. Wenn sie unter
Übergewicht leiden, dann meistens »ohne Hitzezeichen«. In der

Mehrzahl der Fälle war es zu einer stetigen, aber mäßigen Gewichtszunahme gekommen – aufgrund eines Milz-Qi-Mangels oder eines Yang-Mangels mit Feuchtigkeit durch »offiziell gesunde« Ernährung. Diese Frauen mit einem guten Bewusstsein für Nahrungsqualität nehmen mit der 5-Elemente-Ernährung in der Regel alle ab, und zwar langsam und stetig, so wie es sein soll. Ist das nicht der Fall, dann aus dem Grund, dass die Mitte etwa durch häufiges Diäthalten oder Diätprodukte stark geschwächt ist. Eine andere Ursache könnte eine Leber-Qi-Stagnation sein, die die Nahrungsverwertung behindert.

Wenn sich jedoch die Muster häufen, verschiedene Krankheitszeichen auftreten und gröbere Ernährungsfehler den Ausschlag gegeben haben, dann kann dies auch an einer sehr einseitigen oder missverstandenen »gesunden« Ernährung mit deutlich zu wenig Fett und Eiweiß oder zu viel Rohkost liegen. Ansonsten ist es die schlechte Nahrungsqualität, die zu komplexen oder krankhaften Funktionsstörungen führt, oft verknüpft mit einer Stressbelastung. Dann schafft die 5-Elemente-Ernährung immerhin die Grundlage dafür, dass die Organe bestmöglich gestärkt werden können. Vor allem Verdauungsbeschwerden werden dadurch besser und ebenso das allgemeine Wohlbefinden.

Männer werden sich häufiger bei den »Hitzezeichen« wiederfinden als Frauen. Sie haben von Natur aus mehr Yang, und die Ernährung gehört bei vielen nicht unbedingt zu ihren wichtigen Lebensthemen. Ihr Vorteil ist der kritische Verstand, der »gesunden« Ernährungstrends ebenso wie Diätversprechen nicht so schnell auf den Leim geht. Wenn sich Männer mit ihrem inneren weiblichen Part, dem Bauchgefühl und der Fürsorge für sich selbst, verbinden oder mit den Bedürfnissen ihrer gesundheitsbewussten und genussorientierten »besseren Hälfte«, befruchten Yin und Yang sich gegenseitig. Dann könnten eine hochwertige, bekömmliche Ernährung und ein zuverlässiger, wegweisender Appetit einiges abwenden, was sich sonst durch Feuchtigkeit, Schleim und Hitze störend zusammenklumpen würde.

Ausschlusstest und Frühstückstest

Wichtiger Hinweis:

Benutzen Sie bitte den folgenden einfachen »Ausschlusstest« –
damit Sie sich in Kapitel 19 für einen der beiden Ernährungspläne
und beim Nahrungsmittelposter für die entsprechende Seite
»ohne« oder »mit Hitzezeichen« entscheiden können.
Führen Sie bitte auch den »Frühstückstest« durch, um herauszufinden, ob Sie entweder mehr Energie aus den Hauptnährstoffen
Fett und Eiweiß oder aus komplexen Kohlenhydraten wie Getreide
gewinnen.

Ausschlusstest: Bin ich hitzig oder etwas kühl?

Bei diesem schnellen Test handelt es sich um ein Ausschlussverfah-
ren, und das ist recht einfach. Das Ergebnis in der **linken** Spalte
zeigt an, ob Sie **Hitzezeichen** (Yang-Fülle, Leere-Hitze) oder Anzeichen für einen **Yin-Mangel** haben. Selbst wenn Sie nur gelegentlich
von der einen oder anderen der Beschwerden betroffen sind – vor
allem Schlafstörungen, Sodbrennen, Magenbrennen und Übelkeit bei
fetten Speisen –, dann sind die Ernährungsempfehlungen »mit Hitzezeichen« die richtigen für Sie. Sobald Sie zu dem Schluss gekommen
sind, dass Sie Hitzezeichen haben, sind Sie mit dem Test durch und
können zu Kapitel 18 sowie 19 und zu den Empfehlungen »mit Hitzezeichen« auf dem Nahrungsmittelposter weitergehen.

Sollten auf Sie jedoch **keine Hitzezeichen** zutreffen, dann ist bereits klar, dass für Sie die Empfehlungen »ohne Hitzezeichen« in
Kapitel 19 und auf dem Nahrungsmittelposter gelten. Dennoch bitte
ich Sie, noch einen zweiten Durchgang in der **rechten** Spalte zu
machen. Das Thema ist da nicht sehr appetitlich, aber besonders
das Stuhlverhalten ist nun mal ein eindeutiges Kriterium für den
Zustand der Milz und kann deutliche Hinweise auf mögliche **Kältezeichen** (Yang-Mangel) geben.

Darum geht es nun. Selbst wenn Sie nur gelegentlich unter nächtlichem Wasserlassen leiden, Durchfälle haben oder mehrmals täglich
Stuhlgang ohne starken Geruch, dann möchte ich Ihnen dringend
dazu raten, die Empfehlungen im Ernährungsplan und auf dem
Nahrungsmittelposter »ohne Hitzezeichen« über einen längeren
Zeitraum *sehr konsequent* zu beherzigen. Es ist sehr gut möglich,
dass Sie bereits nach kurzer Zeit mehr Vitalität und mehr Wärme
verspüren. Bis allerdings nächtliches Wasserlassen oder Durchfälle
verschwunden sind, kann je nach Schweregrad einige Zeit vergehen.

Lassen Sie sich bitte nicht verwirren, wenn Sie sich schon bei den
Hitzezeichen wiedergefunden haben **und** nun ebenfalls bei den
Kältezeichen. Gehen Sie trotzdem weiter zu den Empfehlungen
»mit Hitzezeichen«. So sind Sie, was die Ernährung angeht, auf
der sicheren Seite. Ich rate Ihnen außerdem, sich konsequent an
die »Praktischen Hinweise für alle – ohne & mit Hitzezeichen«
(in Kapitel 19) zu halten. Die Kombination von Beschwerden aus
beiden Spalten zeigt eine Schwäche von mehreren Organfunktionen an, die auf der Basis der entsprechenden Ernährung am besten mit Hilfe von therapeutischen Maßnahmen der Chinesischen
Medizin behandelt wird.

Wenn Sie unter Übergewicht leiden und tatsächlich weder in der
linken noch in der rechten Spalte fündig geworden sind, dann können Sie davon ausgehen, dass Sie einen einfachen **Milz–Qi–Mangel
mit Feuchtigkeit** haben. Das heißt, die Verdauungskraft ist geschwächt, und bei den Empfehlungen »ohne Hitzezeichen« stehen
Ihnen alle Möglichkeiten offen.
Unter den Zeichen in der linken Spalte sind übrigens einige typisch
für **Wechseljahrsbeschwerden**. Sind Sie davon betroffen, dann ist
der Ernährungsplan »mit Hitzezeichen« für Sie genau richtig.

Falls Sie im Zweifel sind, welche Spalte für Sie am ehesten zutrifft, dann entscheiden Sie sich bitte für die Empfehlungen »mit Hitzezeichen«. Hin und wieder unter Schlafstörungen, Sodbrennen, Magenbrennen oder Übelkeit bei fetten Speisen zu leiden würde bereits für diese Entscheidung ausreichen. Denn im Ernährungsplan und im Nahrungsmittelposter »ohne Hitzezeichen« gelten alle warmen Nahrungsmittel und in kleineren Mengen auch heiße als empfehlenswert. Die oben genannten Beschwerden würden sich dadurch verschlimmern. Demgegenüber sind die Empfehlungen »mit Hitzezeichen« immer noch ausgewogen genug und nicht etwa zu abkühlend, um das Qi der Mitte zu stärken, Feuchtigkeit auszuleiten und dadurch eine Gewichtsreduktion zu fördern.

Ausschlusstest

Gewicht reduzieren oder halten – mit Hitzezeichen	Gewicht reduzieren oder halten – ohne Hitzezeichen
Yang-Fülle/Leere-Hitze/ Yin-Mangel/Feuchte Hitze	**Milz-Yang-Mangel/ Nieren-Yang-Mangel**
• Schlafstörungen: nachts oder morgens zu früh aufwachen • Nachtschweiß • heiße Füße in der Nacht • Sodbrennen • brennender Magenschmerz • saures Aufstoßen • Heißhungerattacken • großer Durst und Verlangen nach kalten Getränken • Abneigung gegen Fett oder Übelkeit bei fetten Speisen • Druckgefühl im Brustkorb, unter den Rippen oder im Bauch • Übergewicht am Rumpf, vorgewölbter Bauch	• mehrmals täglich geruchsarmer Stuhlgang • chronische Durchfälle oder starke Blähungen auf Obst, Rohkost, Fruchtsäfte oder Milchprodukte • nächtliches Wasserlassen, häufiges Wasserlassen • Rückensteifigkeit nach dem Aufstehen, bessert sich durch Bewegung • Kälteempfindlichkeit, kalte Füße und Beine, kalter Po und Rücken • häufig kalter Bauch • geschwollene Füße und Beine • Erschöpfung, starker Antriebsmangel • starkes Bedürfnis nach anregenden Getränken wie Kaffee und Cola

Frühstückstest: Bin ich ein Fett-Eiweiß- oder ein Kohlenhydrat-Typ?

In Kapitel 33 habe ich ausführlich die Hintergründe beschrieben, warum manche Menschen lange satt bleiben, wenn sie komplexe Kohlenhydrate in Form von Getreide und Wurzelgemüse mit viel Stärke essen, und zwar ohne nennenswerte Mengen an Fett und Eiweiß dazu. Ihr Stoffwechsel gewinnt aus Kohlenhydraten einfach mehr Energie. Andere wiederum bekommen nach weniger als zwei Stunden einen Bärenhunger, wenn sie am Morgen lediglich eine Schale Hirse mit Kompott vor sich hatten. Sie brauchen etwas Herzhaftes, vor allem mit ausreichend Fett, aber auch mit Eiweiß, wenn sie mehrere Stunden gesättigt sein wollen.

Für das Wohlbefinden und auch für den Erfolg einer Gewichtsreduktion ist es von großer Bedeutung, dass man in dieser Beziehung nicht in die Irre geht, indem man ausgerechnet das isst, woraus der Stoffwechsel am wenigsten Energie gewinnt. Dann wäre man nie richtig satt und müsste ständig essen. Daher bitte ich Sie, den folgenden »Frühstückstest« durchzuführen. Anschließend brauchen Sie auch nie wieder hinzuhören, wenn es in endlosen Diskussionen um »böses« Fett und »gute« Kohlenhydrate geht – oder umgekehrt.

Frühstückstest

Essen Sie am besten an zwei Tagen hintereinander *am Morgen* eine Schale gekochtes Getreide, Hirse oder Reis mit gedünstetem Obst – wenn Sie mögen, mit Ahornsirup, Honig oder Trockenfrüchten. Vermeiden Sie jedoch fetthaltige Zutaten wie Nüsse oder Sahne. Wenn Sie ein **Kohlenhydrat-Typ** sind, dann werden Sie erst nach drei bis vier Stunden wieder hungrig sein. Wunderbar, die Stärke hält bei Ihnen lange vor und liefert ausreichend Energie. Wenn Sie aber ein **Fett-Eiweiß-Typ** sind, dann haben Sie nach etwa eineinhalb Stunden schlagartig Heißhunger auf etwas Deftiges.

Jetzt wissen Sie, woran Sie sind. Ihr Körper gewinnt entweder aus den beiden Hauptnährstoffen Fett und Eiweiß oder aus komplex aufgebauten Kohlenhydraten die meiste Energie. Falls Sie keinen Unterschied bemerken und ein Gericht mit viel Rührei ebenso bekömmlich und sättigend finden wie ein mageres Hirsefrühstück mit Obst, ja dann haben Sie einen Turbostoffwechsel, der aus allen drei Hauptnährstoffen die höchstmögliche Energie gewinnt. Bitte lesen Sie bei Gelegenheit mehr darüber, wie gesagt in Kapitel 33.

Gewicht reduzieren oder halten –
ohne Hitzezeichen

Milz-Qi-Mangel – bei allen Gewichtsproblemen

Hinweise

In Kapitel 19 gibt es ausführliche Hinweise und Empfehlungen für den *Milz-Qi-Aufbau* unter »Praktische Hinweise für alle – ohne & mit Hitzezeichen«.
Milz-Qi-Mangel bedeutet, dass die *Verwertung der Nahrung geschwächt* ist.
Bei Übergewicht »ohne Hitzezeichen« stehen der Milz-Qi-Mangel und das nachfolgende Muster – *Feuchtigkeit* – immer im Vordergrund.
Aus einem *Milz-Qi-Mangel* kann ein *Milz-Yang-Mangel* werden, und es kann ein *Nieren-Yang-Mangel* dazukommen (siehe weiter unten).
Außerdem kann eine *Leber-Qi-Stagnation* die Umwandlung der Nahrung behindern (siehe gegen Ende dieses Kapitels).

Ursachen	Beschwerden/Symptome
Ernährung	**Verdauungsbeschwerden**
• fasten, hungern, nicht frühstücken	• Blähungen, Völlegefühl
• Diätprodukte, vor allem Formula-Diäten (Pulverform)	• weiche, breiige Stühle
• Industriekost, Fertigprodukte	• Appetitlosigkeit, häufig morgens
• zu wenig gekochte Mahlzeiten	• schlechte Verträglichkeit von Rohkost
• zu wenig Eiweiß und Fett	
• zu wenig Aromen im Essen	**Andere Beschwerden**
• zu viele kalte, schwer verdauliche Nahrungsmittel:	• Süßgelüste
- Rohkost, Obst, rohes Müsli	• Müdigkeit, vor allem nach dem Essen
- Sauermilchprodukte wie Joghurt	• kalte Hände und Füße
- weißer Zucker in Süßigkeiten und süßen Getränken	• schwache Gliedmaßen, Muskelschwäche
- eisgekühlte Speisen und Getränke	• schwaches Bindegewebe, Cellulitis
	• blaue Flecken schon bei leichtem Anstoßen
	• Konzentrationsschwäche
	Zungenzeichen
	• normale oder blasse Farbe,
	• Zahnabdrücke an den Rändern
	Psyche/Geist
	• zerstreut sein, grübeln, sich Sorgen machen, »nicht gut für sich sorgen können«

Gewicht reduzieren oder halten –
ohne Hitzezeichen

Feuchtigkeit – zusätzlich zu Milz-Qi-Mangel

Hinweise

Feuchtigkeit bedeutet, dass es im Gewebe zu *Wasseransammlungen* kommt. *Milz-Qi-Mangel* und *Feuchtigkeit* sind die beiden zugrundeliegenden Muster bei Übergewicht »ohne Hitzezeichen«.

Ursachen	Beschwerden/Symptome
Ernährung	• birnenförmiges Übergewicht mit geschwollenem Gewebe ab der Taille abwärts oder am ganzen Körper
• alles Schwerbekömmliche	
• alles sehr Süße: weißer Zucker, Honig, Limonade	• Wasseransammlungen
• alle Milchprodukte: Milch, Käse und Joghurt	• Cellulitis, Orangenhaut
• Brotmahlzeiten mit Käse oder Marmelade	• morgens geschwollenes Gesicht und Hände
• Industriekost, Emulgatoren, Süßstoffe und Geschmacksverstärker	• Schweregefühl, insbesondere schwere Gliedmaßen
• übermäßiges Trinken ohne Durst	• sehr wenig Durst
• kalte Getränke	**Zungenzeichen**
	• normale oder blasse Farbe, geschwollen, nass
	Psyche/Geist
	• geistige Müdigkeit, Niedergeschlagenheit

Milz- und Nieren-Yang-Mangel

Hinweise

Der *Milz-Yang-Mangel* ist eine Verschlimmerung des *Milz-Qi-Mangels*.
Er geht mit Kältezeichen einher.
Ein *Nieren-Yang-Mangel* kann die Folge eines *Milz-Qi-* oder
Milz-Yang-Mangels sein. Er geht ebenfalls mit Kälte einher.
Bei beiden Formen des Yang-Mangels kann man eine Besserung erzielen,
wenn man die *Ernährungsempfehlungen über einen längeren Zeitraum*,
vor allem in der kalten Jahreszeit, *konsequent* einhält.

Milz- und Nieren-Yang-Mangel	Milz-Yang-Mangel	Nieren-Yang-Mangel
Ursachen	**Beschwerden/Symptome**	**Beschwerden/Symptome**

Ernährung
 • die gleichen wie bei Milz-Qi-Mangel, vor allem:
   - weißer Zucker
   - Rohkost
   - zu wenig Eiweiß
   - zu wenig gekochte Mahlzeiten
   - eisgekühlte Getränke
 	
 Lebensstil
 • chronische Überanstrengung bei der Arbeit oder beim Sport
 • Bewegungsmangel
	• alle Beschwerden des Milz-Qi-Mangels verstärkt!
	 • mehrmals täglich Stuhlgang oder Durchfälle mit Nahrungsresten
	 • Durchfälle oder starke Blähungen auf Obst, Rohkost, Fruchtsäfte oder Milchprodukte
	 • krampfartige Blähungen, starkes Völlegefühl
	 • kalte Gliedmaßen, kalter Bauch, bessert sich durch Massage und Wärme
	 • starke Müdigkeit
	
	 Zungenzeichen
	 • blasse Farbe, geschwollen, sehr nass
		• nächtliches Wasserlassen, häufiges Wasserlassen, Harninkontinenz
		 • Rückensteifigkeit nach dem Aufstehen, bessert sich durch Bewegung
		 • Kälteempfindlichkeit, kalte Füße und Beine, kalter Po und Rücken
		 • geschwollene Füße und Beine
		 • Erschöpfung, Antriebsmangel
		 • schwache Libido
		 • starkes Bedürfnis nach anregenden Getränken wie Kaffee, Cola
		
		 Zungenzeichen
		 • blasse Farbe, nach oben geschwollen, sehr nass

Gewicht reduzieren oder halten – mit Hitzezeichen

Chronische Feuchte Hitze

Hinweise

Ursachen und Hitzefaktoren sind bei der chronischen Feuchten Hitze die gleichen wie bei dem folgenden Muster – Magen-Schleimfeuer. Bei einer chronischen Feuchten Hitze ist mehr die Milz oder Leber und Gallenblase betroffen.
Eine chronische Feuchte Hitze entwickelt sich auf der Basis eines *Milz-Qi-Mangels mit Feuchtigkeit* in Kombination mit den folgenden *Hitzefaktoren*:

- *Leber-Qi-Stagnation* aufgrund von emotionalen Problemen oder unbewältigtem Stress (siehe gegen Ende dieses Kapitels)
- *schweres, unbekömmliches* Essen
- zu viel *Alkohol*

Im Fall von Übergewicht besteht eine Neigung zu einer *apfelförmigen Figur* mit stark vorgewölbtem Bauch.

Ursachen	Beschwerden/Symptome
Ernährung	**Verdauungsbeschwerden**
• zu unbekömmlich: Industriekost	• Druckgefühl im Brustkorb, unter den Rippen oder im Bauch
• zu viel auf einmal, zu schnell essen	• Abneigung gegen Fett
• zu viel essen am Abend	• Übelkeit durch fette Speisen
• zu schwer essen: zu viel Fleisch, Eier	• Völlegefühl
• zu fett essen: zu viel Wurst, Käse	• Appetitlosigkeit
• zu viel Süßes	• bitterer Mundgeschmack
• zu viele scharfe Gewürze	• übelriechender, weicher Stuhl und Durchfälle
• zu viele Milchprodukte	• dunkler Urin
• zu viel Alkohol	• Brennen am Anus
	• Übergewicht, evtl. vorwiegend am Rumpf, mit vorgewölbtem Bauch
Ungünstige Kombinationen	
• fett & süß: Schokolade, Torte	**Zungenzeichen**
• fett & salzig: Wurst, gesalzene Nüsse, Kartoffelchips, Sahnesoße	• öliger gelber Belag
• süß & Alkohol: Cocktails, Likör, Pralinen	**Psyche/Geist**
• mit Käse Überbackenes, Pizza	• Bedrücktheit, Reizbarkeit

Magen-Schleimfeuer

Hinweise

Ein Magen-Schleimfeuer entsteht auf der Basis eines *Milz-Qi-Mangels* und einer *Feuchtigkeit*, die durch die folgenden *Hitzefaktoren* in heißen Schleim umgewandelt wird – es sind dieselben wie bei chronischer Feuchter Hitze:

- *Leber-Qi-Stagnation* aufgrund von emotionalen Problemen oder unbewältigtem Stress (siehe folgendes Unterkapitel)
- *schweres, unbekömmliches* Essen
- zu viel *Alkohol*

Im Fall von Übergewicht besteht eine Neigung zu einer *apfelförmigen Figur* mit stark vorgewölbtem Bauch.

Ursachen

Lebensstil
- chronischer Ärger, anhaltende Sorgen, Stressbelastung

Ernährung
- zu unbekömmlich: Industriekost
- zu viel auf einmal, zu schnell essen
- zu viel essen am Abend
- zu schwer essen: zu viel Fleisch, Eier
- zu fett essen: zu viel Wurst, Käse
- zu viel Süßes
- zu viele scharfe Gewürze
- zu viele Milchprodukte
- zu viel Alkohol

Ungünstige Kombinationen
- fett & süß: Schokolade, Torte
- fett & salzig: Wurst, gesalzene Nüsse, Kartoffelchips, Sahnesoße
- süß & Alkohol: Cocktails, Likör, Pralinen
- mit Käse Überbackenes, Pizza

Beschwerden/Symptome

- Sodbrennen
- saures Aufstoßen
- brennender Magenschmerz
- ständiger Hunger, Heißhungerattacken
- viel Durst und Verlangen nach kalten Getränken
- Schmerz und Blutung des Zahnfleischs
- Mundgeruch
- Übelkeit und Erbrechen nach dem Essen
- Verstopfung
- Engegefühl im Oberbauch
- Übergewicht, evtl. vorwiegend am Rumpf, mit vorgewölbtem Bauch

Zungenzeichen
- roter Zungenkörper mit dickem gelbem Belag

Psyche/Geist
- innerer Druck und Unruhe, emotionale Schwankungen, Reizbarkeit
- Ärger schlägt auf den Magen

Leber-Qi-Stagnation,
Yin-Mangel und Leere-Hitze

Leber-Qi-Stagnation

Hinweise

Bei einer Leber-Qi-Stagnation kommt es zu Blockaden im Verlauf des Leber-Meridians, die die Funktion bestimmter Organe beeinträchtigen können. Davon kann auch die Milz betroffen sein, *so dass* die *Umwandlung der Nahrung behindert* ist. Der *»Angriff der Leber«* wirkt sich umso stärker aus, je schwächer die Milz ist.

Eine Leber-Qi-Stagnation entsteht durch *anhaltende psychische Belastungen und Einengungen*. Das wie auch immer geartete ureigene Potenzial kann nicht angemessen zum Ausdruck kommen.

Ursachen	Beschwerden/Symptome
Die Ursachen sind emotionaler und psychisch-geistiger Natur. Sie können in der Kindheit liegen und mit mangelnder Wertschätzung zu tun haben. Auch aktuelle Lebenssituationen, die mit anhaltendem Ärger, Stress, Kummer oder Sorgen einhergehen, können zu einer Leber-Qi-Stagnation führen. Bei einer schwachen Milz kann es durch den »Angriff der Leber« zu massiven Verdauungsstörungen kommen. Dann ist es besonders wichtig, auf eine gute Bekömmlichkeit der Speisen zu achten.	**Leber-Qi-Stagnation** • schafskotartiger Stuhl mit Verstopfung • Spannungsgefühl im Unterbauch und an den Flanken • Kloßgefühl im Hals • bei Frauen vor der Periode: Brustspannen und Wassereinlagerung rund um die Taille **Psyche/Geist** • innere Anspannung, Ärger, Groll, Reizbarkeit, Frustration • Perfektionismus: »Ich muss mich sehr anstrengen« **»Leber attackiert die Milz«** • Appetitlosigkeit, Aufstoßen • starke Blähungen und Völlegefühl • Durchfall und Verstopfung im Wechsel

Yin-Mangel, Leere-Hitze und Schlafstörungen

Hinweise

Bei einem Yin-Mangel sind die *Körpersäfte reduziert*. Er kann sich je nach auslösenden Faktoren in verschiedenen Organen entwickeln. Anhaltende psychische Belastungen oder eine hektische Lebensführung führen zu einem *Yin-Mangel und einer Leere-Hitze des Herzens*. Das heißt, das Yang – der Geist – wird hyperaktiv, weil es vom Yin nicht mehr gehalten wird. Um den Geist zu beruhigen und für einen guten Schlaf müssen ausreichend Blut und Säfte im Herzen vorhanden sein.

Ursachen	Beschwerden/Symptome
Lebensstil	• Schlafstörungen:
• Zeitdruck, Hektik, immer auf dem Sprung sein	nachts oder morgens zu früh aufwachen
• Schlafmangel	• traumgestörter Schlaf
• übermäßige intellektuelle Anstrengung	• Nachtschweiß
• viel Arbeit am Bildschirm, viel Fernsehen	• heiße Füße in der Nacht
• psychische Belastung: Sorgen, Angst	• Hitzegefühl am Nachmittag
	• trotz Durst kein Verlangen nach Getränken
	• trockener Mund
Ernährung	**Zungenzeichen**
• viel Kaffee, schwarzer Tee	• Yin-Mangel:
• hungern, Diät halten	dünn, trocken, wenig Belag, Risse
• hastig essen unter Stress	• Leere-Hitze:
• spätabends essen	rot, rote Punkte, abhängig vom betroffenen Organ
• viel Alkohol	
	Psyche/Geist
	• innere Unruhe, Rastlosigkeit, ängstliche Unruhe, Vergesslichkeit

Die
5-Elemente-
Ernährung

Woher wissen wir eigentlich in der 5-Elemente-Ernährung, welche Wirkung die einzelnen Nahrungsmittel haben und wofür sie gut sind? Nachdem wir uns im ersten Teil des Buches bereits mit der hitzigen Yang-Wurzel und der besänftigenden Yin-Wurzel beschäftigt haben und es darum ging, durch »Machen« das Yang und durch »Lassen« das Yin zu stärken, muss es doch auch in der Ernährung etwas geben, das die beiden Wurzeln unterstützt. Wenn es gelingt, sich von Ernährungsirrtümern zu befreien und einfach auf den eigenen Bauch zu hören, dann zeigt sich, dass der Körper sogar danach verlangt. So banal es vielleicht klingen mag: Er verlangt normalerweise nach etwas Warmem, wenn es draußen kalt ist, damit die *Yang-Wurzel* gestärkt wird, und außerdem nach mehr Brennstoff in Form von Kalorien. Warm kann zum Beispiel heißes Wasser oder eine warme Suppe bedeuten. Wenn wir ihm das geben, dann spart die Mitte jede Menge Heizenergie. Das kostbare Qi, das sie nicht für das Aufwärmen von eiskaltem Wasser verwenden muss, können wir nun in eine optimale Verdauungstätigkeit und gleichzeitig in unsere Vitalität investieren.

Aber warm steht nicht nur für die Temperatur, sondern auch für die sogenannte *thermisch warme Wirkung* meinetwegen von einem Currygericht, das aufgrund seiner vielfältigen Aromen eine hohe Dynamik erzeugt. Natürlich gibt es auch das *thermisch erfrischende und kalte Nahrungsmittel* für die *Yin-Wurzel* und einen guten Schlaf, etwa Obst und Gemüse. Der einzige Haken an der Sache ist, dass man es nicht übertreiben darf. Nicht mit dem Warmen und dem Kalten, aber auch nicht mit dem Sauren, dem Bitteren, dem Süßen, Scharfen und Salzigen.

Damit wären wir bei dem zweiten Prinzip in der 5-Elemente-Ernährung, den *fünf Geschmacksrichtungen*, die immer ganz genau wissen, zu welchem Organ sie »reisen« wollen. Auf der hinteren Innenklappe des Buches finden Sie dazu eine Skizze und ein Zitat aus dem berühmten altchinesischen Klassiker, dem »Gelben Kaiser«. Während wir mit Hilfe der thermischen Wirkung gezielt unsere Yin- und Yang-Wurzel unterstützen, erkennen wir anhand der Geschmacksrichtungen, welcher Geschmack benötigt wird, um die einzelnen

Organe zu stärken: Wenn wir beispielsweise sehr scharf essen, müssen wir uns manchmal schneuzen, weil das Scharfe die Lunge im Metallelement öffnet, es bringt sie in Gang. In jedem anderen Element ist es genauso. Der Geschmack reist zunächst zu dem Organ in dem Element, zu dem er gehört.

Wenn wir unseren Körper also optimal versorgen möchten, dann könnte es gar nicht einfacher sein: *Man verwendet die fünf Geschmacksrichtungen, um alle Organe zu stärken, und man nutzt die thermische Wirkung für die beiden Wurzeln.* Danach verlangt der Körper, und er meint weder Süßstoff, wenn er »süß« sagt, noch meint er immer nur Rohkost, wenn er Körpersäfte aufbauen will. Inzwischen wissen Sie sicherlich, wonach er bei Süßgelüsten verlangt: Er möchte gehaltvolle, mildsüße Nahrung mit Fett, Eiweiß und komplexen Kohlenhydraten, vornehmlich aus Getreide. Und wenn er eine Erfrischung braucht, mag er am liebsten etwas Saftiges, das obendrein bekömmlich ist: kurz gedünstete Gemüse wie Spinat oder heißes Birnenkompott.

16 Die thermische Wirkung

Die Klassifizierung der Nahrungsmittel nach ihrer thermischen Wirkung hilft sehr dabei, sich auf dem weiten Feld der Nahrungsmittel zu orientieren. Es handelt sich hierbei um ein leicht nachvollziehbares und praktisches Modell. Wie wir bereits aus verschiedenen Blickwinkeln erörtert haben, geht es bei der Ernährung zunächst immer darum, die Mitte zu nähren sowie die Yin- und Yang-Wurzel bestmöglich in Balance zu halten. Denn eine schwache Mitte und einseitige Füllezustände oder Leere- beziehungsweise Mangelzustände von einer der beiden Wurzeln machen krank. Achten Sie einmal auf den Unterschied: Wie fühlt es sich an, wenn Sie ein Käsebrot gegessen haben, und wie geht es dem Bauch und Ihrem Wärmeempfinden nach einem Eintopf mit Fleisch und Gemüse?

Um ein feines Gespür dafür zu bekommen, was jetzt wohl gerade das Richtige wäre, ist es hilfreich zu wissen, welche Nahrungsmittel *wärmend auf die Yang-Wurzel* wirken, welche *erfrischend auf die Yin-Wurzel* und *welche ausgewogen nährend auf die Mitte wirken.* Wenn man darauf achtet, erwärmende und kühlende Zutaten mit den mildsüßen, nährenden in der Mitte geschickt zu kombinieren, wenn man also auf diese Weise für die thermische Ausgewogenheit der Speisen sorgt, können bereits die gröbsten Ernährungsfehler vermieden werden.

Nutzen Sie dafür das Nahrungsmittelposter, in dem Sie alle frischen Nahrungsmittel und ihre Zuordnungen finden. Damit können Sie sofort loslegen.

Das Qi der Mitte mit den Organen Milz und Magen wird durch thermisch ausgewogene, nährende, mildsüße Nahrungsmittel gestärkt. Bei den Mustern, die Übergewicht zugrunde liegen, ist immer ein Milz-Qi-Mangel vorhanden. Bei ernährungsbewussten Menschen haben ungünstige Ernährungsgewohnheiten – meist aufgrund von irgendwelchen Ernährungsirrtümern – im Laufe der Zeit zu dieser Schwäche geführt. Dies bedeutet, dass die Nahrung nicht optimal verwertet wird. Es sammeln sich Schlacken im Gewebe an in Form von Feuchtigkeit, Schleim oder Fett, und der Körper wird nicht gut genährt.

Wenn Sie unter Übergewicht leiden und bisher jedes Fettauge auf der Suppe gezählt haben, dann kann ich mir gut vorstellen, dass Ihnen der *Milz- und Magen-Qi-Aufbau* viel Freude bereiten wird! Denn mildsüß und besonders nährend sind alle gekochten Speisen, in denen die Hauptnährstoffe Fett, Eiweiß und komplexe Kohlenhydrate enthalten sind: Öl, Butter, Schmalz, Nüsse, Samen, Fleisch, Eier, Fisch, Hülsenfrüchte sowie Getreide – als Korn, Grieß und Flocken.

Diese Nahrungsmittel haben eine hohe Nährstoffdichte, sie liefern den Körperzellen viel Verbrennungsmaterial, also Kalorien. Darum brauchen wir nur relativ wenig davon – und das aber möglichst jeden Tag –, um satt zu werden, um die Mitte und alle

Organe zu stärken. Dann verschwinden Süßgelüste innerhalb von wenigen Tagen. Wenn man jedoch zu viel davon isst und obendrein in unbekömmlicher, minderwertiger Qualität, dann wird die Verdauungskraft von Milz und Magen überfordert. Dies kann Übergewicht mit Schleimfeuer oder chronischer Feuchter Hitze Vorschub leisten.

Die Empfehlungen, wenig Fett und Fleisch zu verzehren, die seit Jahrzehnten von der Deutschen Gesellschaft für Ernährung (DGE) propagiert werden, und stattdessen Milchprodukte, rohes Müsli und Vollkornbrot zu essen, haben meiner Erfahrung nach dazu beigetragen, dass viele gesundheitsbewusste Menschen unter Figurproblemen leiden und gleichzeitig mangelernährt sind. Darum habe ich den Hauptnährstoffen mehrere klärende Kapitel (27 bis 31) gewidmet, die hoffentlich den Effekt haben, dass Sie sich diese echten Sattmacher in Zukunft in guter, frischer Qualität wieder häufiger gönnen und dass Sie dafür weniger von den üblichen Dickmachern – Brot und Milchprodukte – brauchen werden.

 Die Yin-Wurzel wird durch saftige, erfrischende Pflanzenkost, Obst und Getränke aufgebaut, befeuchtet und beruhigt. Erinnern Sie sich? Guter Schlaf und innere Ruhe regenerieren die Körpersäfte, die wiederum die Haut und alle Organe befeuchten und kühlen. Dafür greifen wir zu Salat, frischen Kräutern und vollreifem Obst. Essen wir jedoch zu viel Kühlendes wie säuerliche, rohe oder sogar unreife Früchte, Tomaten, Salat und Sauermilchprodukte, dann schwächen wir damit das Verdauungsfeuer, das Qi der Milz. Das Gleiche gilt für ein Übermaß an Rohkost ganz allgemein. Alles Kalte und Rohe muss zuerst vom Magen angewärmt und angedaut werden, und das geht auf Kosten des Qi der Mitte. Kleine Mengen saure Sahne und Frischkäse sind zwar für den nährenden Yin-Aufbau empfehlenswert, aber bei Übergewicht nur in Maßen, weil sie zu sehr befeuchten.

Ideal sind dagegen kurz gedünstete saftige, erfrischende Gemüse wie Spinat, Mangold, Rettich, Sellerie und Brokkoli, um die Säfte zu nähren – ohne die Mitte zu schwächen. Birnen sind dafür ebenfalls besonders gut geeignet. Sie stehen fast das ganze Jahr über in guter Qualität zur Verfügung, sie löschen den Durst wie keine andere Frucht und belasten die Mitte weniger als saure Früchte. Frische Kräuter und bittere Blattsalate unterstützen die Verdauungskraft durch ihre Bitterstoffe und liefern Vitalstoffe, die der Entspannung zugutekommen.

In Obstsäften potenziert sich jedoch die abkühlende und befeuchtende Wirkung der Früchte um ein Vielfaches. Als Durstlöscher sind sie daher nicht empfehlenswert. Und schon gar nicht für Kinder, deren Mitte bis zur Pubertät umso empfindlicher ist, je jünger sie sind.

 Die übermäßige Zufuhr von kalten Getränken überlastet das Verdauungsfeuer und führt zu Feuchtigkeit. Das Qi der Milz wird geschwächt, und es können Wasseransammlungen entstehen, die Übergewicht begünstigen. Tatsächlich gibt es für den Alltag nur ein einziges empfehlenswertes Getränk, mit dem Sie Säfte aufbauen und den Durst löschen können, und das ist heißes Wasser. Alle anderen Getränke, egal ob Tee oder Saft, haben eine spezifische Wirkung auf den Organismus, mit der man sich jeweils auskennen sollte, wenn man sie regelmäßig zu sich nehmen möchte. Das betrifft vor allem Kräutertees. Die meisten Kräuter- und Früchtetees wirken außerdem thermisch abkühlend.

Das spürbare Wohlgefühl im Bauch ist einer der Hauptgründe dafür, dass *heißes Wasser* für ganze Völker in China und in anderen heißen Regionen Asiens das wichtigste Getränk ist. Am besten stellen Sie sich zu Hause oder bei der Arbeit eine Thermoskanne mit heißem Wasser bereit. Erleben Sie das warme Gefühl im Bauch, das natürlich der Mitte zugutekommt und nebenbei die Gewichtsreduktion sehr angenehm unterstützt.

Heißes Wasser könnte Ihnen womöglich auch dazu verhelfen, wieder ein normales Durstempfinden zu entwickeln, das viele von Ihnen vielleicht bereits seit Jahren eingebüßt haben. Ein möglicher Grund dafür ist die absurdeste aller Regeln vonseiten der Deutschen Gesellschaft für Ernährung (DGE) und der Weltgesundheitsorganisation (WHO), die uns völlig realitätsfremde Trinkmengen vorschreiben: Man soll nicht warten, bis man Durst hat, sondern immer schon vorbeugend nachgießen. Mit zu viel Trinken verstärken dickleibige Menschen jedoch Wasseransammlungen im Gewebe, weil sie die natürliche Regulation der Trinkmenge durch den Körper ignorieren und mehr Flüssigkeit zuführen, als er verkraften kann.

Bei einem Milz-Qi-Mangel mit Feuchtigkeit hat man kaum Durst, denn die Mitte ist ja bereits überfeuchtet. Viel besser als das erzwungene Trinken sind in diesem Fall kurz gekochte erfrischende Gemüsegerichte mit Rote Bete und Spinat oder Kompott, weil diese die ganze Palette an Begleitstoffen und Aromen enthalten, die für den Säfte-Aufbau benötigt werden.

Mehr dazu finden Sie in Kapitel 34 zum Thema Trinken. Darin geht es um die Gefahr der »Wasservergiftung« durch zu viel Trinken und um die Aktivitäten großer Nahrungsmittelkonzerne, die den Menschen in vielen Ländern das Leitungswasser abgraben, um ihnen gleichzeitig teures Flaschenwasser zu verkaufen.

Die Yang-Wurzel wird durch erwärmende, aromatische Nahrungsmittel dynamisiert. Die Intensität des Aromas entscheidet darüber, wie warm oder heiß ein Nahrungsmittel ist, wie viel Dynamik es hat. Chili und hochprozentiger Alkohol sind sehr viel heißer als Kümmel und Weißwein. Zwiebeln, Lauch, Knoblauch und Fenchelknollen sind wärmer als Karotten und Kohlrabi. Kürbiskernöl ist hocharomatisch und folglich wärmer als Sesamöl.

Das Fleisch von einem älteren Hammel oder Suppenhuhn schmeckt intensiver als das von einem jungen Lamm oder Hähnchen. Für eine schmackhafte Suppe nimmt man daher lieber ein Huhn, das seine beste Zeit bereits hinter sich hat. Getrocknete Küchenkräuter sind aromatischer als frische und darum wärmender. Eine langsam gewachsene Karotte hat mehr Geschmack als eine aus dem Treibhaus, und eine alte Kirschsorte hat ein vielfältigeres Aroma als Jumbokirschen. Am Aroma erkennt man auch das dynamische Qi in der Frucht, das ihre Bekömmlichkeit erhöht.

Fast alle Gewürze und die meisten Kräuter sind warm bis heiß. Sie verstärken deutlich spürbar die Dynamik der Verdauungskraft, sie erhöhen die Körperwärme, sie bewegen Qi und Blut. Was ist ein Essen ohne echte Gewürze? Es schmeckt langweilig und ist unbekömmlich! Wie gefährdet unser Stoffwechsel und die Appetitregulation im Gehirn durch künstliche Geschmacksverstärker und Aromastoffe ist, haben Sie bereits im ersten Teil des Buches gelesen. Noch mehr darüber finden Sie in Kapitel 22.

Die Mahlzeiten

 Wenn die Sonne im Osten aufsteigt, stärken wir unser Yang, wenn sie im Westen versinkt, nähren und befeuchten wir unser Yin – und wenn sie im Zenit steht, tun wir beides. Das ist doch logisch oder? Wenn wir morgens frühstücken, möchten wir natürlich nicht, dass uns danach die Augen wieder zufallen, weil unser Yang nicht »aufsteigt«. Nein, wir wollen in Gang kommen und den Tag nutzen. Also sollten wir die Mitte stärken, die den ganzen Körper mit Treibstoff versorgt – und der muss bis zum Mittagessen reichen. Dabei kann ganz schön viel schiefgehen, und Sie haben vielleicht sogar schon eine Idee, was das alles sein könnte.

Ein schöner Obstteller auf dem Frühstückstisch? »Fröstel, fröstel, mir wird kalt, ich gehe lieber wieder ins Bett!« – Saures Obst, Kiwi, Erdbeeren und dazu Orangensaft! »Wieso habe ich eigentlich immer am Vormittag einen Blähbauch?« – Rohes Müsli mit Milch? »Na, so was, jetzt hab ich ja schon wieder Durchfall!« – Erst ein leckeres Käsebrötchen und dann noch eins mit schöner Marmelade? »Die Waage muss kaputt sein, zwei Kilo mehr!« – Keine Zeit zu frühstücken, aber für eine Tasse Kaffee reicht's gerade noch? »Komisch, trotz fünf Tassen Kaffee bin ich den ganzen Tag müde, und nachts kann ich nicht schlafen!«

»Jetzt esse ich erst seit einer Woche jeden Tag dieses *warme 5-Elemente-Frühstück*, und schon sind meine kalten Hände warm, und sogar die Gelüste auf Kuchen sind weg. Mittags habe ich jetzt immer einen ordentlichen Appetit, das soll angeblich davon kommen, dass ich mit der warmen Suppe morgens meine Mitte gestärkt habe. Das heißt, dass ich mich dreimal am Tag richtig satt esse, ich esse so viel wie seit Jahren nicht mehr, und dass ich sage und schreibe zwei Kilo abgenommen habe. Das ist mir ein Rätsel!«

Fleisch, Eier und Hülsenfrüchte, die viel Eiweiß enthalten, isst man am besten morgens oder mittags, weil sie viel Kraft spenden. Für die Abendmahlzeit könnten sie zu schwer sein. Der Fett-Eiweiß-Typ fühlt sich am wohlsten, wenn er dazu *am Mittag* nur Gemüse isst oder im Sommer Blattsalate – und keine Kartoffeln oder Getreide. Vor allem wenn er gleich nach dem Mittagessen wieder angestrengt geistig arbeiten muss. Machen Sie bitte keine strenge Regel daraus, sondern probieren Sie es einfach selbst aus. Die Kombination Getreide oder Nudeln mit Gemüse ist ebenfalls gut bekömmlich. Der Fett-Eiweiß-Typ braucht dann aber ausreichend Fett dazu. Geröstete Nüsse wären eine schöne Ergänzung. Das passt auch gut für den Kohlenhydrat-Typ, der grundsätzlich weniger Eiweiß braucht. Er verträgt dafür mehr Getreide, Kartoffeln und Nudeln. Das Mittagessen ist auch die beste Mahlzeit, um etwas *Rohkost* zu essen, weil man tagsüber aktiv ist und daher diese kalte Nahrung besser verwertet werden kann als am Abend. Im Sommer greift man gerne zu Tomaten oder Gurken. Vorsicht bitte: Beide sind wesentlich kälter als Blattsalate und können das Verdauungsfeuer schwächen. Darum isst man sie in kleinen Mengen zusammen mit viel frischen Kräutern und Frühlingszwiebeln.

Wenn man gerne Obst mag, ist der *Nachmittag* dafür die ideale Zeit. Vollreif, süß und roh oder kurz erhitzt unterstützt es den Yin-Aufbau, der die innere Ruhe fördert. Gerade bei Zeitdruck, Hektik und vor allem, wenn man unter Schlafstörungen leidet, sind rohe und besser noch gedünstete Birnen besonders empfehlenswert für den Säfteaufbau.

Bei der *Abendmahlzeit* kommt es darauf an, welchen Ansprüchen sie genügen soll. Will man etwas Gutes für die Figur und den guten Schlaf tun, dann hält man sich an einfache, leichte Gemüsegerichte mit Polenta, Hirse oder Reis. Das kann die Gewichtsreduktion ganz schön voranbringen. Nicht zuletzt weil die Gefahr, dass man sich mit Reis und Brokkoli den Bauch vollschlägt, eher gering ist.

Aber natürlich gibt es auch Abende, bei denen es um die Geselligkeit geht, oder aber man möchte sich selbst etwas Besonderes gönnen. Also macht man eben eine Ausnahme. Für die Nachtruhe wäre es am besten, wenn man Fleisch spätestens etwa drei bis vier Stunden vorm Zubettgehen isst. Kommt man spät von der Arbeit, so ist Fisch die bessere Alternative, weil er leichter bekömmlich ist.

Wer *meistens am Abend kocht* und gerne Fleisch mag, könnte es abends zubereiten, um am nächsten Tag etwas hochwertiges Fleisch für unterwegs mitnehmen zu können. Wenn man auf seine Figur und den guten Zustand seiner Mitte achten möchte, dann ist Fleisch in Kantinen oder beim Mittagstisch in Gaststätten nicht unbedingt empfehlenswert. Es ist häufig tiefgefroren und von fraglicher Qualität, deswegen kann es schwer und lange im Magen liegen.

Der Abend hat aber auch einen besonderen Vorteil, der sich auf die Bekömmlichkeit der Speisen positiv auswirkt: In der Regel ist man nach getaner Arbeit entspannt. Isst man jetzt ein herzhaftes Fleischgericht in aller Ruhe, langsam und mit Genuss, dann kann es gut sein, dass man es wesentlich besser verträgt als am Mittag, während man noch mitten in der Alltagshektik steckt. Wenn es hoch hergeht oder man stark unter Druck steht, sollte man alle schweren Speisen vermeiden, vor allem Fleisch, denn sie belasten unweigerlich die Mitte. Das gilt für Geschäftsessen ebenso wie für den Mittagstisch in der Kantine, wo man vor lauter Reden am Ende gar nicht weiß, was man überhaupt gegessen hat. Das ist nicht gut für die Verdauung, ebenso wenig für die Figur und auch nicht für den Genuss. In solchen Situationen isst man besser nur eine Vorspeise, eine Suppe oder ein Nudelgericht mit Gemüse.

- Mehr zu den Hauptnährstoffen: Kapitel 27 bis 31
- Mehr zum Thema Trinken: Kapitel 34, »Trinken bis zum Ertrinken«
- Mehr zu Gewürzen und Kräutern: Kapitel 20, 23 und 24

Teil 2

Die thermische Wirkung der Nahrungsmittel

	heiß warm	nährend	erfrischend kalt
	Yang-Wurzel	**Die Mitte:** **Milz und Magen**	**Yin-Wurzel**
	wärmendes Yang	**Qi** **Blut**	**kühlendes Yin**
Wirkung	dynamisieren, Qi bewegen, wärmen, trocknen	nähren, sättigen, die Psyche stabilisieren	verlangsamen, beruhigen, kühlen, befeuchten, ausleiten
Wirkrichtung	nach oben und außen	nähren alle Organe	nach unten und innen
Geschmack	aromatisch, würzig, scharf	mildsüß	mildsüß, sehr süß, fruchtig, salzig
Konsistenz	konzentriert, getrocknet	weich, sämig	saftig, knackig, milchsauer
Nähr- und Wirkstoffe	Aromastoffe, ätherische Öle	Fett, Eiweiß, komplexe Kohlenhydrate	Wasser, Enzyme, Vitalstoffe, Bitterstoffe
Nahrungsmittel	• Gewürze: Chili, Ingwer, Kardamom, Kümmel, Muskat • Küchenkräuter: Petersilie, Oregano, Rosmarin • Gemüse: Lauch, Zwiebel • Sonstiges: Essig, Senf, Kaffee, Spirituosen	• Öl, Butter, Schmalz, Nüsse, Samen • Fleisch, Eier, Fisch und Hülsenfrüchte • Getreide – als Korn, Grieß und Flocken • Wurzel- und Kohlgemüse: Karotte, Kartoffel, Pastinake, Grünkohl, Rosenkohl, Rotkohl, Weißkohl	• saftige Gemüse: Aubergine, Brokkoli, Mangold, Spinat • Salat: Gurke, Feldsalat, Radicchio, Rettich • alle Sprossen • alle Obstsorten • Sauermilchprodukte: Joghurt, saure Sahne • alles sehr Süße: Vollrohrzucker, Trockenfrüchte • Sonstiges: Früchtetee, Meeresalgen, Weizenbier

17 Die fünf Geschmacksrichtungen

Die Essenz der Speisen steckt in den Aromen

In China werden die fünf Geschmacksrichtungen sauer, bitter, scharf, salzig und süß mit der Vitalkraft der Nahrung gleichgesetzt. Sie sind Ausdruck der *Lebensessenz* einer Pflanze oder eines Tieres, auf die wir Menschen es bei der Nahrungssuche eigentlich abgesehen haben. Sobald diese Essenz vom menschlichen Organismus assimiliert wird – aus Körperfremdem wird Körpereigenes –, ist sie zu einem Teil des Menschen geworden. Wir empfinden es genauso und beurteilen den Wert einer Kartoffel oder eines Rindersteaks ja auch danach, ob sie wässrig schmeckt oder ob es den echten Rindfleischgeschmack aufweist. Es ist uns nur meistens gar nicht bewusst, dass der Geschmack mit ausschlaggebend dafür ist, wie viel Kraft oder Saft der Körper aus einem Nahrungsmittel gewinnen kann. Und wenn der Geschmack fehlt, dass wir den Körper dann mit wertloser Nahrung nur belasten.

Zum Glück sind wir Deutschen nach vielen Jahren mit völlig geschmacklosen Hollandtomaten wählerischer geworden. Man erkennt es an den Etiketten auf der Ware im Supermarkt, die immer häufiger Hinweise auf das Aroma einer Frucht oder auf ihre Herkunft aus der Region enthalten. Dies spricht gemeinhin dafür, dass sie reifer war, als sie geerntet wurde, und darum geschmackvoller ist.

Was aber die großzügige Verwendung von *Gewürzen und Kräutern* angeht, besteht noch Nachholbedarf. Wir wissen vielleicht, dass Kümmel gut für die Verdauung ist. Aber seien Sie ehrlich: Wie oft verwenden Sie ihn pro Woche oder im Jahr?

Mal abgesehen vom Genuss, den uns die Würzarmomen bescheren, haben sie doch auch eine intensive Wirkung auf die Organfunktionen, den Qi- und Blutfluss und sogar auf die gute Laune. Lassen Sie sich das nicht entgehen! Wenn es in der Küche nach hochwertigen

Gewürzen duftet, erleben Sie eine ganz neue Dimension. Der kreative Umgang mit den Zutaten sorgt nicht nur für appetitanregende Düfte, für den Genuss und für die Bekömmlichkeit der Speisen, sondern auch ganz entscheidend für eine gute Figur. Darum gibt es in diesem Buch mehrere Kapitel dazu (20, 23 und 24) und die farbige Tabelle mit 45 Gewürzen und Kräutern am Ende von Kapitel 20.

Die nährende Mitte und die vier dynamischen Geschmacksrichtungen

Eine ausgewogene Ernährung hat sowohl eine Yin- als auch eine Yang-Funktion zu erfüllen. Der Yin-Aspekt besteht darin, dem Organismus Nährendes, also gehaltvolles und sättigendes Essen zur Verfügung zu stellen. Beim Yang-Aspekt geht es darum, dass in den Speisen auch Zutaten enthalten sein müssen, die den Körper bei der Umwandlung gehaltvoller Nahrung unterstützen. Aus den *mildsüßen* Hauptnährstoffen – Fett, Eiweiß und komplexe Kohlenhydrate – gewinnt der Organismus seine Bausteine, um sich fortwährend zu erneuern. Für den Yang-Prozess der Nahrungsverwertung sind die anderen vier Geschmacksrichtungen unverzichtbar: Aromatische Zutaten, die *sauer, bitter, scharf und salzig* schmecken, liefern die nötige Dynamik und – aus westlicher Sicht – Pflanzenstoffe, Bitterstoffe und ätherische Öle, mit deren Hilfe die Hauptnährstoffe bekömmlich gemacht werden. So gesehen sind sie die treibende Kraft für die Nahrungsverwertung – sie machen das, was man Stoffwechsel nennt, erst möglich.

Vor diesem Hintergrund kann nachvollzogen werden, warum Brotmahlzeiten mit Käse oder Marmelade schwer bekömmlich sind und dick machen: Sie bestehen im Wesentlichen aus den schweren Hauptnährstoffen Eiweiß, Fett und Kohlenhydrate. Darüber hinaus enthalten sie so gut wie keine aromatischen Zutaten und leisten somit der Entstehung von Feuchtigkeit beziehungsweise Übergewicht Vorschub. Demgegenüber ist eine gekochte Mahlzeit wesentlich bekömmlicher, selbst wenn sie genauso viel Fett, Eiweiß und Kohlenhydrate enthält. Allein schon deshalb, weil beim Kochen Gewürze und Kräuter verwendet werden.

Der mildsüße Geschmack reist zu Milz und Magen im Erdelement. Damit sind alle Nahrungsmittel gemeint, die einen oder mehrere der drei Hauptnährstoffe aufweisen: Fett, Eiweiß und komplexe Kohlenhydrate. Diese haben eine dichte Konsistenz und sind ab einer gewissen Menge relativ schwer bekömmlich. Aufgrund ihrer Nährstoffdichte machen sie aber auch wirklich satt. Dieses wohlige, befriedigende Gefühl tut uns Menschen gut, wir brauchen es für unsere innere Stabilität. Ein Salatteller kann das nicht leisten. Er füllt zwar den Magen, aber er kühlt auch das Verdauungsfeuer, darum verschwindet der Hunger – ohne dass es zu einer befriedigenden Sättigung gekommen wäre.

Lange lässt sich der Körper aber durch einen solchen nährstoffarmen Nahrungsersatz nicht austricksen. Bald schon schreit er nach Süßem, wenn er nicht genug Fett, Eiweiß und nahrhaftes Getreide bekommt. Deswegen Süßigkeiten zu essen ist jedoch keine Lösung, sondern eine natürliche Reaktion auf ein Kommunikationsproblem zwischen dem Körper und »seinem Menschen«: Der Körper will Linsenpüree, Rührei, Fleisch oder Hirse mit Butter. Denn das ist das Süße, das ihm fehlt und wonach er verlangt. Probieren Sie es aus: Morgens ein gehaltvolles Getreidegericht mit Nüssen, Gemüse und Butter. Bereits nach wenigen Tagen gibt der Körper Ruhe, und die Süßgelüste verschwinden.

Für die Stärkung des Qi der Mitte sind die Mildsüßen auch thermisch genau richtig, denn sie bewegen sich im mittleren, nährenden Bereich, mit leicht warmer oder leicht kühlender Tendenz. Das heißt, sie stärken ausgewogen die Yin- und Yang-Wurzel. Die genannten Attribute verschaffen diesen Nahrungsmitteln den Ehrenplatz in der Mitte. Sie nähren die Erde im Menschen, also die Organe Milz und Magen, die alle anderen Organe versorgen.

Wenn einer der drei Hauptnährstoffe stark reduziert oder sogar ganz ausgeschlossen wird, etwa Fett, führt dies zu Mangelernährung. Davon ist dann nicht nur das Qi der Milz betroffen, sondern auch andere Organe. Umgekehrt überfordert ein zu hoher Anteil von Fett, Fleisch und Eiern die Verdauungskraft, und es kommt zu Schleimbildung. Schlacken sammeln sich an. Abfallprodukte aus der Eiweißverwertung können zu einem Hitzefaktor werden, der Übergewicht »mit Hitzezeichen« begünstigt: Feuchte Hitze und Magen-Schleimfeuer.

Milchprodukte habe ich hier als nährende Eiweißquelle bewusst nicht aufgeführt, da sie grundsätzlich keine guten Resultate liefern und – egal in welcher Form – zu den Dickmachern zählen. Sie befeuchten sehr stark – man sagt auch, sie verschleimen –, was bei Übergewicht oder wenn man seine gute Figur bewahren möchte, gar nicht günstig ist. Mehr dazu finden Sie in Kapitel 29.

Der saure Geschmack reist zu Leber und Gallenblase im Holzelement. Zum Holzelement gehört im Grunde genommen die ganze Welt der Pflanzenkost, die das Essen leicht und bekömmlich macht. Das gilt auch für süße, bittere oder scharfe Obst-, Gemüse- oder Salatsorten, sofern man sie roh isst. Denn dann sind sie saftig, knackig und erfrischend. Sie befeuchten die Körpersäfte und sorgen bei jeder Mahlzeit für die nötige Leichtigkeit. Sie fördern das gründliche Kauen und erhöhen die Magenfüllung, weil sie Faserstoffe enthalten. Man isst langsamer und wird auch schneller satt. Wer ab und zu gerne herzhaft oder deftig isst, aber davon nicht müde, träge oder dick werden möchte – so wie ich –, hält sich an meine Devise: *Wenn man sich nach einem Essen leicht und vital fühlen möchte, dann muss es »knack« machen.* Egal ob schwarzer Rettich zu Schinken, Radicchio zu Feta-Käse, Birne zu Leberpastete und zu aromatischem Hartkäse oder eine Handvoll Kräuter, die man über ein gekochtes Gericht streut. Diese saftigen Begleiter machen aus deftigen Zutaten und Brotmahlzeiten ein bekömmliches Essen. Sie erhöhen den

Kick und somit den Genuss, wenn gehaltvoll Sämiges mit knackigem Grün beim Essen zusammenkommt. All dies spricht natürlich für Rohkost, die in Form von aromatischen Kräutern, vollreifem Obst und Bittersalaten auch in der 5-Elemente-Ernährung einen festen Platz hat. Aber nur in Kombination mit nährenden Zutaten. Ein Soloauftritt in Form eines Obsttellers zum Frühstück kommt nicht in Frage, wenn man das Qi der Milz tagsüber noch für seine Konzentration nutzen möchte.

Zum Holzelement gehören auch fermentierte oder vergorene Zutaten, die ebenso wie die, die »knack« machen, sehr hitzeempfindlich sind. Die Enzyme in nicht pasteurisiertem Essig oder fermentiertem Shoyu oder Tamari (Sojasoße) werden durch Kochen zerstört. Ebenso ergeht es den ätherischen Ölen in frischen Kräutern wie Dill, Oregano und Majoran, die wir höchstens kurz erhitzen – oder gar nicht, wie etwa Basilikum. Das gilt auch für *Zitronensaft*, der übrigens ein wahres Kleinod in der Küche ist. Er verleiht Gemüsesalaten, Getreidegerichten und Fleischspeisen eine unvergleichliche Frische. Die man sich auch zunutze macht, wenn man etwas aufwärmt. Zitronensaft ist in der Profiküche ein klassischer Geschmacksverstärker. Er zaubert die Aromen aus den Zutaten hervor, und Vitamin C wirkt obendrein als förderliches Verdauungsenzym.

Ein kleiner Hinweis noch zu *Essig*, der – unpasteurisiert – die Nahrungsverwertung äußerst wirkungsvoll unterstützt. Man kann nach einem schweren Essen einen Esslöffel Essig mit etwas Wasser trinken, oder man gönnt sich einen Essig als Aperitif oder Digestif, den man beim Essigbauern kaufen kann. Und der dann natürlich nicht pasteurisiert ist – ebenso wie im Naturkosthandel. Essig ist ein uraltes Zaubermittel für die Bekömmlichkeit.

Der bittere Geschmack reist zum Herzen im Feuerelement. Wenn wir rösten oder scharf anbraten, entstehen heiße Bitterstoffe, die wir uns etwa beim Kaffee zunutze machen, um das Yang des Herzens zu erhöhen und gleichzeitig unser Yin abzusenken. Wir werden wach davon, und im Übermaß getrunken führt Kaffee zu innerer Unruhe und Schlafstörungen, weil er das Yin, die Säfte des Herzens, schädigt.

Bitterstoffe sind grundsätzlich ein wenig giftig. Wir haben im Mund 200 verschiedene Geschmacksknospen, die uns davor warnen. Dieses Thema hatten wir schon in »Die kleine Praxis der Bekömmlichkeit« (Kapitel 13). Ich möchte an dieser Stelle noch einmal darauf hinweisen, dass man bittere Nahrungsmittel wie Kurkuma, Radicchio oder Spargel nur essen sollte, wenn man sie mag. Denn dann verträgt man sie auch. Das betone ich deshalb, weil Bitterstoffe in Pflanzenkost auf der Liste der Schlankmacher ganz oben stehen. Aber ich möchte Sie nicht dazu verleiten, sich dazu zu zwingen, etwas zu essen, womit Ihr Körper nicht klarkommt.

Bittere Salate, Gemüse und Kräuter beschleunigen die Ausleitung von Schlacken aus dem Körper, das heißt, sie eliminieren Feuchtigkeit und Schleim, sie erhöhen also die Bekömmlichkeit und machen schlank. Sie unterstützen die Fettverdauung und schützen dadurch die Leber vor Stressbelastungen. Bis vor wenigen Jahrzehnten waren sie noch in viel größeren Mengen in Gemüse und Kräutern enthalten, und man nutzt sie von jeher in vielen Kulturen, um den Körper zu entschlacken. Weil aber nicht jeder sie mag, wurden sie weggezüchtet. Am meisten leidet darunter die Leber. Denn wenn uns der Hut hochgeht, weil das Leber-Yang nach oben schießt, ist es für einen Rucola schon zu spät. Vorbeugend jedoch können Bittersalate sehr wohl dazu beitragen, dass wir unser Mütchen kühlen. Obendrein beruhigen sie das Herz, damit es unter Zeitdruck nicht ausrastet.

Wenn Sie Bitteres nicht mögen, dann verwenden Sie doch stattdessen regelmäßig kleine Mengen leicht scharfen Kardamom. Damit geht es gleich weiter im nächsten Abschnitt.

Der scharfe Geschmack reist zu Lunge und Dickdarm im Metallelement. Von allen Geschmacksrichtungen hat der scharfe Geschmack die höchste Dynamik. Scharf und thermisch heiß ist eine explosive Kombination, und das kann gefährlich sein. Sie kann auch süchtig machen. Das gilt weniger für den scharfen Meerrettich als vielmehr für *Alkohol*. Aufgrund seiner Schärfe löst er Blockaden. Und natürlich auch die Leber-Qi-Stagnation, von der Menschen betroffen sind, wenn sie aus welchen Gründen auch immer unter starkem Druck leiden. Die Sucht allein ist schon gefährlich genug. Aber der Alkohol zerstört auch die Mitte. Ab einer gewissen Menge zerstreut er das Qi der Milz und im weiteren Verlauf der Erkrankung auch das Qi von anderen Organen. Aber das ist kein Grund, Alkohol grundsätzlich zu verteufeln. In vernünftigen Mengen ist er erwiesenermaßen heilsam. Er wird seit je genutzt, um Blockaden von Qi und Blut zu verhindern, die durch Eiseskälte und inneren psychischen Druck entstehen. Scharfe Gewürze, Meerrettich, Knoblauch, Zwiebeln und Alkohol erfüllen diesen Zweck, und sie stärken die Abwehrkraft der Lunge.

In der Küche sind scharfe Gewürze und Zutaten Zaubermittel für die Bekömmlichkeit. Ihre Aromen aktivieren bereits die Verdauungskraft, wenn ihr Duft aus den Töpfen aufsteigt. Betonen möchte ich die Wirkung von *frischem Ingwer*, der die Verdauungskraft der Milz um ein Vielfaches erhöht und – wie in Untersuchungen gezeigt wurde – speziell die Eiweißverwertung unterstützt. Bereits sehr kleine Mengen, die geschmacklich gar nicht wahrgenommen werden, etwa im Rührei, sind hilfreich. Ingwer sollte darum auch in keinem Gericht fehlen, das Fleisch oder Hülsenfrüchte enthält. Im vorherigen Abschnitt waren wir gerade bei *Kardamom* gelandet. Die Pflanze gehört ebenfalls zu den Ingwergewächsen. Die Samen in der Fruchtkapsel sind süß und scharf. Bereits kleine Mengen Kardamom in Pulverform in pikanten oder süßen Getreidegerichten leiten Feuchtigkeit aus. Er entspannt den ganzen Verdauungstrakt und wirkt wunderbar anregend auf Körper und Geist. Er gehört zu den klassischen Wintergewürzen ebenso wie Kümmel, Muskat, Nelken, Zimt, Anis und Ingwer.

Ab September bis ins Frühjahr findet man auf Märkten und in Lebensmittelgeschäften, die in türkischer Hand sind, etwas ganz

Außergewöhnliches: *schwarzen Rettich*, der – anders als weißer Rettich und Radieschen – deutlich scharf und etwas süß ist. Trotz seiner Schärfe erzeugt er keine Hitze, wie es fast alle anderen scharfen Zutaten tun. Das ist das Besondere. Er kann darum auch bei Übergewicht »mit Hitzezeichen« regelmäßig gegessen werden. Er bewegt das Qi im Verdauungstrakt und schützt vor Blähbauch, Völlegefühl und dem Angriff eines stagnierenden Leber-Qi. Alle anderen scharfen Zutaten bewegen zwar ebenfalls das Qi, aber sie erhöhen auch das Yang. Darum ist bei Hitzezeichen oder Schlafstörungen Vorsicht geboten.

Ein Vorschlag für Liebhaber von Brotmahlzeiten: Statt Wurst nimmt man dünne Scheiben von gekochtem Suppenfleisch, gibt ein paar Tropfen Shoyu (Sojasoße) darauf und dazu sehr dünne Scheiben von schwarzem Rettich. Dann geht man mit der Pfeffermühle darüber, und schon wird aus einer unbekömmlichen Stulle eine einigermaßen bekömmliche und sehr leckere, einfache Mahlzeit.

 Der salzige Geschmack reist zu Niere und Blase im Wasserelement.
Alles, was aus dem Meer kommt, fördert das Yin und das Yang der Niere. Zum salzigen Geschmack gehören nicht nur Meersalz und Meeresalgen, sondern auch alle Meeresfische und Meeresfrüchte, die ich in der Nahrungsmitteltabelle auf dem Poster aufgrund ihres hohen Nährwerts dem Erdelement zugeordnet habe. Sie alle haben eine stagnationslösende Wirkung aufgrund ihres Gehalts an natürlichen Mineralien, erkennbar daran, dass sie »nach Meer riechen«.

In Studien über Meeresalgen wurde ihre stagnationslösende Wirkung in Bezug auf Tumorerkrankungen belegt. Sie fördern auch die Ausleitung von Feuchtigkeit, und darum kann man sie für die Gewichtsreduktion einsetzen. Aber Vorsicht, sie sind thermisch kalt und sollten nur in kleinen Mengen verwendet werden. Bei einem Yang-Mangel der Milz oder der Niere sind sie wegen ihrer kalten Wirkung tabu. In der japanischen und der makrobiotischen Küche findet man viele Anregungen über ihre Verwendung. Meeresfische leiten auch Feuchtigkeit aus. Dafür ist Fischsuppe das beste Mittel. Es ist eben nicht nur das Fischfleisch, sondern auch die Haut und die Gräten, die für diese Wirkung benötigt werden.

Eine der wichtigsten Mineralquellen für den Menschen ist *naturreines Stein- und Meersalz*, das die ideale Kombination von vielen verschiedenen Mineralen enthält. Es sollte in keiner Küche fehlen. Wie alles andere auch, was man ständig zum Kochen verwendet, sollten diese Zutaten von bester Qualität sein. Dann ist auch Salz eine nachhaltige Unterstützung für die Gesundheit und obendrein ein Jungbrunnen. Es stärkt das Yin der Nieren, das für die Qualität der beruhigenden Körpersäfte, der Kopfhaare und der Knochen zuständig ist. Der Körper braucht es, um all seine festen Strukturen wie das Skelett und andere Stützgewebe aufzubauen. Auf Reisen habe ich immer mein eigenes Salz in einem kleinen Behälter bei mir, weil ich sehr gerne salzig esse und einfach nicht auf diese wirkungsvolle Nahrungsergänzung verzichten möchte.

Natursalz wird aus dem Meer und aus Ablagerungen im Erdinneren gewonnen. Reines Meer- oder Steinsalz bekommt man im Naturkosthandel. Raffiniertes Salz ist ungenießbar, es erzeugt einen völlig unnatürlichen Durst. Vielleicht ist dies der Grund dafür, dass seit Jahrzehnten Warnungen vor einem zu hohen Salzverzehr durch die Medien geistern, ohne dass es dafür einen haltbaren Beleg gibt. Verabschieden Sie sich bitte auch von diesem Ernährungsirrtum und machen Sie Ihre eigenen Erfahrungen mit natürlichem Salz. Restbestände von raffiniertem Salz können Sie im Winter entsorgen, indem Sie es auf Ihren vereisten Gehweg streuen.

18 Praxisteil Ernährung – Gewicht reduzieren oder halten

Sind Sie startklar?

Wir sind beim Kern dieses Buches angelangt. Nun geht es darum, was Sie im Einzelnen auf Ihren Teller tun. Damit Sie loslegen können, gibt es jedoch eine Voraussetzung: Mit Hilfe des »Ausschlusstests« auf Seite 81 müssen Sie herausgefunden haben, ob Sie Hitzezeichen haben oder nicht – egal, ob Sie Ihr Gewicht halten oder reduzieren möchten. Im Zweifelsfall orientieren Sie sich bitte unbedingt an den Hinweisen und dem Ernährungsplan für Menschen »mit Hitzezeichen«, dann kann nichts schiefgehen. Denn dieser Plan enthält praktisch keine heißen und nur eine begrenzte Anzahl warmer Nahrungsmittel.

Außerdem gibt es noch den »Frühstückstest«, der direkt hinter dem »Ausschlusstest« steht. Damit finden Sie heraus, welcher Stoffwechseltyp Sie sind: Fett-Eiweiß-Typ oder Kohlenhydrat-Typ. Das zu wissen ist hilfreich, aber nicht notwendig, um nun in die Praxis einsteigen zu können.

Das volle Programm – der Figur, dem Genuss und der Gesundheit zuliebe

Im folgenden Kapitel finden Sie »das volle Programm«. Für den schnellen Einstieg gibt es aber schon vorher »die Minilösung« – wenn Sie bereits einiges gleich in die Praxis umsetzen möchten, bevor Sie sich mit Ihrem Ernährungsplan vertraut machen! Nehmen Sie sich ruhig Zeit, um Ihre Ernährung von Grund auf zu überdenken, um sie Zug um Zug beständig weiterzuentwickeln.

»Das volle Programm« hat das Ziel, die Mitte zu stärken und Feuchtigkeit auszuleiten, damit Sie Ihre Wohlfühlfigur und den bestmöglichen Gesundheitszustand erreichen. Unter Berücksichtigung individueller Vorlieben und ohne andere Lebensbereiche dadurch unnötig einzuengen, tut man sein Bestes, aber man sollte keinen »Trip« daraus machen. Die 5-Elemente-Ernährung ist keine strenge Diät, und sie arbeitet auch nicht mit Regeln, sondern mit Empfehlungen, um konkrete Zielsetzungen zu erreichen. Am Anfang der beiden Ernährungspläne – »ohne« und »mit Hitzezeichen« – sind diese Ziele aufgelistet, zusammen mit den Beschwerden, die sich innerhalb weniger Wochen bessern sollten.

Nach meiner Erfahrung gibt es eine wichtige Voraussetzung für dauerhaften Erfolg durch eine Ernährungsberatung. Man muss dem Klienten eine Anleitung geben, die es ihm ermöglicht, innerhalb der ersten zwei bis drei Wochen bestimmte Empfehlungen umzusetzen, damit er oder sie in diesem Zeitrahmen eine deutlich spürbare, wohltuende Veränderung feststellt. Denn wenn das nicht der Fall ist, besteht die Gefahr, dass die anfängliche Motivation verpufft, bevor sich deutliche Erfolge zeigen, die einen bei der Stange halten. Man verliert die Lust, und alles war umsonst.

Machen wir uns nichts vor! Eine Ernährungsumstellung ist immer mit innerer Abwehr und mit einigem Aufwand verbunden. Das gilt auch für die 5-Elemente-Ernährung: frische, gute Qualität einkaufen und jeden Tag etwas Gekochtes essen. Dafür führt sie aber auch zum Erfolg, und das Essen schmeckt richtig gut. Am besten probieren Sie erst einmal ein paar Anregungen aus, *vor allem das warme Frühstück.* Dann wählen Sie einen günstigen Zeitpunkt aus, an dem Sie Ihre Mahlzeiten für mehrere Tage im Voraus planen und alles Nötige einkaufen. Und dann legen Sie los.

Kochen Sie am besten immer mehr, als Sie für eine Mahlzeit brauchen. Achten Sie darauf, dass immer das eine oder andere fertige Gericht, ein Getreide, eine Suppe, Gemüse oder Hülsenfrüchte und möglichst auch ein Salatdressing fertig im Kühlschrank stehen. So dass Sie schnell etwas aufwärmen können oder nur noch einen Bestandteil der Mahlzeit frisch zubereiten müssen. Mit einem Rest vom Vortag zu starten, wenn man von der Arbeit nach Hause kommt, macht Spaß, sofern man im Kühlschrank oder unter den Vorräten etwas dazu Passendes findet.

Die Minilösung – für den schnellen Einstieg

Sobald Sie mit Hilfe des »Ausschlusstests« auf Seite 81 abgeklärt haben, ob Sie Hitzezeichen haben oder nicht, können Sie sich in dem entsprechenden Nahrungsmittelposter und Ernährungsplan – »ohne« oder »mit Hitzezeichen« – zusätzliche Anregungen holen, während Sie die nachfolgenden Empfehlungen für den schnellen Einstieg bereits in die Tat umsetzen. Vielleicht haben Sie auch schon Ihren Stoffwechseltyp bestimmt. Dann wissen Sie, ob Sie eher mehr oder weniger Fett und Eiweiß brauchen. Und ob Ihnen größere Mengen Getreide oder andere kohlenhydratreiche Nahrungsmittel wie Wurzelgemüse besonders guttun.

Die Minilösung beruht auf guten Erfahrungen von Klienten in der Beratung und vielen Seminarteilnehmern, die anhand meiner Bücher einige entscheidende Veränderungen in ihrer Ernährung vorgenommen haben. Ihre Erfolge zeigen sich am häufigsten an einer Verbesserung von Verdauungsbeschwerden wie Blähbauch, Völlegefühl und Müdigkeit nach dem Essen. Des Weiteren vermindern sich Gelüste auf Süßes, Rohkost oder Fast Food und Beschwerden wie Kälteempfindlichkeit, kalte Hände und Füße. Viele Leute haben mir außerdem berichtet, dass sie sich endlich richtig gut genährt und rundum viel wohler fühlen. Einige nehmen sofort ein paar Pfund ab.

Damit sich bei der Figur etwas tut, ist vor allem das warme Frühstück ganz entscheidend. Denn von allen Maßnahmen zur Stärkung der Mitte ist ein warmes Essen am Morgen, vier- bis fünfmal pro Woche, die wirkungsvollste. Bitte beachten Sie auch, dass man in der warmen Jahreszeit naturgemäß weniger Lust auf herzhaftes Essen, auf Fleisch und auf heißes Wasser hat. Im Rezeptkapitel finden Sie einfache Variationen für ein warmes Frühstück und für gekochte Gemüsesalate, die Sie auf eigene kreative Ideen bringen könnten.

Die Mitte stärken

• Achten Sie bitte darauf, dass Ihre Mahlzeiten **morgens und mittags gehaltvoll und sättigend** sind: hochwertige Kohlenhydrate aus gekochtem Getreide und Wurzelgemüse; gutes Öl und Butter; in kleinen Mengen Eiweiß aus Fleisch, Eiern, Fisch und Hülsenfrüchten.

- Verwenden Sie ausreichend aromatische **Gewürze und viel frische oder getrocknete Kräuter**, vor allem etwas frischen Ingwer zu Fleisch und Hülsenfrüchten.

- Kombinieren Sie die nährstoffreichen Nahrungsmittel aus dem Erdelement mit beliebig großen Mengen **knackigen, saftigen, erfrischenden Gemüsearten, die gerade Saison haben**, etwa Mangold und Spinat im Sommer, im Winter Kohlgemüse und Kürbis.

- Gönnen Sie sich wenigstens viermal pro Woche ein **warmes Frühstück!**
  - **Pikante Varianten:** gekochtes Getreide wie Hirse, Reis oder Quinoa, mit Butter oder Öl, etwas gemahlenem Kardamom, Koriander und Kümmel; nach Belieben mit einem gekochten Ei, Gemüse, Hülsenfrüchten oder etwas Fleisch.
  - **Süße Varianten:** Getreide mit Nüssen gekocht, mit gedünstetem, süßem, vollreifem Obst, mit etwas Zimt (nicht bei Hitzezeichen), gemahlenem Kardamom, Koriander und Kurkuma.
  - **Zwei Notlösungen:** Rührei mit Zucchini und frischen Kräutern. Oder ein gekochtes Ei oder etwas Roastbeef mit schwarzem Rettich oder Tomate und getoastetes Brot; dabei Kräuter und Gewürze nicht vergessen.

- **Die Abendmahlzeit** sollte besonders bekömmlich sein. Darum ist Fleisch weniger geeignet. Fischsuppe mit Gemüse; stärkehaltige Gemüse wie Karotte, Pastinake, Petersilienwurzel und Sellerieknolle als nährende Suppe oder für einen gekochten Gemüsesalat.

- **Verzichten Sie auf große Mengen Rohkost und Obst**, essen Sie stattdessen Salate aus knackig gekochtem Gemüse.

Feuchtigkeit ausleiten

- Verwenden Sie regelmäßig kleine Mengen **bittere Blattsalate wie Radicchio, Rucola und Chicorée**; außerdem Basilikum, Kardamom, Kümmel, Kurkuma, Lorbeer, Majoran, Oregano, Petersilie, schwarzen Rettich, Sellerieknolle und Wacholderbeere.

- Reduzieren Sie **Milchprodukte, Brot, alles sehr Süße** und süße Getränke auf ein Minimum oder verzichten Sie phasenweise völlig auf diese Nahrungsmittel.

- Reduzieren Sie **schwer bekömmliche, fette Speisen** und Lebensmittel, vor allem Fertigprodukte wie Wurst, Käse und Schokolade mit viel verstecktem Fett.

- Orientieren Sie sich des Weiteren an der nachfolgenden ausführlichen Tabelle, die für jeden gilt, ob »mit« oder »ohne Hitzezeichen«.

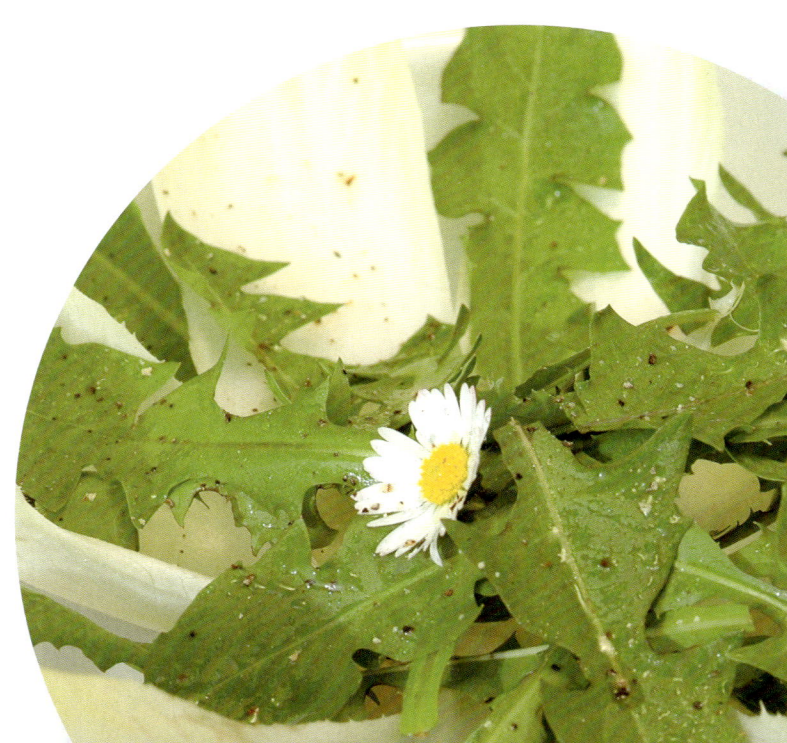

19 Praktische Hinweise & Ernährungspläne

Praktische Hinweise für alle – ohne & mit Hitzezeichen

Wie streng Sie sich an die nachfolgenden Empfehlungen halten möchten oder können, sollten Sie davon abhängig machen, was Sie erreichen wollen. Je hochwertiger Ihre bisherige Ernährungsweise bereits ist, umso einfacher für Sie. Nach und nach die Qualität zu steigern kommt auf jeden Fall dem Genuss, der Figur und langfristig der Gesundheit zugute. Wenn man nur schwer abnimmt, dann wird man umso eher Erfolg haben, wenn man konsequenter ist.

Am besten hält man sich immer mal wieder phasenweise für ein oder zwei Wochen genau an die Empfehlungen. Fällt man dann wieder in ungünstige alte Gewohnheiten zurück, wird man umso deutlicher spüren, dass sie nicht wirklich guttun. Wenn man sein Gewicht lediglich halten und seine Figur verbessern möchte, lohnt es sich ebenfalls, hin und wieder eine strengere Phase einzulegen, nicht zuletzt um auf den Geschmack zu kommen – von hochwertigem und sehr bekömmlichem Essen.

Genaueres zum »phasenweisen Vermeiden« finden Sie im anschließenden Unterkapitel »Der Zwei-Stufen-Plan«.

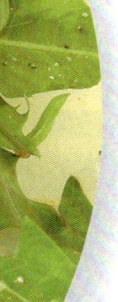

Praktische Hinweise für alle – ohne & mit Hitzezeichen

Zielsetzung: die Mitte stärken und Feuchtigkeit ausleiten

Ungünstige Lebensmittelqualität	Empfehlenswerte Alternativen
Verarbeitete Lebensmittel aus konventioneller industrieller Herstellung: Fertigprodukte, Fertiggerichte, Konserven, Tütensuppen, Öl, Margarine, Butter, Mayonnaise, Gewürze und Kräuter, Würzmittel, Salz, Brot, Teigwaren, Nudeln, Wurstwaren, Käse, Snacks, Chips, Marmelade, Süßigkeiten, Kuchen, Limo, Cola, Fruchtsäfte.	• Speisen aus frischen Zutaten mit hochwertigen Gewürzen und Kräutern; • aus dem Naturkosthandel: verarbeitete Lebensmittel, Fertigprodukte, Gewürze und Kräuter, Würzmittel, Salz, Brot, Butter, Öl, Fruchtsäfte; • für den Durst: heißes oder zimmerwarmes Wasser.
Weißer Zucker in Süßigkeiten (auch hausgemachten) wie Kuchen, Schokolade, Speiseeis oder in süßen Getränken.	• Vollrohrzucker, Dicksaft, Sirup, Gerstenmalz, Reismalz, Honig, Gebäck und Kuchen aus dem Naturkosthandel; • Trockenfrüchte in Kombination mit Sonnenblumenkernen und Nüssen.
Diätprodukte, Light-Produkte und Süßstofftabletten enthalten Geschmacksverstärker und Süßstoffe, die den Appetit erhöhen.	• Hochwertige, naturnahe Lebensmittel wie Schinken und Butter statt fettarme Wurst und Halbfettmargarine; • weißer Zucker in kleinen Mengen ist harmlos im Vergleich zu Süßstoff.
Tiefkühlkost, insbesondere Fleisch und Fertiggerichte, ist schwer bekömmlich und belastet die Verdauung.	• Frisches, hochwertiges Fleisch; • Fertiggerichte aus dem Naturkosthandel, die anderweitig konserviert sind, am besten traditionell Eingewecktes.
In der Mikrowelle erhitzte Speisen sind äußerst unbekömmlich (mehr dazu am Ende von Kapitel 26).	• Konventionelle Zubereitungs- und Erhitzungsmethoden.
Minderwertige alkoholische Getränke, vor allem Likör, Süßwein, Cocktails und Spirituosen sind bei Übergewicht sehr ungünstig, umso mehr bei Hitzezeichen.	• Spirituosen (nicht bei Hitzezeichen); • Wein und Bier in naturreiner Qualität und in Maßen.

Ungünstige Ernährungsgewohnheiten

Zu fasten, zu hungern oder Mahlzeiten auszulassen, obwohl man Hunger hat, schwächt den ganzen Organismus.

Nicht zu frühstücken schwächt die Mitte und führt häufig zu Süßgelüsten; am Morgen rohes Müsli, Obst, Fruchtsäfte, Milch und Frühstückscerealien (gezuckertes Fertigmüsli) sind unbekömmlich.

Mangel an Eiweiß und Fett schwächt die Mitte und führt häufig zu Süßgelüsten.

Viel Süßes und süße Getränke aufgrund von Süßgelüsten.

Viel rohes Obst zu essen schwächt die Mitte, vor allem wenn es sauer oder unreif ist.

Große Mengen Rohkost, rohes Gemüse und Salat, vor allem am Abend, überfordern das Verdauungsfeuer.

Empfehlenswerte Alternativen

- Hauptmahlzeiten einhalten oder das Abendessen ausfallen lassen;
- Essen von zu Hause für unterwegs und zur Arbeit mitnehmen.
- Morgens gekochtes Getreide mit Kompott und Gewürzen ist gut für den *Kohlenhydrat-Typ;*
- für den *Fett-Eiweiß-Typ* ist Getreide mit Gemüse, Ei oder etwas Fleisch, etwa als Suppe, und mit ausreichend Fett bekömmlicher.
- Fleisch, Fisch, Eier und Hülsenfrüchte regelmäßig in kleinen Mengen essen – mit ausreichend Fett, mit Gemüse, frischem Ingwer, anderen Gewürzen und Kräutern.
- Auf genug Eiweiß und Fett im Essen achten (siehe oben);
- ganz wichtig ist ein gekochtes Frühstück, am besten mit Getreide;
- weißen Zucker strikt vermeiden – stattdessen Trockenfrüchte, am besten in Kombination mit Nüssen oder Sonnenblumenkernen, auch für unterwegs mitnehmen, gut kauen für eine schnelle Befriedigung.
- Vollreifes, süßes, rohes Obst der Saison in Maßen, nicht mehr als eine kleine Portion am Tag zwischen den Hauptmahlzeiten;
- kurz gebacken oder gedünstet mit Gewürzen wie Zimt (nicht bei Hitzezeichen), Kardamom, Koriander, Ingwer oder Vanille ist es bekömmlicher.
- Kurz gekochte Gemüse sind deutlich bekömmlicher, sie sind ideal am Abend;
- regelmäßig kleine Portionen bittere Blattsalate, schwarzer Rettich und frische Kräuter, am besten am Mittag in Kombination mit Hülsenfrüchten, Fisch oder etwas Fleisch.

Praktische Hinweise für alle – ohne & mit Hitzezeichen

Zielsetzung: die Mitte stärken und Feuchtigkeit ausleiten

Ungünstige Ernährungsgewohnheiten	Empfehlenswerte Alternativen
Täglich Sauermilchprodukte wie Joghurt und Dickmilch.	• Sauermilchprodukte am besten weglassen oder nur in kleinen Mengen mit Gewürzen und Kräutern als Dip zu gekochten Speisen.
Viel Quark, Käse und Milch.	• So wenig wie möglich; • lang gereifte Hartkäse oder Frischkäse als Ergänzung zu gekochten Gerichten; • Milch nur sofern sie vertragen wird, am besten zum Kochen verwenden.
Häufiges Kochen mit Sahne.	• Mit gutem Pflanzenöl, Gewürzen und Kräutern kochen; • Mandelmus statt Sahne zum Kochen verwenden.
Eiweißhaltiges wie Fleisch, Eier, Wurst und Käse im Übermaß zu essen führt zu Schleimbildung und Übergewicht »mit Hitzezeichen«, vor allem am Abend und beim *Kohlenhydrat-Typ*.	• Insgesamt deutlich mehr Gemüse und etwas Getreide essen; • Fleisch, Eier und Hülsenfrüchte immer nur in kleinen Mengen, am besten mit frischem Ingwer zubereitet; • besser gekocht als gebraten; • gelegentlich hochwertige Wurst oder Käse, z. B. in Kombination mit einem gekochten Gemüsesalat; • Fleischmahlzeit mit großem Abstand zum abendlichen Zubettgehen, mindestens 3–4 Stunden.
Zu viel Fett beim Kochen wie bei Sahnesoße oder beim Überbacken mit Käse, fettreiche Lebensmittel wie Wurst, Torte und Süßspeisen führen insbesondere am Abend gegessen zu Schleimbildung und begünstigen Übergewicht »mit Hitzezeichen«.	• Versteckte Fette vermeiden; • zum Kochen Öl, Butter und Nüsse in guter Qualität verwenden; • abends sind Gemüsegerichte, vegetarische Suppen und Eintöpfe bekömmlicher.
Kohlenhydrate im Übermaß begünstigen Übergewicht, insbesondere beim *Fett-Eiweiß-Typ*: Brot, rohes Müsli, Nudeln, Kartoffeln und Pizza, aber auch zu viel gekochtes Getreide.	• Insgesamt mehr Gemüse als Getreide essen; • viel grüne Blattgemüse wie Spinat oder Mangold, Blattsalate und frische Kräuter; • dazu regelmäßig kleine Mengen Fleisch, Eier, Fisch und Hülsenfrüchte mit hochwertigem Öl oder guter Butter.

Ungünstige Ernährungsgewohnheiten	Empfehlenswerte Alternativen
Eisgekühlte Getränke und Speisen.	• Heißes Wasser, zimmerwarme Getränke und Speisen sind bekömmlicher.
Kalte und süße Getränke zu den Mahlzeiten schwächen das Verdauungsfeuer.	• Heißes Wasser! • Naturreiner Wein in Maßen erhöht die Bekömmlichkeit, den Genuss und entspannt.
Stress während der Mahlzeiten.	• Bei Geschäftsessen und wenn man unter Druck steht, besser leichte, vegetarische Speisen statt Fleisch – und nur kleine Mengen essen.
Zwischen Tür und Angel essen, zu schnell und zu viel essen.	• Hochwertige Zutaten und Speisen fördern die Genussfähigkeit; • kleine pikante Vorspeisen verlangsamen das Tempo, dadurch isst man automatisch weniger.
Ständig zwischendurch essen.	• Drei ausreichend gehaltvolle, sättigende Hauptmahlzeiten einhalten; • falls nötig, als Zwischenmahlzeit etwas gekochtes Gemüse oder Kompott mit wenig Sonnenblumenkernen und Getreide.
Keine Lust zu kochen, wenig Freude am Essen.	• Schwierig! Die Küche schön herrichten, die Schränke ausmisten, auf den Wochenmarkt gehen, ein gutes Olivenöl und neue Gewürze einkaufen; • Einkaufen und Kochen als kreativen Ausgleich zum Alltag ansehen; • ganz einfache Gerichte oder Lieblingsspeisen aus der Kindheit können positive Erfahrungen schaffen; • für Freunde zu kochen bringt Erfolgserlebnisse.
Übermäßig strenge Ernährungsregeln.	• Die Bekömmlichkeit des Essens wird durch angenehme, sinnliche Erfahrungen bei der Zubereitung und durch den lustvollen Appetit auf die Speisen gesteigert; • *ideal ist: essen, worauf man Appetit hat, und das in bester Qualität.*

Teil 2

Der Zwei-Stufen-Plan für eine dauerhafte Gewichtsreduktion

Der Zwei-Stufen-Plan kann vor allem bei chronischem Übergewicht eine wirksame Hilfe sein und gleich beim Einstieg in die 5-Elemente-Ernährung für große Erleichterung sorgen. Wenn Sie über einen längeren Zeitraum immer wieder mit eher wenig Erfolg versucht haben abzunehmen, dann trauen Sie sich vielleicht nicht mehr, sich richtig satt zu essen. Es könnte auch sein, dass Sie sich gar nicht vorstellen können, herzhafte Gerichte mit etwas mehr Fett zu essen, ohne die Sorge, dass Sie davon gleich wieder zunehmen werden.

Solche Erfahrungen und Ängste tragen viele Menschen mit sich herum, denn man hat es ja immer wieder gehört und gelesen, dass man abnimmt, wenn man weniger isst und am Fett spart. Natürlich nimmt man zu, wenn man übermäßig viel Fett isst, vor allem unsichtbares in Fertigprodukten wie Wurst, Käse und Süßigkeiten. Wenn Menschen ständig viel zu viel essen, hat dies häufig mit einer minderwertigen Nahrungsmittelqualität zu tun. Dann stellt sich das befriedigende und Einhalt gebietende Sättigungsgefühl oft nicht ein. Dieses Thema hatten wir ja bereits.

Der Zwei-Stufen-Plan hat in erster Linie zum Ziel, dass Sie sich wieder trauen, sich richtig satt zu essen. Das ist ganz wichtig. Zum einen, damit die Mitte gut gestärkt wird, und zum anderen, damit Sie die wohltuende, befriedigende Erfahrung machen, sich gut genährt zu fühlen. Die damit verbundene tiefe psychische Entspannung kann einen entscheidenden Beitrag dazu leisten, dass die Nahrung besser verwertet wird und Sie auch deshalb davon nicht zunehmen.

Erste Stufe: *Setzen Sie sich ein neues Ziel. Vergessen Sie ab sofort, dass Sie abnehmen wollten.* Konzentrieren Sie sich einzig und allein darauf, dass Sie sich endlich wieder jeden Tag satt essen möchten – ohne zuzunehmen! Die Ernährungsempfehlungen in den Tabellen sind Ihre Stütze, um starke Gelüste auf Süßes, auf Brot oder Käse zu überwinden und zu spüren, was Ihnen guttut. Idealerweise wird sich dann auch der Appetit dahingehend verändern und zum Beispiel nach Eiweiß in unverarbeiteter Nahrung verlangen, wie es in

Fleisch, Eiern, Fisch und Hülsenfrüchten enthalten ist, anstatt nach Käse oder Wurst. *Bereiten Sie sich vier- bis fünfmal pro Woche ein warmes Frühstück. Essen Sie morgens oder mittags eine kleine Menge Eiweiß*, also Eier, Fleisch oder Hülsenfrüchte, mit reichlich Gemüse. Mittags sollten Sie sich gut satt essen. Dafür gibt es *abends ein bekömmliches, eher leichtes, aber ausreichend sättigendes Essen mit viel Gemüse und etwas Getreide.*

Auf diese Weise werden Sie womöglich doppelt oder dreimal so viel Kalorien zu sich nehmen wie bisher, und aller Wahrscheinlichkeit nach werden Sie nicht zunehmen. Sie könnten sogar langsam, aber stetig die ersten überschüssigen Pfunde verlieren. Viele Menschen haben mir berichtet, dass die Süßgelüste schon nach wenigen Tagen aufhörten. Viele nahmen etwa zwei bis drei Kilo im Monat ab, nachdem sie angefangen hatten, warm zu frühstücken, mehr Gekochtes und herzhafter zu essen – so wie sie es in einem Buch über die 5-Elemente-Ernährung gelesen hatten.

Zweite Stufe: Wenn Sie ein paar Wochen lang die Erfahrung gemacht haben, dass Sie sich satt essen können, ohne zuzunehmen, oder dass Sie bereits etwas abgenommen haben, *ist das Ziel nun eine stetige, langsame Gewichtsreduktion.* Selbstverständlich weiterhin auf der Basis, dass Sie nicht hungern – bis Sie Ihre Wohlfühlfigur erreicht haben.

Das gelingt am besten, wenn Sie sich immer wieder für ein paar Tage oder Wochen an das »Phasenweise streng vermeiden ...« halten (siehe folgende Tabelle). Der wichtigste Punkt ist dabei: keine Milchprodukte, und das am besten in Kombination mit dem Verzicht auf Brot. Getreide am Morgen hilft über die Gelüste auf Brot hinweg. Dazu ein Ei oder am Mittag etwas Fleisch oder Hülsenfrüchte dämpft Süßgelüste. Die Abendmahlzeit sollte leicht und bekömmlich sein. Dafür bieten sich Gemüse an, als Suppe oder in Form von Gemüsesalat mit frischen Kräutern. Die Wiederholung solcher Phasen und die entsprechend wiederkehrenden positiven Ergebnisse geben Ihnen die Sicherheit, dass Sie in der Hand haben, wie sich Ihre Figur entwickelt. Die damit verbundene Entspannung schafft eine gute Basis für einen dauerhaften Erfolg.

Strenge Vermeidensphasen in fünf Punkten

Phasenweise streng vermeiden	Hinweise und Alternativen

Für einen spürbaren und eventuell sichtbaren Erfolg ist es sinnvoll, wenn Sie *eine Woche oder länger* konsequent auf die drei »Dickmacher« Süßes, Milchprodukte und Brot verzichten.

Ganz auf etwas zu verzichten ist wesentlich wirksamer und einfacher, als langfristig etwas nur zu reduzieren. Und die Chance, konsequent zu bleiben, ist deutlich größer.

Die fünf folgenden Punkte miteinander zu kombinieren ist nach meiner Erfahrung bei Übergewicht die effektivste Methode, um einen sichtbaren oder wenigstens spürbaren Erfolg schon nach kurzer Zeit zu erreichen.

Am besten wiederholt man diese Phasen regelmäßig.

Wenn die Nahrungsmittel, die die Mitte am meisten belasten, weil sie zu Feuchtigkeit, also zu Wasseransammlungen, führen, eine Zeitlang ganz wegfallen, besteht die Chance, dass sich die Mitte erholt und anfängt, Feuchtigkeit auszuleiten.

Wie lange es dauert, bis man Gewicht verliert, hängt davon ab, wie sehr die Milz geschwächt ist und wie lange das Übergewicht bereits besteht. Wenn es sich lediglich um ein paar Kilos handelt, können sich die ersten Erfolge bereits nach einer Woche zeigen.

Lässt man eingefahrene Gewohnheiten hinter sich, entdeckt man Neues. Wenn man für einige Zeit »gezwungen« ist, Alternativen für Brotmahlzeiten zu finden, macht man interessante Erfahrungen und kommt auf neue Ideen für gekochte Mahlzeiten.

Und wenn man eine Zeitlang über die Stränge geschlagen hat, findet man durch die Vermeidensphasen allmählich wieder zurück zur Wohlfühlfigur.

Punkt 1: weißer Zucker!

Verzichten Sie im ersten Schritt konsequent auf weißen Zucker und alle Produkte, in denen er enthalten ist. Falls Sie Süßgelüste haben, werden diese schnell abklingen, wenn Sie sich an Punkt 4 halten und wenn Sie außerdem ausreichend Eiweiß und Fett zu sich nehmen. Nutzen Sie in dieser Phase die Alternativen.

Bei *starken Süßgelüsten:*
- etwas Vollrohrzucker, Reis- und Gerstenmalz, wenig Trockenfrüchte;
- süßes Obst mit Rosinen, klein geschnittenen Datteln oder getrockneten Aprikosen, mit Zimt (nicht bei Hitzezeichen), Kardamom, Koriander und Vanille kurz backen oder dünsten; mit Nüssen und Sonnenblumenkernen ergänzen;
- Studentenfutter mitnehmen für unterwegs.

Punkt 2: alles sehr Süße!

Verzichten Sie nun im zweiten Schritt eine Woche oder länger auf alles sehr Süße, auch auf Trockenfrüchte und Fruchtsaft.

Ein warmes Frühstück mit Getreide, außerdem jeden Tag eine kleine Menge Eiweiß aus Fleisch, Eiern, Fisch oder Hülsenfrüchten reduzieren Süßgelüste.

Phasenweise streng vermeiden	Hinweise und Alternativen

Punkt 3: alle Milchprodukte – außer Butter!

Milch, süße und saure Sahne, Joghurt, Dickmilch, alle Käsesorten.

- Wenig Sahne im Kaffee oder Tee statt Milch – als einzige Ausnahme;
- wenig Mandelmus statt Sahne beim Kochen;
- ausreichend bekömmliches Eiweiß, Öl und Butter in gekochten Gerichten.

Punkt 4: Brot zum Frühstück!

Für den Qi-Aufbau der Milz ist das warme Frühstück die wichtigste Mahlzeit. Sie liefert auch das nötige Qi für die Verwertung des Mittagessens, erkennbar an einem guten Appetit.

Für die Gewichtsreduktion ist eine pikante Morgenmahlzeit mit verdauungsfördernden Gewürzen günstiger als eine süße, die stärker befeuchtet und in die man nicht so viele Aromen hineinpacken kann.

Es ist besser, erst zwei oder drei Stunden nach dem Aufstehen etwas zu essen, anstatt bis mittags gar nichts zu essen.

Pikante gekochte Getreidemahlzeit – gut geeignet für den Fett-Eiweiß-Typ:
- mit Ei oder Geflügelfleisch, etwas Gemüse, frischen Kräutern und einer Auswahl an Gewürzen: frischer Ingwer, Kümmel, Cumin, Kardamom, Koriander, Kurkuma und andere;
- eine gehaltvolle Getreidesuppe mit Gemüse und frischen Kräutern, auf der Basis von Fleischbrühe.

Mildsüße gekochte Getreidemahlzeit – gut geeignet für den Kohlenhydrat-Typ:
- mit gedünstetem Obst, mit Nüssen, Mandelmus oder Butter, nach Belieben mit Reismilch, gewürzt mit Zimt (nicht bei Hitzezeichen), Koriander und Kardamom.

Punkt 5: jegliches Brot!

Am besten verzichtet man gleich beim Einstieg in die 5-Elemente-Ernährung eine Woche oder länger ganz auf Brot, damit man die bekömmliche Wirkung von gekochtem Essen deutlich spürt. Pizza ist übrigens auch eine Art Brot! Auf Vorrat einzukaufen und zu kochen ist wichtig, damit immer ein fertiges Essen im Kühlschrank steht oder schnell etwas zubereitet ist, wenn man Hunger hat.

- Stärkehaltige Gerichte aus Getreide, Hülsenfrüchten und Wurzelgemüse;
- Gemüsesalat aus Karotte, Sellerieknolle, Rote Bete, Pastinake, Petersilienwurzel, mit gutem Öl, Gewürzen und frischen Kräutern;
- Salat aus Gemüse, Getreide und Fleisch mitnehmen für unterwegs und zur Arbeit.

Fallbeispiel

Katrin W., 28 Jahre

Als Kind war ich sehr schlank. Aber nach der Pubertät kamen mit den Rundungen auch die Kilos. Also habe ich gut acht Jahre lang versucht, mit verschiedenen Methoden und Diäten abzunehmen. Sowohl mit Weight Watchers und Brigitte-Diäten als auch mit den üblichen Ernährungsratschlägen: morgens nur Obst, vormittags ein Joghurt, kein Fett, nicht zu viele Kohlenhydrate, immer viel trinken und so weiter.

Vor über einem Jahr stellte ich fest, dass mit meinem Körper etwas nicht stimmte. Ich war moppelig, unzufrieden mit mir selbst und ständig gereizt, ich musste immer wieder meinen Heißhungergelüsten nachgeben, und nicht zuletzt hatte ich ziemliche Kreislaufschwierigkeiten, wenn ich länger als drei Stunden nichts gegessen hatte. Ich erinnere mich daran, dass außerdem ein ungewöhnliches Schwitzen in der Nacht, unregelmäßiger Stuhlgang und noch einiges mehr mir damals deutlich gezeigt haben, dass es höchste Zeit war, etwas zu verändern. So kam ich zur 5-Elemente-Ernährung.

Als Erstes machte ich mir konsequent etwas Gekochtes zum Frühstück. Das allein hatte bereits eine erstaunliche Wirkung. Ich spürte richtig, wie gut es meinem Körper und meiner Seele tat, und ich wusste endlich wieder, was es heißt, *gut genährt* zu sein. Nach und nach habe ich die 5-Elemente-Ernährung immer mehr in meinen Alltag integriert. Die ständigen Gelüste auf Fruchtjoghurt, Fast Food und Süßigkeiten verschwanden dabei erstaunlicherweise ganz von alleine.

Vor allem aber war ich sehr verblüfft darüber, dass ich trotz wesentlich mehr Fett in meinem Essen nicht etwa zunahm, sondern immer schlanker wurde. Obwohl ich mich immer satt aß, war ich schon nach zwei bis drei Monaten um rund 10 Kilo leichter und wurde zunehmend wieder zufriedener und ausgeglichener. Meine Idealfigur habe ich längst erreicht, und daran hat sich seit einem Dreivierteljahr nichts mehr geändert.

Mittlerweile koche ich regelmäßig, ohne groß nachzudenken oder mich eingeschränkt zu fühlen, nach den 5 Elementen – und fast nur noch mit frischen Zutaten. Natürlich mache ich auch Ausnahmen, aber die gehören einfach zum Leben dazu. Ich gönne sie mir dann mit Lust und inzwischen auch wirklich ohne schlechtes Gewissen – das hat natürlich etwas gedauert.

Anfangs war es sehr ungewohnt, darauf zu hören, was mein Körper mir sagen will und worauf er denn Lust hätte. Aber inzwischen bin ich aus eigener Erfahrung davon überzeugt, dass der Körper und auch die Seele sich »das Futter holen«, das sie gerade brauchen.

Teil 2

Ernährungsplan – für alle ohne Hitzezeichen
Zielsetzungen und Beschwerden

Die hier aufgeführten Kriterien bilden die Grundlage für die Auswahl und Bewertung der Nahrungsmittel im Ernährungsplan.

Die Yang- und Yin-Wurzel stärken: Qi- und Blutaufbau

Gesundheitszeichen:
gute körperliche und geistige Vitalität (Yang) – guter Schlaf und innere Ruhe (Yin).
Geschmack und thermische Wirkung:
süß-nährend und sauer-, bitter-, scharf-, salzig-erfrischend.

Die Mitte stärken: Qi- und Yang-Aufbau von Milz, Magen und Niere

Geschmack und thermische Wirkung:
süß-nährend, süß-warm und süß-erfrischend.
Beschwerden von Milz und Magen:
Blähungen, Völlegefühl, weiche, breiige Stühle, geruchsarme Durchfälle, kalte Hände und Füße, Süßgelüste, Appetitlosigkeit morgens, Müdigkeit nach dem Essen, schwaches Bindegewebe, Konzentrationsschwäche, Grübeln.
Beschwerden der Niere:
Kälteempfindlichkeit, kalte Füße und Beine, kalter Po und Rücken, geschwollene Füße und Beine, nächtliches Wasserlassen, Rückensteifigkeit nach dem Aufstehen bessert sich durch Bewegung, Erschöpfung, Antriebsmangel, schwache Libido, starkes Bedürfnis nach anregenden Getränken wie Kaffee, Cola.

Feuchtigkeit ausleiten: die Figur verbessern – Gewicht reduzieren

Geschmack und thermische Wirkung:

bitter-warm und -erfrischend; auch scharf-warm und -erfrischend.

Beschwerden:

Wasseransammlungen, geschwollenes Gewebe, Cellulitis, Übergewicht (evtl. birnenförmig oder am ganzen Körper), schwere Gliedmaßen, sehr wenig Durst, geistige Müdigkeit, Niedergeschlagenheit, Schweregefühl.

Leber-Qi-Stagnation lösen

Geschmack und thermische Wirkung:

scharf-warm und -erfrischend; auch bitter- und salzig-erfrischend.

Beschwerden:

Kloßgefühl im Hals, bei Frauen vor der Periode: Brustspannen und Wassereinlagerung rund um die Taille, Aufstoßen, starke Blähungen und Völlegefühl, schafskotartiger Stuhl mit Verstopfung, Durchfall und Verstopfung im Wechsel, innere Anspannung, Ärger, Groll, Reizbarkeit, Frustration.

Ernährungsplan: Gewicht reduzieren oder halten – ohne Hitzezeichen

- Wie konsequent Sie sich an die Empfehlungen halten, sollte davon abhängen, wie stark Sie unter Beschwerden der auf Seite 128/129 aufgeführten Muster leiden.
- Orientieren Sie sich bitte auch an den beiden auf Seite 124/125 stehenden Tabellen »Praktische Hinweise für alle« und »Strenge Vermeidensphasen«.

Legende

++	sehr empfehlenswert
(++)	sehr empfehlenswert in kleinen Mengen
+	empfehlenswert
(+)	empfehlenswert in kleinen Mengen
–	nicht ausdrücklich empfehlenswert, aber erlaubt in kleinen Mengen
– –	vermeiden (phasenweise konsequent)
fette Schrift	besonders empfehlenswert im Rahmen der hier angegebenen Menge
(eingeklammert)	konsequent vermeiden bei Schlafstörungen, Nachtschweiß, innerer Unruhe
(bio)	bevorzugt aus kontrolliert biologischer Erzeugung

Getreide   *Hinweise: Gekochtes Getreide kann als ganzes Korn, als Grieß oder als Flocken gegessen werden. Weizen wirkt kühlend und wird häufig schlecht vertragen.*

- ++   Amarant, Buchweizen, **Dinkel**, Gerste, **Gerstengraupen**, (Hafer), **Hirse**, **Polenta, Quinoa, Reis alle Sorten**
- +   Grünkern
- –   getoastetes Brot aus fein gemahlenem Mehl, Nudeln, Weizen
- – –   Frühstückscerealien (gezuckertes Fertigmüsli); frisches, feuchtes Brot; rohe Getreideflocken in Müsli oder Frischkornbrei

Gemüse & Salat, erhitzt   *Hinweise: Alle gekochten Gemüsearten können auch kalt als Salat gegessen werden. Auch Chicorée, Radicchio und Rettich können kurz angebraten werden. Die Kartoffel steht „nur" unter erlaubt, weil sie nicht sehr bekömmlich ist.*

- ++   **Austernpilz, Champignon**, Blumenkohl, Bohne grün, **Brokkoli**, **(Fenchel)**, Grünkohl, **Hokkaidokürbis**, **Karotte**, Kohlrabi, (Lauch), **Mangold, Pastinake, Petersilienwurzel, Rettich schwarz**, **Rosenkohl, Rote Bete, Rotkohl, Sellerieknolle**, Shiitakepilz, Spargel, **Spinat, Süßkartoffel, Weißkohl, Wirsingkohl**, (Zwiebel)
- +   Aubergine, **Chicorée, Radicchio**, Selleriestange
- –   Kartoffel, Tomate

Salat, roh	*Hinweis: Bittere Blattsalate, Champignons und schwarzer Rettich können wie Küchenkräuter klein geschnitten zu gekochten Gerichten gegessen werden.*
(++)	**Chicorée**, Frühlingszwiebel, **Löwenzahn**, **Radicchio**, **Rettich schwarz**, **Rucola**
(+)	**Champignon**, Endiviensalat, **Feldsalat**, Kresse, Radieschen, Radieschen-Sprossen
–	Salatgurke, Tomate
– –	andere rohe Gemüse
Obst, roh & gedünstet	*Hinweise: Obst sollte aromatisch und vollreif sein. Kurz gedünstet ist es bekömmlicher als roh gegessen.*
(+)	**Aprikose**, **Birne**, Brombeere, **Heidelbeere**, **Himbeere**, **Kirsche süß**, **Pampelmuse**, Quitte
–	Apfel, Kumquat, Mandarine, Mirabelle, Pfirsich, Weintraube rot & weiß
– –	Banane, saures Obst, unreifes Obst
Trockenfrüchte	*Hinweis: Alles sehr Süße fördert Übergewicht!*
(+)	**Aprikose**
–	**Dattel**, Feige, Korinthe, Maulbeere, **Rosine**, Sultanine
Hülsenfrüchte	*Hinweise: Weichen Sie Hülsenfrüchte über Nacht ein und kombinieren Sie sie mit reichlich Gemüse, damit sie bekömmlich werden. Zusammen mit Gemüse leiten sie Feuchtigkeit aus.*
++	**Adukibohne**, Bohne weiße & schwarz, Erbse, Kichererbse, **Linse**, **Saubohne** (Jumbobohne)
(+)	Soja-Sprossen erhitzt
–	Tofu, Sojamilch
– –	rohe Sprossen von Hülsenfrüchten
Fleisch & Eier	*Hinweis: Fleisch und Eier sind nur in kleinen Mengen bekömmlich und gekocht besser als gebraten. Tiefgefrorenes Fleisch ist schwer bekömmlich. Fleischbrühe stärkt die Mitte.*
(+)	Ente, **Ei vom Huhn**, (Hammel), (Hirsch), **Huhn**, **(Lamm)**, **Kalb**, Kaninchen, **Pute**, Reh, **Rind**, **Truthahn**, Wachtel, (Ziege), Leber (bio)
–	gute Qualität Schinken, Koch- und Bratwurst
– –	fette Wurst, Schweinefleisch, tiefgefrorenes Fleisch

Ernährungsplan: Gewicht reduzieren oder halten – ohne Hitzezeichen

Fisch & Meeresfrüchte	*Hinweis: Frischer Fisch leitet am besten Feuchtigkeit aus, wenn er als Suppe gekocht wird.*
++	**Forelle**, **Hering**, **Makrele**, **Meeräsche**, **Karpfen**, **Sardine**, **Thunfisch**
+	(Garnele [Scampi, Shrimp, Nordseekrabbe]), Heilbutt
(+)	Barsch
– –	geräucherter fetter Fisch
Gewürze & Kräuter, frisch & getrocknet	*Hinweis: Anders als frische Kräuter erzeugen die meisten Gewürze in größeren Mengen gegessen innere Hitze. Darum isst man sie am besten regelmäßig in kleinen Mengen.*
(++)	**Basilikum**, Bohnenkraut, Borretsch, **Cumin**, Dill, Estragon, Frühlingszwiebel, **Ingwer frisch**, **Kardamom**, Korianderkraut, **Koriandersamen**, **Kurkuma**, **Kümmel**, Liebstöckel, **Lorbeer**, **Majoran**, **Oregano**, **Paprika edelsüß**, **Petersilie**, (Rosmarin), Safran, Salbei, Schnittlauch, Senfsamen, Vanille, **Wacholderbeere**, **Zitronensaft**, **Zitrusschale** (bio)
(+)	(Anis), Beifuß, (Bockshornkleesamen), (Bärlauch), (Chili), (Curry), (Fenchelsamen), (Galgant), (Kakaopulver), (Knoblauch), (Meerrettich), Muskat, **Nelke**, Pfeffer, Piment, (Sternanis), (Szechuanpfeffer), (Thymian), (Zimt)
Würzmittel	*Hinweise: Die folgenden Zutaten sind eine ausgezeichnete Hilfe für die Verdauung und bei Übergewicht. Essig und Milchsauervergorenes dürfen nicht pasteurisiert sein: Wenn sie erhitzt werden, verlieren sie ihre enzymatische Wirkung.*
++	Essig (bio): Apfelessig, Balsamico, Reisessig, Rotweinessig, Weißweinessig, natürlich aromatisierter Essig Milchsauervergorenes (bio): **Sojasoße wie Shoyu und Tamari**; Rettich, Sushi-Ingwer und Umeboshi-Aprikose: ein pfenniggroßes Stück nach dem Essen lutschen Meeresalgen (bio): Hijiki, Kombu, Wakame (nicht bei Yang-Mangel) in kleinen Mengen zusammen mit Hülsenfrüchten kochen Salz (bio): naturreines Meersalz und Steinsalz verwenden Senf (bio): in Salatsoße, zu Fleisch und Wurst Zitronensaft: zu Geflügel, Hühnersuppe, Gemüse und Salaten Zitrusschale (bio): in Fleischbrühe mitkochen, zu Geflügel

Nüsse & Samen	*Hinweise: Nüsse und Samen ohne Fett zu rösten macht sie bekömmlicher. Zusammen mit Trockenfrüchten sind sie ein guter Ersatz für Süßigkeiten bei Süßgelüsten – größere Mengen fördern Übergewicht.*
(+)	**Cashewnuss**, Kürbiskern, **Mandel**, Mandelmus, Sesammus, **Sonnenblumenkern**, **Walnuss**
– –	gesalzene Nüsse sind schwer bekömmlich

Milchprodukte	*Hinweis: Alle Milchprodukte – außer Butter – fördern Feuchtigkeit und Übergewicht, darum am besten phasenweise ganz vermeiden!*
–	lange gereifte Hartkäse: **Comté**, **Emmentaler**, **Gruyère**, Parmesan und **Pecorino**; Camembert, Frischkäse, Sahne süß & sauer, Schafskäse, **Ziegenkäse**
– –	Milch alle Sorten, Quark, alle Sauermilchprodukte wie Buttermilch, Dickmilch, Joghurt, Kefir und Sauermilch; (Blauschimmelkäse)

Öle & Fette	*Hinweis: Öl und Fett sind sehr nährend und sättigend, darum isst man sie am besten regelmäßig in kleinen Mengen.*
(+)	**Butter**, Butterschmalz, Knochenmark, Kürbiskernöl, Leinöl, **Olivenöl**, Rapsöl, Sonnenblumenöl, **Sesamöl**, Walnussöl
– –	Margarine

Süßmittel	*Hinweis: Alles sehr Süße befeuchtet sehr stark, darum am besten phasenweise ganz vermeiden.*
–	Gerstenmalz, Reismalz, **Vollrohrzucker**
– –	weißer Zucker!, Dicksaft, Honig, Rohrohrzucker, Sirup, Süßstoff

Getränke	*Hinweise: Wasser ist der beste Durstlöscher! Heiß getrunken wärmt es Milz und Magen. Getreidekaffee mit einer Prise Kardamom leitet Feuchtigkeit aus. Reiswein und Rotwein zum Kochen verwenden.*
++	**heißes Wasser**
+	**Getreidekaffee**, Wasser
(+)	**Banchatee, (Bitterschnaps: Underberg), Rotbuschtee, (Rotwein), (schwarzer Tee)**
–	Apfelsaft, Birnensaft und roter Traubensaft mit heißem Wasser; (grüner Tee), (Kaffee); Altbier, Schwarzbier, Weißwein
– –	Cola, Cocktails, Berliner Weiße, saure Fruchtsäfte, saurer Früchtetee, Glühwein, Limo, Likör, Pfefferminztee, Portwein, Süßwein, Weizenbier

Ernährungsplan – für alle mit Hitzezeichen

Zielsetzungen und Beschwerden

Die hier aufgeführten Kriterien bilden die Grundlage für die Auswahl und Bewertung der Nahrungsmittel im Ernährungsplan.

Die Yang- und Yin-Wurzel stärken: Qi- und Blutaufbau

Gesundheitszeichen:
gute körperliche und geistige Vitalität (Yang) – guter Schlaf und innere Ruhe (Yin).
Geschmack und thermische Wirkung:
süß-nährend und sauer-, bitter-, scharf-, salzig-erfrischend.

Die Mitte stärken: Qi-Aufbau von Milz und Magen

Geschmack und thermische Wirkung:
süß-nährend, süß-warm und süß-erfrischend.
Beschwerden:
Blähungen, Völlegefühl, Süßgelüste, Appetitlosigkeit morgens, Müdigkeit nach dem Essen, schwaches Bindegewebe, kalte Hände und Füße, Konzentrationsschwäche.

Bei Feuchter Hitze: Hitze kühlen, Feuchtigkeit ausleiten

Geschmack und thermische Wirkung:
bitter-erfrischend; auch sauer-, süß-, scharf-, salzig-erfrischend und salzig-kalt; wenig bitter-warm.
Beschwerden:
Abneigung gegen Fett, Übelkeit durch fette Speisen, Völlegefühl, bitterer Mundgeschmack, übelriechender, weicher Stuhl und Durchfälle, dunkler Urin, Übergewicht (evtl. apfelförmig am Bauch und Rumpf), Bedrücktheit, Reizbarkeit.

Bei Magen-Schleimfeuer: Hitze kühlen, Schleim transformieren und ausleiten

Geschmack und thermische Wirkung:

bitter-erfrischend; auch sauer-, süß-, scharf-, salzig-erfrischend und salzig-kalt.

Beschwerden:

Sodbrennen, saures Aufstoßen, brennender Magenschmerz, ständiger Hunger, Heißhungerattacken, viel Durst und Verlangen nach kalten Getränken, Schmerz und Blutung des Zahnfleischs, Mundgeruch, evtl. Übelkeit und Erbrechen nach dem Essen, Verstopfung, Engegefühl im Oberbauch, Übergewicht (evtl. apfelförmig am Bauch und Rumpf), innerer Druck und Unruhe, emotionale Schwankungen, Reizbarkeit, Ärger schlägt auf den Magen.

Bei Yin-Mangel und Leere-Hitze: Säfteaufbau und Hitze kühlen

Geschmack und thermische Wirkung:

süß-, sauer-, bitter-, scharf-, salzig-erfrischend und salzig-kalt.

Beschwerden:

Schlafstörungen, nachts oder morgens zu frühes Aufwachen, traumgestörter Schlaf, Nachtschweiß, heiße Füße in der Nacht, Hitzegefühl am Nachmittag, trotz Durst kein Verlangen nach Getränken, trockener Mund, innere Unruhe, Rastlosigkeit, ängstliche Unruhe, Vergesslichkeit.

Leber-Qi-Stagnation lösen

Geschmack und thermische Wirkung:

scharf-erfrischend; auch sauer-, bitter-, salzig-erfrischend; wenig scharf-warm und scharf-heiß.

Beschwerden:

Kloßgefühl im Hals, Aufstoßen, starke Blähungen und Völlegefühl, schafskotartiger Stuhl mit Verstopfung, Durchfall und Verstopfung im Wechsel, bei Frauen vor der Periode: Brustspannen und Wassereinlagerung rund um die Taille, innere Anspannung, Ärger, Groll, Reizbarkeit, Frustration.

Praktische Hinweise – bei Feuchter Hitze, Magen-Schleimfeuer, Yin-Mangel und Leere-Hitze

- *Die warmen und heißen Nahrungsmittel sind in dieser Tabelle und dem folgenden Ernährungsplan hinreichend eingeschränkt, damit die Hitzezeichen nicht noch verstärkt werden.*
- *Wie konsequent Sie sich an die Empfehlungen halten, sollte davon abhängen, wie stark Sie unter Beschwerden der hier in der Überschrift aufgeführten Muster leiden.*
- *Orientieren Sie sich bitte auch an den beiden weiter auf Seite 124/125 stehenden Tabellen »Praktische Hinweise für alle« und »Strenge Vermeidensphasen«.*

Ungünstige Ernährungsgewohnheiten	Empfehlenswerte Alternativen
Zu unbekömmlich: Industriekost.	Auf frische, hochwertige Zutaten achten.
Zu viel auf einmal, ständig essen.	Sich dreimal am Tag eine sättigende Mahlzeit gönnen; langsam und mit Genuss essen.
Zu viel am Abend essen.	Am Mittag gehaltvoll und abends leichte Gemüsegerichte essen.
Zu schwer essen: zu viel Fleisch, Eier.	Eiweißhaltiges reduzieren, die Gemüse-portion vergrößern und sättigendes Ge-treide essen; für den Fett-Eiweiß-Typ mehr Gemüse als Getreide.
Zu fett essen: zu viel Wurst, Käse.	Brotmahlzeiten reduzieren; dafür mehr abwechslungsreiche Gemüsegerichte.
Zu viele scharfe Gewürze.	Mild würzen, am besten mit frischen und getrockneten Kräutern.
Zu viel Milchprodukte.	Phasenweise ganz darauf verzichten; Reismilch ist empfehlenswert.
Minderwertiges Fett beim Kochen, außer Haus oder in Fertiggerichten.	Kochen mit hochwertigem Öl, Butter, Butterschmalz.
Scharf anbraten, rösten, grillen.	Sanft braten, dünsten, in Wasser kochen.
Zu viel Alkohol, vor allem Spirituosen, Cocktails, Likör, Süßwein.	Phasenweise ganz auf alkoholische Getränke verzichten.
Unter Stress essen.	Wenn man unter Druck steht, nur so wenig wie nötig essen – etwas Leichtes, am besten ein Gemüsegericht und kein Fleisch!

Ungünstige Ernährungsgewohnheiten	Empfehlenswerte Alternativen
Alles sehr Süße!	*Bei Süßgelüsten:*
Weißer Zucker, Dicksaft, Sirup, Süßstoff; Limo, Cola, Fruchtsäfte.	Vollreifes, süßes Obst in Maßen: Aprikose, Birne, Honigmelone – roh oder besser gedünstet; wenig Gerstenmalz, Reismalz, Vollrohrzucker.
Schwer bekömmliche Kombinationen: *fett-süß:*	*Mildsüße* Getreidegerichte mit süßem Obst, mild gewürzt mit etwas Kardamom, Koriander oder Kurkuma – kein Zimt!
Marmeladenbrot, Kakaogetränke, Schokolade, Torte, Eiscreme; *fett-salzig:*	*Pikante* Getreidegerichte, auch Nudeln, mit Gemüse, mild gewürzt etwa mit Kümmel
fette Wurst, Schinken, Speck, fetter Käse, Kartoffelchips, gesalzene Nüsse, Sahnesoße, mit Käse Überbackenes.	oder Majoran und viel frischen Kräutern; wenig Fleisch oder Eier in Kombination mit Gemüse – statt Wurst.

Teil 2

Ernährungsplan: Gewicht reduzieren oder halten – mit Hitzezeichen

Legende

++	sehr empfehlenswert
(++)	sehr empfehlenswert in kleinen Mengen
+	empfehlenswert
(+)	empfehlenswert in kleinen Mengen
–	nicht ausdrücklich empfehlenswert, aber erlaubt in kleinen Mengen
– –	vermeiden (phasenweise konsequent)
fette Schrift	besonders empfehlenswert im Rahmen der hier angegebenen Menge
(eingeklammert)	konsequent vermeiden bei Heißhungerattacken, Sodbrennen, Magenbrennen, Schlafstörungen, Nachtschweiß, starker Reizbarkeit
(bio)	bevorzugt aus kontrolliert biologischer Erzeugung

Getreide *Hinweise: Gekochtes Getreide kann als ganzes Korn, als Grieß oder als Flocken gegessen werden. Weizen wirkt kühlend und wird häufig schlecht vertragen.*

++ **Buchweizen, Gerste, Gerstengraupen, Hirse**, Polenta, **Reis alle Sorten**

+ Amarant, Dinkel, Weizen als Grieß, als Flocken und als Bulgur

– getoastetes Brot aus fein gemahlenem Mehl, Nudeln

– – Frühstückscerealien (gezuckertes Fertigmüsli); rohe Getreideflocken in Müsli oder Frischkornbrei; frisches, feuchtes Brot; (Grünkern), (Hafer); geröstete Getreide

Gemüse & Salat, erhitzt *Hinweise: Alle gekochten Gemüsearten können auch kalt als Salat gegessen werden. Auch Chicorée, Radicchio und Rettich können kurz angebraten werden.*

++ Artischocke, Aubergine, Austernpilz, Blumenkohl, Broccoli, **Champignon, Chicorée, Chinakohl, Endivien, Hokkaidokürbis, Karotte, Löwenzahn, Mangold, Radicchio, Rettich schwarz, Rote Bete, Rucola**, Schwarzwurzel, **Sellerieknolle, Selleriestange, Spinat, Weißkohl**

+ Bohne grün, Salatgurke, Sojabohnen-Sprossen, Spargel, Tomate, Süßkartoffel, Zucchini

(+) (Fenchel), Kartoffel, (Zwiebel)

– – (Lauch), (Knoblauch)

Salat, roh	*Hinweis: Bittere Blattsalate, Champignons und schwarzer Rettich können wie Küchenkräuter klein geschnitten zu gekochten Gerichten gegessen werden.*
(++)	Alfalfa-Sprossen, Blattsalat, Champignon, **Chicorée**, **Endivien**, **Feldsalat**, **Kresse**, **Löwenzahn**, **Radicchio**, Radieschen, **Radieschen-Sprossen**, **Rettich schwarz**, **Rettich-Sprossen**, **Rucola**
(+)	Salatgurke, Tomate
– –	Knoblauch, Zwiebel
Obst, roh & gedünstet	*Hinweise: Obst sollte aromatisch und vollreif sein. Kurz gedünstet ist es bekömmlicher als roh gegessen.*
(+)	**Ananas**, **Apfel**, **Aprikose**, **Birne**, **Brombeere**, **Clementine**, **Heidelbeere**, **Himbeere**, **Honigmelone**, Kirsche, Kumquat, **Mandarine**, **Mango**, **Mirabelle**, **Pampelmuse**, Quitte, **Wassermelone**, **Weintraube rot & weiß**
–	Banane, Pfirsich
– –	saures Obst, unreifes Obst
Trockenfrüchte	*Hinweis: Alles sehr Süße fördert Übergewicht!*
–	**Aprikose, Rosine**
Hülsenfrüchte	*Hinweise: Weichen Sie Hülsenfrüchte über Nacht ein und kombinieren Sie sie mit reichlich Gemüse, damit sie bekömmlich werden. Zusammen mit Gemüse leiten sie Feuchtigkeit aus.*
++	**Adukibohne**, **Mungbohne**
+	**Linse**, **Mungbohnen-Sprossen** erhitzt, **Saubohne** (Jumbobohne), Soja-Sprossen erhitzt, **Tofu**
–	Sojamilch
– –	rohe Sprossen von Hülsenfrüchten
Fleisch & Eier	*Hinweise: Fleisch und Eier sind nur in kleinen Mengen bekömmlich und sollten phasenweise nur gekocht – nicht gebraten – und nicht am Abend gegessen werden. Tiefgefrorenes Fleisch ist schwer bekömmlich.*
(+)	Ei vom Huhn, **Ente**, Hase, Huhn, Kaninchen, Kalb, **Pute**, **Rind**, Rinderleber, Wachtel
– –	(Hammel), (Hirsch), (Lamm), (Reh), Schwein, (Truthahn), (Ziege); gebratenes, gegrilltes, geräuchertes, fettes Fleisch; fette Wurst, Salami, Schinken roh

Fisch & Meeresfrüchte	*Hinweis: Frischer Fisch leitet am besten Feuchtigkeit aus, wenn er als Suppe gekocht wird. Er ist eine gut bekömmliche Alternative zu Fleisch.*
++	Heilbutt, **Hering**, **Karpfen**, **Meeräsche**, **Sardine**, Tintenfisch
+	Auster, Barsch, **Forelle**, Kabeljau, Krebs, Makrele, Scholle, **Thunfisch**
–	(Garnele [Scampi, Shrimp, Nordseekrabbe]), Lachs, Languste, Miesmuschel
Gewürze & Kräuter, frisch & getrocknet	*Hinweis: Anders als frische Kräuter begünstigen die meisten Gewürze bereits in relativ kleinen Mengen innere Hitze. Darum bitte auch die empfohlenen in Maßen verwenden!*
(+)	Basilikum, Beifuß, **Bittersalate** (wie Küchenkräuter verwenden), **Borretsch**, Cumin, Dill, Estragon, **Ingwer frisch**, Kardamom, Korianderkraut, **Koriandersamen**, **Kümmel**, **Kurkuma**, Lorbeer, Majoran, Nelke, Oregano, Paprika edelsüß, **Petersilie**, **Salbei**, Senfsamen, Vanille, Wacholderbeere, **Zitrusschale** (bio)
–	Pfeffer
– –	(Anis), (Bärlauch), (Bockshornkleesamen), (Chili), (Cayennepfeffer), (Curry), (Fenchelsamen), (Galgant), (Ingwer getrocknet), (Kakaopulver), (Knoblauch), (Meerrettich), (Muskat), (Rosmarin), (Sternanis), (Szechuanpfeffer), (Thymian), (Zimt)
Würzmittel	*Hinweise: Die folgenden Zutaten sind eine ausgezeichnete Hilfe für die Verdauung und bei Übergewicht. Essig und Milchsauerver- gorenes dürfen nicht pasteurisiert sein: Wenn sie erhitzt werden, verlieren sie ihre enzymatische Wirkung. Bei Magenbeschwerden sind Essig und Senf nicht empfehlenswert.*
(+)	Essig (bio): Apfelessig, (Balsamico), **Reisessig**, (Rotweinessig), Weißweinessig, natürlich aromatisierter Essig Milchsauervergorenes (bio): **Sojasoße wie Shoyu und Tamari**; Rettich, Sushi-Ingwer und Umeboshi-Aprikose: ein pfenniggroßes Stück nach dem Essen lutschen Meeresalgen (bio): Hijiki, Kombu, Wakame mit Hülsenfrüchten mitkochen Salz (bio): naturreines Meersalz und Steinsalz verwenden Zitronensaft: zu Geflügel, Hühnersuppe, Gemüse und Salaten Zitrusschale (bio): in Fleischbrühe mitkochen, zu Geflügel

Teil 2

Nüsse & Samen	*Hinweise: Nüsse und Samen sind schwer bekömmlich, weil sie sehr fetthaltig sind, und als Snack nicht empfehlenswert. Wenn man sie in kleinen Mengen z. B. im Getreide mitkocht, sind sie bekömmlicher und sehr nährend.*
(+)	Mandel, **Sesam, Sonnenblumenkern**
–	Cashewnuss
– –	(Walnuss), gesalzene Nüsse sind schwer bekömmlich
Milchprodukte	*Hinweis: Alle Milchprodukte – außer Butter – fördern Feuchtigkeit und Übergewicht, darum am besten phasenweise ganz vermeiden!*
–	lange gereifte Hartkäse: (Comté), (Emmentaler), (Gruyère), (Pecorino); **Frischkäse**, Sahne süß & sauer
– –	Milch alle Sorten, Quark, alle Sauermilchprodukte wie Buttermilch, Dickmilch, Joghurt, Kefir und Sauermilch; (Blauschimmelkäse), (Weißschimmelkäse), (Brie), (Camembert), (Parmesan), (Schafskäse), (Ziegenkäse)
Öle & Fette	*Hinweis: Öl und Fett sind sehr nährend und sättigend, darum isst man sie am besten regelmäßig in kleinen Mengen.*
(+)	Butter, Butterschmalz, **Olivenöl**, Rapsöl, **Sesamöl, Sonnenblumenöl**
– –	(Kürbiskernöl), Rapsöl, (Walnussöl); stark gebratenes und minderwertiges Öl und Fett
Süßmittel	*Hinweis: Alles sehr Süße befeuchtet sehr stark, darum am besten phasenweise ganz vermeiden.*
–	Gerstenmalz, Reismalz, **Vollrohrzucker**
– –	weißer Zucker!, Dicksaft, Honig, Rohrohrzucker, Sirup, Süßstoff!
Getränke	*Hinweise: Wasser ist der beste Durstlöscher! Heiß oder warm getrunken wärmt es Milz und Magen.*
++	**warmes und heißes Wasser**
+	Wasser
(+)	Banchatee, (grüner Tee), **Hagebuttentee**, Hibiskustee, Pfefferminztee
–	**Birnensaft** mit Wasser verdünnt; Malventee, (Rotbuschtee), (schwarzer Tee); (Altbier), Berliner Weiße, helles Bier, (Reiswein [Sake]), (Schwarzbier), Weißwein
– –	(alle Spirituosen), (Bitterlikör), (Bitterschnaps), (Cocktails), (Glühwein), (Kaffee), (Kakao), (Likör), (Portwein), (Rotwein), (Süßwein), Weizenbier

Teil 2

Gewürze und Kräuter – Zauberkräfte für die Bekömmlichkeit

Alle Gewürze und Kräuter haben tatsächlich eines gemeinsam: Aufgrund ihrer dynamisierenden, aromatischen, scharfen oder ausleitenden, bitteren Wirkung ist ihr Einsatz in der Verwendung beim Kochen ausschlaggebend für die gute Bekömmlichkeit der Speisen. Darüber hinaus haben sie noch jede Menge weitere Vorzüge. Um in deren Genuss zu kommen und andererseits Überreaktionen dieser potenten Würzdrogen zu vermeiden, wollen sie wohldosiert sein: weder zu viel noch zu wenig, mal das eine und dann wieder ein anderes – und am besten regelmäßig in kleinen Mengen. Konkrete Wirkungen der Gewürze und Kräuter und zahlreiche Hinweise zu ihrer Verwendung finden Sie in der farbigen Tabelle am Ende dieses Kapitels.

Grundsätzlich kommen *Kräuter und insbesondere Gewürze immer in relativ kleinen Mengen* zum Einsatz. In einen Salat kann man zwar eine Handvoll frische Kräuter wie Petersilie und Basilikum geben, aber ein Teelöffel voll Pfeffer oder Zimt kann für Menschen »mit Hitzezeichen« bereits schädlich sein. *Zu große Mengen von thermisch sehr warmen oder heißen Gewürzen* erzeugen zunächst Magenhitze, es kann zu Sodbrennen und Schweißausbrüchen kommen. Auf Dauer kann die Hitze auf andere Organe übergehen und das Yin, die Körpersäfte, schädigen, innere Unruhe oder Schlafstörungen erzeugen.

Diese Gefahr besteht vor allem dann, wenn man aus Gewürzen und Kräutern Tees zubereitet. Obwohl man derartige Empfehlungen in vielen Büchern findet, bin ich der Meinung, dass weder frischer Ingwer noch irgendein anderes Gewürz oder Kraut regelmäßig als Tee getrunken werden sollten, dazu sind sie einfach zu stark. Das gilt auch für scharfen Yogitee. Man kann gelegentlich richtig scharf essen, aber den meisten Leuten wird es wohl auf Dauer nicht guttun. Nahrung ist in gewisser Hinsicht Medizin, das gilt besonders für hocharomatische Gewürze, die allesamt einen speziellen Einfluss auf bestimmte Organfunktionen haben. In der farbigen Tabelle am Kapitelende habe ich im Wesentlichen die therapeutischen Wirkungen aufgeführt, die sich auf die Verdauung beziehen sowie auf verschiedene Muster, die Gewichtsproblemen zugrunde liegen.

Ich möchte Ihnen gerne vor Augen führen, wie nachhaltig die Aromen in Kräutern und Gewürzen alle möglichen Körperfunktionen fördern. Wie wichtig sie nicht nur für die Verdauung, sondern auch für den freien Fluss von Qi und Blut sind. Sie stärken die Organe und die Abwehrkraft, sie nähren das Blut, sie machen den Körper durchgängig, sie leiten Schlacken aus, und auf diese Weise kräftigen und festigen sie das Gewebe. Sie leiten Feuchtigkeit und Schleim aus, darum machen sie schlank. Aber sie fördern so auch die geistige Vitalität, die Konzentration und die gute Laune.

Wenn Sie all dies in Betracht ziehen, dann können Sie sich sicherlich vorstellen, was der Unterschied zwischen einem schlichten Käsebrot und einem geschmackvoll gewürzten Eintopfgericht ist. Ich möchte Sie dazu animieren, so oft wie irgend möglich zu kochen, damit Sie Ihre Organfunktionen auf Trab bringen, vor allem natürlich das Verdauungsfeuer. Und ich möchte Ihnen zeigen, wie einfach es ist – wie wohltuend und förderlich für die Figur –, wenn Sie das unbekömmliche Käsebrot durch richtiges Essen ersetzen, das meinetwegen auch Käse enthalten darf.

Zum Beispiel durch eine würzige Polenta mit Nelken, Kardamom, Muskat und viel Butter, dazu Tomatenscheiben mit viel Basilikum, etwas Pfeffer aus der Mühle, Olivenöl und einigen Scheiben Hartkäse wie Gruyère oder Comté. Dieses kleine Gericht ist einfach, schnell und gehaltvoll. Es stärkt das Verdauungsfeuer, und es befriedigt gleichzeitig diesen typischen »Gieper« auf Käse. Es erzeugt Vitalität und ein tolles Wohlgefühl, weil all diese Aromen auch das Nieren-Yang und das Herz stärken. Sie bewegen außerdem das Leber-Qi, also wirken sie entspannend und erzeugen gute Laune. Sie wirken sogar euphorisierend, man könnte auch sagen aphrodisierend – aber das tun ja ohnehin fast alle aromatischen Zutaten. Sie steigern ein klein wenig die Lust auf liebevolle Umarmungen – oder auf Gartenarbeit. Was Sie mit Ihrer gesteigerten Tatkraft machen, bleibt natürlich Ihnen überlassen.

Lassen Sie sich inspirieren

Das Verhältnis zwischen nährenden Zutaten wie Getreide, Gemüse oder Fleisch einerseits und Gewürzen oder Kräutern andererseits sollte ausgewogen sein – dann regt das Essen den Appetit an, und man fühlt sich hinterher nicht nur wohlig gesättigt, sondern auch vital. Die Aromen dienen dazu, diese nährstoffreichen Nahrungsmittel bekömmlich zu machen, und umgekehrt puffern die Hauptnährstoffe Kohlenhydrate, Fett und Eiweiß die Aggressivität der Aromen. Das merkt man deutlich beim Radicchio: Pur gegessen ist er ziemlich bitter. Sobald man ein öliges Dressing darübergibt, schmeckt man diese tollen Bitterstoffe aber kaum noch, die so schön ausleiten, schlank machen, die Leber entspannen und das Herz beruhigen. Ihre Wirkung bleibt trotz des Öls unverändert erhalten.

Je schärfer das Aroma bei einem Gewürz, umso intensiver wirkt es und umso niedriger muss es dosiert werden. Chili ist das heißeste Gewürz überhaupt. Eine kleine Prise Cayennepfeffer, der aus getrockneten, gemahlenen scharfen Chilischoten besteht, genügt, um einem Gericht eine milde Schärfe zu verleihen. Das Gleiche gilt für Zimt und Muskat, die zwar nicht ganz so heiß sind wie Chili, aber deutlich wärmer als getrocknete Kräuter wie Majoran oder Kümmelsamen. Am besten machen Sie sich eine Kopie von der Tabelle und legen oder hängen sie in die Küche, damit Sie beim Kochen auf neue Ideen kommen, mit welchen Zutaten Sie Ihre gewohnten Gerichte verfeinern und bekömmlicher machen können. Eine große Auswahl an Rezepten mit aromatischen Zutaten finden Sie außerdem im »Fünf-Elemente-Kochbuch« (siehe »Buchempfehlungen« im Anhang).

Während eine Überdosierung Hitze im Magen und anderen Organen erzeugen kann, führt eine *Unterdosierung* oder der Verzicht auf aromatische Kräuter und Gewürze dazu, dass die Speisen nicht besonders gut bekömmlich sind – dies ist eine typische Schwäche der guten alten Hausmannskost. Allgäuer Käsespätzle oder Kartoffelpuffer liegen stundenlang schwer im Magen, weil die Verdauungskraft nicht ausreichend unterstützt wird. In den Kapiteln 24 bis 26 finden Sie weitere Anregungen dafür, wie man »Omas gute Küche« bekömmlich macht. Das ist vor allem bei herzhaften Gerichten nötig, die ja nur dann richtig gut schmecken, wenn man auch genügend Fett verwendet, aber auch bei Speisen mit Fleisch, Eiern, Hülsenfrüchten, Kohlgemüse, Kartoffeln, Dinkel oder Grünkern. Demgegenüber brauchen saftige, erfrischende Gemüsegerichte kaum Gewürze, weil sie leicht bekömmlich sind.

Schnell und einfach sind vor allem *Speisen mit pikant gewürztem Getreide* – wie etwa Hirse, Reis oder Polenta – und *ausreichend Butter oder Öl*, ergänzt durch *gekochtes Gemüse und etwas Rohkost* oder einfach nur mit *Bittersalaten, frischen Kräutern* und je nach Gusto mit etwas *pikanter Salami, geräuchertem Fisch oder Hartkäse.*

Damit Sie viel Freude beim Ausprobieren haben, möchte ich Ihnen raten, nach und nach das eine oder andere neue Gewürz oder Kräutlein in guter Qualität aus dem Bioladen oder Reformhaus dazuzukaufen, etwa gemahlenen Kümmel oder getrockneten Majoran. Probieren Sie diese Aromen so lange aus, bis sie Ihnen vertraut sind. Ein volles Regal mit Gewürzen, über deren Verwendung man sich nicht sicher ist, bringt keinen Gewinn. Nachdem ich mich beispielsweise vor wenigen Jahren mit gemahlenem Kümmel angefreundet hatte, den ich als Kind gar nicht mochte, habe ich heute bei den verschiedensten Gerichten tolle Erfolge damit. Ebenso erging es mir mit Kurkuma, mit Cumin und Wacholderbeeren.

Bevor Sie sich auf die wunderbaren Aromen stürzen, empfehle ich Ihnen, jetzt den »Ausschlusstest« auf Seite 81 zu machen, falls Sie bisher noch nicht dazu gekommen sind. Egal, ob Sie Ihr Gewicht halten oder ob Sie abnehmen möchten: Klären Sie bitte zunächst ab, ob Sie Hitzezeichen haben. Falls nicht, dann dürfen Sie gerne etwas mehr würzen, aber bitte nicht übertreiben. Wenn Sie beim

Test herausgefunden haben, dass Sie Hitzezeichen haben, sollten Sie sehr warme Gewürze nur in sehr kleinen Mengen verwenden und heiße ganz vermeiden. Dann bleiben immer noch jede Menge frische und getrocknete Kräuter und etliche leicht warme Gewürze übrig, die Sie gerne benutzen können. In der farbigen Tabelle am Ende dieses Kapitels finden Sie in den zwei schmalen Spalten entsprechende Hinweise für die Mengen, die speziell für Menschen »mit« oder »ohne Hitzezeichen« empfehlenswert sind.

Hochpotente Würzdrogen für ein sonniges Gemüt

Die intensiven Wirkungen von Gewürzen und Kräutern auf alle Körperfunktionen, auch auf die geistige Vitalität und die Stimmungslage, beruhen auf ihren natürlichen Aromen. Bitterstoffe und Hunderte verschiedene aromatische Substanzen, die in den wertvollen ätherischen Ölen enthalten sind, spielen dabei die Hauptrolle. Wie der Name schon sagt, verflüchtigen sie sich sehr schnell unter Hitzeeinwirkung oder wenn sie zu lange gelagert werden. Darum werden Gewürze und Kräuter in der industriellen Lebensmittelherstellung technisch und chemisch malträtiert und mit allen möglichen Zusätzen angereichert – oder einfach ganz weggelassen und durch chemische Aromastoffe ersetzt.

Jede Art von konventioneller Industriekost hat einen Mangel an natürlichen Aromastoffen, die vom Körper jedoch dringend benötigt werden. Das ist nicht nur ein Risikofaktor für eine schlechte Verwertung der Nahrung, sondern auch für schlechte Laune. Die erschreckende Zunahme von Depressionen in unserer Gesellschaft hat viele Ursachen auf verschiedenen Ebenen. Herzenskälte und innere Kälte durch einen Yang-Mangel der Niere und des Herzens, die häufig auf einen Milz-Yang-Mangel zurückgehen, und eine massive Leber-Qi-Stagnation sind die Syndrome, die auf *psychisch-geistiger Ebene* Niedergeschlagenheit, Mutlosigkeit, innere Lähmung und Antriebslosigkeit erzeugen können. Im Rahmen der Vorbeugung wäre es hilfreich, sich mit den Aspekten zu beschäftigen, die ich in den Kapiteln über die Kunst der Langsamkeit und den freien Qi-Fluss beschrieben habe (Kapitel 5, 6 und 8). Im Anhang finden Sie meinen Buchtipp zum Thema Depressionen.

Auf *körperlicher Ebene* führt die Stärkung der Mitte durch die Hauptnährstoffe zu mehr psychischer Stabilität. Forschungen zu den sogenannten Exorphinen bestätigen dies. Das sind Eiweißstoffe mit opiatähnlicher Wirkung, die etwa bei der Verdauung von Getreide und Fisch freigesetzt werden. Sie erzeugen ein Gefühl des Wohlbehagens und der Gemütlichkeit. Wenn nun in einem herzhaften, wohlig nährenden Getreidegericht noch die Wirkung von ein paar geistig und psychisch anregenden Würzdrogen dazukommt, die bei regelmäßiger Verwendung auf Dauer eine spürbare und nachhaltig positive Wirkung auf die Stimmung haben, hat man weiteren Grund zur Freude.

Nicht nur halluzinogene Stoffe im Muskat und Capsaicin in Chili regen die Produktion und Ausschüttung von Glückshormonen an. Stimmungsaufhellende Endorphine werden auch durch Küsse und Tageslicht mobilisiert. Wenn es daran mangelt, kann man wenigstens auf Gewürze und frische Kräuter zurückgreifen, deren Aromen und Vitalstoffe so wirken, als würde man die Wolken wegpusten und das Sonnenlicht anknipsen. Die typischen Gewürze in traditionellen Wintergerichten, im Lebkuchen und natürlich im Glühwein – Anis, Ingwer, Muskatnuss, Nelken, Orangenschale, Wacholderbeeren und Zimt – schützen nicht nur vor dem kalten Wetter, sie ersetzen auch das fehlende Tageslicht im Winter oder zur Not auch ein bisschen den Partner zum Küssen.

In Anbetracht der besonderen Bedeutung der Aromen für die Verwertung der Nahrung und die Unterstützung wichtiger Organfunktionen rate ich dazu, *Gewürze und Kräuter entweder im Naturkosthandel einzukaufen oder im Reformhaus* zu den Produkten der Gewürzmühle Brecht zu greifen, die seit dem Jahr 1925 naturreine Gewürze anbietet – heute weitgehend aus ökologischem Anbau. Je besser die Qualität der Zutaten, umso stärker ist ihr Aroma und umso sparsamer können sie dosiert werden.

Bewahren Sie Ihre trockenen Kräuter und Gewürze am besten in lichtundurchlässigen Schraubgläsern auf, damit sie ihre Wirkung nicht verlieren.

Bitte denken Sie auch daran, *naturreines Stein- oder Meersalz* zu kaufen. Es verleiht dem Essen einen volleren Geschmack und löst keinen unnatürlichen Durst nach dem Essen aus, wie es bei Industriesalz häufig der Fall ist.

Küchenkräuter – frisch und getrocknet

Kräuter haben in frischer und getrockneter Form tendenziell die gleiche Wirkung. Es gibt aber auch deutliche Unterschiede. *Frische Kräuter ebenso wie Sprossen* haben viel mehr von der dynamischen, für frische, grüne, saftige Pflanzen typischen *Qualität des Holzelements*, die ich als »sauer« bezeichne, obwohl diese Klassifizierung in der Chinesischen Diätetik nicht üblich ist. Vielleicht weil die Holzqualitäten von Frischpflanzen für Chinesen eine Selbstverständlichkeit sind. In der farbigen Tabelle am Kapitelende habe ich nicht zwischen frischen und getrockneten Kräutern unterschieden und darum die Geschmacksbezeichnung »sauer« für frische Kräuter weggelassen. Durch *Trocknung* treten die Holzqualitäten völlig in den Hintergrund, die Kräuter werden fast alle *aromatischer und schärfer*. Scharf ist eine *Qualität des Metallelements*. Schärfer bedeutet auch, dass *getrocknete Kräuter wärmer* sind als frische und eine stärkere *Wirkrichtung nach oben und außen* entfalten. Sie leiten das Qi von der Milz nach oben zur Lunge und zum Herzen. Das ist nützlich, wenn man die Laune heben und die Abwehrkraft stärken möchte.

Um in den vollen Genuss der unterschiedlichen Kräfte von Kräutern zu kommen, kombiniert man so oft wie irgend möglich getrocknete und frische bei einer Mahlzeit. Bei Übergewicht »mit Hitzezeichen« sind frische Kräuter günstiger, getrocknete können jedoch in Maßen verwendet werden.

Ganz wichtig für Liebhaber von Brotmahlzeiten! Mit Wurst oder Käse belegte Brote, die man ja gerne für unterwegs mitnimmt, werden um einiges bekömmlicher, wenn man sie mit reichlich frischen Kräutern aufpeppt, am besten in Kombination mit ein paar Blättern Radicchio oder Scheiben vom schwarzen Rettich.

Frischkäse und Olivenöl sind ideale Grundlagen, um große Mengen klein geschnittener Kräuter miteinander zu verbinden. Solch einen Dip oder ein Pesto kann man zusätzlich pikant würzen und mit klein geschnittener Rohkost auffüllen, um eine kleine, appetitanregende Vorspeise oder einen Brotbelag zu erhalten, die die Verdauungskraft ganz wunderbar anregt.

Bittersalate wie Radicchio, Rucola und Trevisano können genauso wie Küchenkräuter gehandhabt werden: als Brotbelag oder klein geschnitten zu gekochten Speisen, für ein Pesto oder einen Dip. Oder als hocharomatischer Minisalat mit Kräutern wie Basilikum, Petersilie, Frühlingszwiebeln, mit gutem Öl und Balsamico-Essig als Vorspeise oder einfach als Beilage zu Hirse, Reis oder Polenta.

Frische Kräuter sind grün, knackig, saftig, säuerlich und manchmal leicht adstringierend (zusammenziehend). Sie unterstützen die Körpersäfte, auch das Yin des Herzens und ganz besonders das Blut, wie alle grünen und roten Pflanzen und Früchte. Sie fördern die Nahrungsverwertung und sie sind ausgesprochen günstig bei Leber-Qi-Stagnation, zumal sie Qi bewegen, ohne Hitze zu erzeugen. Sie sind weniger warm als getrocknete Kräuter, und ihre Wirkrichtung geht weniger stark nach oben, wodurch sie grundsätzlich für jeden empfehlenswert sind – auch bei Hitzezeichen. Sie können großzügig verwendet werden, mit Ausnahme von Rosmarin und Thymian.

Zartblättrige Kräuter wie Basilikum, Majoran oder Oregano sollte man keinesfalls mitkochen. Man gibt sie am Ende der Kochzeit zum Essen dazu, damit sie ihr Aroma nicht verlieren. Die feste Struktur von Rosmarin dagegen schützt die Aromen und macht ihn wenig geeignet für den rohen Verzehr.

Um die Haushaltskasse zu schonen, können Sie Küchenkräuter drinnen oder draußen auf der Fensterbank halten. Kauft man sie in kleinen Plastiktöpfen, sollte man sie mit guter Erde in größere Gefäße umtopfen und gelegentlich düngen, damit sie üppig wachsen.

Im Winter gedeihen sie auch in unbeheizten Räumen oder in einem hellen Flur.

Auch Sprossen lassen sich leicht selbst ziehen, am einfachsten in speziellen Keimbehältern, die teilweise auch gut transportabel sind. Sie müssen ein- bis zweimal am Tag gewässert werden.

Getrocknete Kräuter sind wärmer und etwas aromatischer als frische. Ausnahmen sind Basilikum, Dill, Petersilie und Schnittlauch, die getrocknet weniger intensiv schmecken und demzufolge weniger dynamisch wirken. Bei den anderen ist die verdauungsanregende Kraft eindeutig stärker, beispielsweise bei getrocknetem Oregano und Majoran. Man erkennt es an ihrem starken Aroma, das grundsätzlich der Indikator für die Wirkkraft von Kräutern und Gewürzen ist. Um diese nicht zu schmälern, werden getrocknete Kräuter am besten erst kurz vor Ende der Kochzeit zugefügt, oder man gibt einen Teil der erforderlichen Menge während des Kochens ins Essen und den anderen Teil am Schluss.

Tipps für bestimmte Würzmittel

Gewürzsamen: Wenn sie gemahlen sind, lassen sich Kümmel, Cumin und andere Samen besser dosieren und feiner aufeinander abstimmen. Man sollte sie jedoch erst gegen Ende der Kochzeit zugeben, damit das Aroma nicht durch langes Kochen verlorengeht. Wenn man die Samen selbst mahlen möchte, kann man ihr Aroma verstärken, indem man die Menge, die in die Mühle hineinpasst, vorher in eine heiße Pfanne gibt: Bei starker Hitze die Pfanne ständig schütteln, bis die Samen anfangen zu knistern. Dann schnell zum Abkühlen auf einen Teller geben und erst dann in die Mühle.

Chili: Chilischoten werden durch Kochen aggressiver. Vor allem die weißen Kerne, die man deshalb sorgsam entfernen sollte. Am besten entfaltet Chili seine dynamische Wirkung, wenn er roh ist.

Darum würzt man mit Cayennepfeffer aus getrocknetem Chili oder mit frischen Chilischoten erst am Ende der Kochzeit. Optimal zu dosieren ist Chiliöl. Dafür füllt man eine Flasche zu einem Drittel mit getrockneten kleinen Chilischoten. Dann gießt man Olivenöl darauf und lässt sie drei Wochen oder länger stehen. Nun füllt man etwas Chiliöl in eine kleinere Flasche um und kann mit Olivenöl verdünnen, falls das Chiliöl zu scharf geworden ist. Die Flasche mit den Chilis darin kann man über ein Jahr lang aufbewahren und sich immer wieder bedienen. Um eine milde Schärfe zu erzeugen, gibt man einige Tropfen des Chiliöls in ein fertiges Gericht oder in ein Salatdressing. Damit kann man auch die abkühlende Wirkung von Rohkostsalaten aus Gurken, Tomaten oder Gemüse etwas ausgleichen.

Ingwer: Ich empfehle ausschließlich frischen Ingwer. Er schmeckt besser als getrockneter und dynamisiert die Verdauungskraft nachhaltiger. Er ist die wichtigste Zutat, wenn Sie Ihr Verdauungsfeuer entlasten und stärken möchten. Außerdem hat er von allen Gewürzen die stärkste Wirkung auf die Bekömmlichkeit von Eiweiß in Fleisch, Eiern und Hülsenfrüchten. Im Gemüsefach des Kühlschranks ist er ohne Verpackung wochenlang haltbar.

Kardamom: Gemahlen oder als ganze Kapsel im Essen mitgekocht leitet Kardamom von allen Gewürzen am besten Feuchtigkeit aus dem Gewebe aus. Darum fördert er auch das Wasserlassen. Ideal ist er unter anderem in Süßspeisen, um deren befeuchtende Wirkung etwas auszugleichen. In der »4-Gewürze-Mischung«, die ich Ihnen gleich im Anschluss vorstelle, ist er das wichtigste Gewürz, um Wasseransammlungen und Übergewicht zu reduzieren.

Knoblauch: Frischer, saftiger, rosafarbener Knoblauch ist besser verträglich als alter, der längere Zeit gelagert wurde. Er wird nicht von allen Menschen gleich gut vertragen und kann innere Anspannung, Reizbarkeit und Verspannungen im Schultergürtel auslösen.

Meerrettich: Eine frische Meerrettichwurzel hält sich im Kühlschrank wochenlang frisch, wenn man das angeschnittene Ende in ein Glas mit etwas Wasser stellt. Man reibt den Meerrettich, kurz bevor man ihn braucht, und gibt ihn erst kurz vor dem Servieren in oder über warme Speisen, damit das scharfe Aroma erhalten bleibt. Er ist in der österreichischen Küche sehr beliebt und eine ganz wichtige, potente Ingredienz, um den Kopf frei zu machen und Feuchtigkeit – im chinesischen Sinn – auszuleiten. Er wird dort auch als »Ingwer des Westens« bezeichnet. Könnte Meerrettich bei den Österreichern das angemessene Mittelchen sein, um die Feuchtigkeit auszuleiten, die von den köstlichen Süßgerichten und Backwaren erzeugt wird, die in dem schönen Land – übrigens mit der größten Bio-Anbaufläche Europas – so gerne gegessen werden?

Zwei harmonische Gewürzmischungen

Damit Sie so schnell wie möglich in die Praxis des Würzens einsteigen und sich an ersten Resultaten erfreuen können, möchte ich Ihnen zwei einfache Gewürzmischungen vorstellen: eine »4-Gewürze-Mischung« für pikante Gerichte und eine »7-Gewürze-Mischung« für süße Getreidegerichte und heißen Fruchtsaft. Beide stärken die Verdauungskraft ganz wunderbar, sie leiten Feuchtigkeit aus und bewegen das Leber-Qi. Salopp gesagt, sie machen froh und schlank – und sie steigern ein wenig den Appetit. Keine Angst, das ist ein gutes Zeichen! Die Mitte arbeitet dank der Gewürze auf Hochtouren, sie nimmt Fettpolster in Angriff und will Muskulatur aufbauen, und dafür braucht sie natürlich Nachschub.

Ich habe diese Mischungen *speziell für Menschen mit Übergewicht mit Wasseransammlungen und »ohne Hitzezeichen«* entwickelt. Davon sind ja die meisten fülligen Leute betroffen. Ziel ist, dass Sie mit diesen wirkungsvollen Kombinationen eine schnelle, deutliche Wirkung wahrnehmen können, ohne lange herumprobieren zu müssen.

Ich persönlich bevorzuge die »4-Gewürze-Mischung« für Getreidegerichte und Eintöpfe, um mein Gewicht zu halten und damit das Gewebe fester wird. In Maßen – das heißt in kleinen Mengen und vielleicht nicht jeden Tag – kann diese Mischung *auch bei Übergewicht »mit Hitzezeichen«* verwendet werden, denn sie ist nicht sehr warm.

Bei der pikanten »4-Gewürze-Mischung« aus den gemahlenen Gewürzen *Kardamom, Kümmel, Koriander und Kurkuma* werden Sie staunen: Wenn man sie in der kalten Jahreszeit am besten morgens in einem Getreidegericht verwendet, wirkt sie bereits in kleinen Dosen stark ausleitend bei Feuchtigkeit. Es kann sein, dass sich die Wirkung bereits nach der ersten Mahlzeit zeigt, wenn sie zu verstärktem Wasserlassen führt. Dafür ist im Wesentlichen der Kardamom verantwortlich. Das Besondere an dieser Mischung ist, dass sich die einzelnen Gewürze auch geschmacklich harmonisch verbinden und selbst der intensive Kümmel kaum in den Vordergrund tritt.

Mischungsverhältnis: Je 1 TL Kümmel und Koriander, je ½ TL Kardamom und Kurkuma – alle gemahlen – in ein Schraubglas geben und gut durchschütteln. Wenn Sie eines dieser Gewürze nicht mögen, dann reduzieren Sie es oder lassen es weg. Bevor Sie die Mischung herstellen, können Sie die Kombination ja zuerst einmal bei einem Gericht ausprobieren.

Anwendung: Ich benutze diese Mischung seit Monaten bei einem ganz einfachen Morgenessen, das inzwischen ein Standardgericht für mich geworden ist, wenn es schnell gehen soll und ich mich nach dem Essen leicht fühlen möchte. Kochen Sie zunächst Hirse einfach in Wasser, dann legen Sie einige Scheiben Butter obendrauf. Streuen Sie nun eine nicht zu knapp bemessene Portion der »4-Gewürze-Mischung« auf die schmelzende Butter, dazu auch Salz, und verrühren Sie das Ganze. Damit auch das saure Holzelement vertreten ist, gebe ich noch einige Spritzer Zitrone und Petersilie oder andere frische Kräuter dazu.

Mit frisch gekochter Hirse schmeckt dieses Gericht bereits ganz vorzüglich. Man kann ein weich gekochtes Ei dazugeben, irgendein gekochtes Gemüse oder eine klein geschnittene Tomate, frische Kräuter und dünne Streifen von Radicchio.

Ganz hervorragend passt die Mischung auch zu Polenta, Kartoffeln, Linsen, Weißkohl, Wirsing, Wurzelgemüse und Rindfleischsuppe.

Erweiterte Kombinationen: Damit der Geschmack noch runder, süßer und etwas dichter wird, gibt man ½ TL edelsüßen Paprika in die Mischung hinein.

Das Ganze wird wärmer, wenn man Nelkenpulver und zerstoßene Wacholderbeeren zusammen mit der Mischung verwendet. Diese Kombination eignet sich für Eintöpfe, Suppen, Linsen und Fleischgerichte. Sie ist besonders empfehlenswert für die kalte Jahreszeit, vor allem wenn man häufig friert oder unter nächtlichem Wasserlassen leidet, denn Nelken und Wacholder stärken das Milz- und Nieren-Yang.

Die würzige »7-Gewürze-Mischung« *für süße Gerichte und heiße Getränke* wird folgendermaßen gemischt: 2 TL Koriander, 1 TL Kardamom, ½ TL echtes Kakaopulver und jeweils ¼ TL Zimt, Kurkuma und Anis – alle gemahlen – sowie 1 Messerspitze Vanille. Am besten kombiniert man die Mischung noch mit frischem Ingwer. Für ein süßes Hirsegericht kocht man die Hirse mit dünnen Scheiben Ingwer und ein paar Nüssen. Dann dünstet man süßes Obst in etwas Birnensaft und gibt am Schluss die Gewürzmischung und etwas Butter hinein. Alles zusammen ergibt ein leckeres, einfaches Morgenessen.

Manchmal wünscht man sich vielleicht ein süßes, heißes Getränk, um an einem trüben, verregneten Tag eine heimelige Atmosphäre zu schaffen. Erhitzen Sie eine halbe Tasse Birnensaft mit ein paar sehr dünn geschnittenen Scheiben frischem Ingwer. Lassen sie ihn ein paar Minuten ziehen, aber nicht kochen. Geben Sie anschließend noch eine halbe Tasse Birnensaft dazu. Sobald der Saft heiß ist, eine Prise von der »7-Gewürze-Mischung« hineingeben, umrühren, und fertig ist ein leckeres Getränk, das Kälte und Trübsinn im Nu vertreibt.

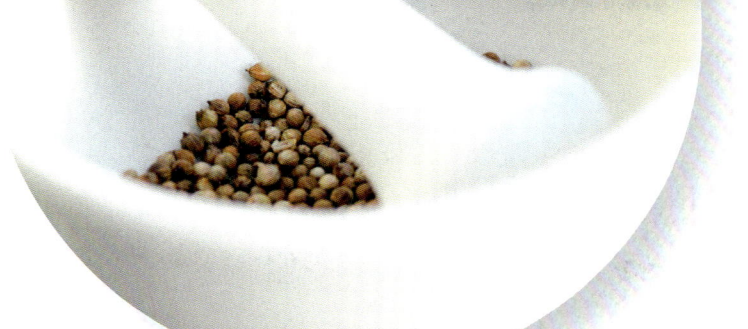

45 Gewürze & Kräuter

mit Bewertungen

Verwandeln Sie alle Ihre Speisen mit Hilfe von aromatischen Kräutern und duftenden Gewürzen in herzhafte, wohltuende Leibgerichte!

Denn die Erdorgane Milz und Magen gewinnen zwar das Nahrhafte – die Hauptnährstoffe Fett, Eiweiß und Kohlenhydrate – aus dem mild-süßen Anteil des Essens, sie brauchen aber für diesen Umwandlungsprozess unbedingt die Unterstützung durch die dynamischen Aromen der anderen vier Geschmacksrichtungen: sauer, bitter, scharf und salzig.

Ideal für die Bekömmlichkeit und damit auch für die Wohlfühlfigur ist es also, wenn Sie beim Kochen nicht nur eins, sondern mehrere Kräuter und Gewürze verwenden, nach Möglichkeit aus verschiedenen Elementen. Bittere Kräuter und Gewürze, um zu entschlacken und Feuchtigkeit auszuleiten, und scharfe Komponenten, um die Verwertung der Nahrung zu dynamisieren.

Lassen Sie sich beim kreativen Spiel mit Aromen, Düften und Farben von der nun folgenden Tabelle inspirieren, um in den Genuss höchstbekömmlicher Speisen zu gelangen!

In den ersten beiden Spalten der Tabelle stehen die Bewertungen, damit Sie die für Sie zutreffenden Kräuter und Gewürze auswählen können – je nachdem ob Sie Hitzezeichen haben oder nicht, ob Sie abnehmen oder Ihr Gewicht lediglich halten möchten. Spezielle Hinweise, um eine Überdosierung dieser hocharomatischen Zutaten zu vermeiden, finden Sie zu Beginn des Kapitels 20.

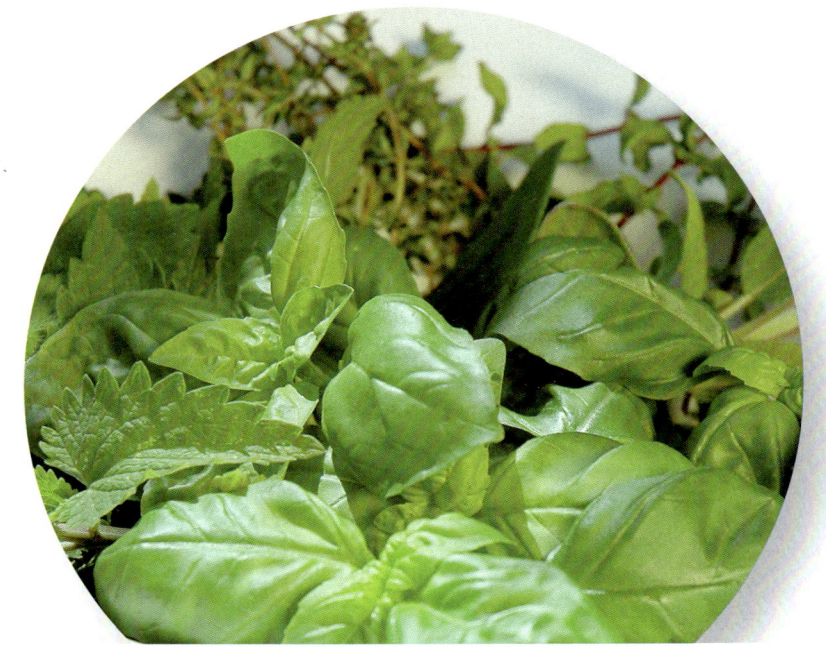

ohne Hitzezeichen	mit Hitzezeichen	Name	Gewürze– und Kräuterporträt	Geeignet für folgende Gerichte und Nahrungsmittel
[+]	[[+]]	Anis		Kompott, Süßspeisen, Kohl, rotes Fleisch
[++]	[++]	Basilikum, frisch		Blattsalat, Tomaten, gekochter Gemüsesalat, belegte Brote

Hinweise zur nachfolgenden Gewürze-&-Kräuter-Tabelle

Hinweis zur Bewertung: Die Klammern um alle Empfehlungen, z. B. **[++]**, für Kräuter und Gewürze bedeuten, dass sie grundsätzlich nur in angemessenen Mengen verzehrt werden dürfen, weil sie in größeren Mengen Hitze erzeugen können. Frische Kräuter dagegen dürfen großzügiger verwendet werden.

[++]	empfehlenswert
[+]	empfehlenswert in kleinen Mengen
[[+]]	empfehlenswert in sehr kleinen Mengen
– –	längerfristig konsequent vermeiden

rote Schrift wirksam bei **Hitzezeichen, Yang-Fülle, Leere-Hitze, Yin-Mangel** und **Schlafstörungen**

blaue Schrift wirksam bei **innerer Kälte**

orange Schrift wirksam bei **Transformationsschwäche der Milz** (starke Verdauungsbeschwerden)

* Die erstgenannte Geschmacksrichtung entspricht der Elementezuordnung in der Nahrungsmitteltabelle.
Die Geschmacksrichtung »sauer« wird auch für saftig-knackige Pflanzenkost verwendet, die nicht ausgesprochen sauer schmeckt, ebenso wie »scharf« für hocharomatische Zutaten wie Fenchelsamen, auch wenn sie nicht die Schärfe von Pfeffer aufweisen.

Geeignet in Kombi-nation mit	Ge-schmack *	Ther-mische Wirkung	Stärkt folgende Organe und de-ren Funktionen	Heilsam bei folgenden Mustern	Heilsam bei folgenden Beschwerden
Zimt	**scharf,** bitter, süß	warm	Qi und Yang von Milz, Magen und Niere; Leber-Qi-Fluss	Feuchtigkeit und Schleim der Milz und Lunge	**innere Kälte,** kalte Füße, nächtliches Wasserlassen, krampfartige Blähungen
Bohnen-kraut (wirkt auch antidepressiv)	**bitter,** scharf	etwas warm	Qi und Yang von Milz, Magen, Niere und Herz; Leber-Qi-Fluss; Lebenslust, Konzentration	Feuchtigkeit und Schleim der Milz und Lunge	Blähungen, Völlegefühl, geistige Müdigkeit, Trübsinn

ohne Hitzezeichen	mit Hitzezeichen	Name	Gewürze- und Kräuterporträt	Geeignet für folgende Gerichte und Nahrungsmittel
[++]	[++]	Beifuß		fette Speisen wie Gänsebraten, Schweinefleisch
[+]	[++]	Bittersalate: Löwenzahn Radicchio Rucola		als Salat; zu belegten Broten; zu gekochten Speisen klein geschnitten wie Küchenkräuter zu verwenden
[+]	- -	Bockshornkleesamen		Eintöpfe, Suppen
[++]	[+]	Bohnenkraut		grüne Bohnen, Hülsenfrüchte

Geeignet n Kombi- nation mit	Ge- schmack *	Ther- mische Wirkung	Stärkt folgende Organe und de- ren Funktionen	Heilsam bei folgenden Mustern	Heilsam bei folgenden Beschwerden
ngwer	**bitter,** scharf	kühlend	Milz- und Magen-Qi; Leber-Qi-Fluss; Fettverdauung	**Feuchte Hitze,** Feuchtigkeit der Milz	Fettunverträg- lichkeit
asilikum, etersilie	**bitter**	kühlend	Blut und Yin von Herz und Leber; Magen-Yin, Leber-Qi-Fluss; Fettverdauung	**Yin-Mangel, Leere-Hitze und Yang- Fülle** von Herz, Leber und Magen; **Feuchte Hitze,** Feuchtigkeit der Milz	**Schlaf- störungen, innere Unruhe, Heißhunger, Sodbrennen,** Fettunverträg- lichkeit
ümmel, urkuma, lajoran	**bitter,** scharf	sehr warm	Yang von Milz, Magen und Niere; Libido		**innere Kälte,** Durchfälle, Appetitlosigkeit
asilikum virkt auch ntidepressiv)	**bitter,** scharf	warm	Qi und Yang von Milz, Niere, Lunge und Herz; Leber-Qi- und Blutfluss	Feuchtigkeit der Milz und Lunge	**innere Kälte,** nächtliches Wasserlassen, geistige Müdigkeit

159

ohne Hitze-zei-chen	mit Hitze-zei-chen	Name	Gewürze- und Kräuterporträt	Geeignet für folgende Gerichte und Nahrungsmittel
[++]	[++]	Borretsch		Hülsenfrüchte, Eintöpfe, Suppen
		Cayenne-pfeffer		*siehe Chili*
[[+]]	– –	Chili (= Cayenne-pfeffer) Chili nicht mit-kochen, sonst wird er heißer.		Rohkostsalat z. B. mit Avocado, Gurken oder Tomaten; Hülsenfrüchte, Weißkohl
[+]	[[+]]	Cumin (= Kreuz-kümmel)		Hülsenfrüchte, Kohl, Geflügel, fette Speisen
[++]	[++]	Dill, frisch		Rohkostsalat, gekochter Gemüsesalat, Feta-Käse, Frischkäse

Geeignet in Kombination mit	Ge-schmack *	Ther-mische Wirkung	Stärkt folgende Organe und deren Funktionen	Heilsam bei folgenden Mustern	Heilsam bei folgenden Beschwerden
Bitter-salaten	sauer	kühlend	Herz- und Lungen-Yin; innere Ruhe	**Feuchte Hitze** der Blase	**Schlaf-störungen, Nervosität, trockener Husten**
Ingwer, Dill, Koriander-kraut	scharf	sehr heiß	Qi und Yang von Milz, Magen, Niere, Lunge und Herz; Leber-Qi- und Blutfluss	Feuchtigkeit und kalter Schleim in Milz und Lunge	**innere Kälte,** kalte Füße, niedriger Blutdruck
Ingwer, Kümmel	scharf, süß	warm	Qi von Milz, Magen und Dickdarm; Leber-Qi-Fluss; Fett- und Eiweiß-verdauung	**Trans-formations-schwäche der Milz**	krampfartige Blähungen, Verstopfung, Fettunverträg-lichkeit
Petersilie	sauer, bitter	etwas warm	Qi und Yang von Milz, Magen und Niere; Leber-Qi- und Blutfluss	**Trans-formations-schwäche der Milz**	Blähungen, Völlegefühl, Appetitlosigkeit

ohne Hitze-zei-chen	mit Hitze-zei-chen	Name	Gewürze- und Kräuterporträt	Geeignet für folgende Gerichte und Nahrungsmittel
[++]	[++]	**Estragon**		Spargel, Fisch, Meeresfrüchte, fette Speisen
[+]	– –	**Fenchel-samen**		Kompott, Karotten, Weißkohl, Fleisch
[++]	[+]	**Ingwer, frisch** Ingwer stets frisch verwenden, nicht getrocknet.		Hülsenfrüchte, Kartoffeln, Fleisch, Eier, deftige Eintöpfe, Süßspeisen
[[+]]	– –	**Kakaopulver**		Kompott, Süßspeisen

Geeignet in Kombination mit	Geschmack *	Thermische Wirkung	Stärkt folgende Organe und deren Funktionen	Heilsam bei folgenden Mustern	Heilsam bei folgenden Beschwerden
...enfsamen	**bitter,** scharf	etwas warm	Milz- und Magen-Qi; Herzblut, innere Ruhe; Fettverdauung	**Transformationsschwäche der Milz,** Feuchtigkeit	**Nervosität, Schlafstörungen,** Blähungen
...nis, ...ümmel	**scharf,** süß	sehr warm	Qi und Yang von Milz, Magen und Niere; Leber-Qi-Fluss	Feuchte Kälte der Milz	Blähungen, Völlegefühl, Appetitmangel, Bauchkrämpfe
...umin, ...ümmel, ...ajoran	**scharf**	warm	Qi und Yang von Milz, Magen und Lunge; Leber-Qi- und Blutfluss; Eiweißverdauung, Abwehrkraft	**Transformationsschwäche der Milz,** Feuchtigkeit der Milz	Appetitmangel, Blähungen, Völlegefühl, Übelkeit, Erbrechen, Müdigkeit nach dem Essen
...nis, ...ngwer, ...ardamom	**bitter,** süß	heiß	Qi und Yang des Herzens		geistige Müdigkeit

ohne Hitze- zei- chen	mit Hitze- zei- chen	Name	Gewürze- und Kräuterporträt	Geeignet für folgende Gerichte und Nahrungsmittel
[++]	[+]	**Kardamom**		Getreide, Hülsenfrüchte, Kartoffeln, Fleisch, Kompott, Süßspeisen
[+]	– –	**Knoblauch**		Eintöpfe, gekochter Gemüsesalat, Suppen
[++]	[++]	**Koriander- kraut, frisch**		Rohkost, Tomaten, Geflügel, Suppen
[++]	[++]	**Koriander- samen**		Hülsenfrüchte, Kohl, Fisch, Geflügel, Kompott, Süßspeisen

Geeignet in Kombination mit	Geschmack *	Thermische Wirkung	Stärkt folgende Organe und deren Funktionen	Heilsam bei folgenden Mustern	Heilsam bei folgenden Beschwerden
Koriandersamen, Kümmel, Kurkuma	scharf	warm	Qi und Yang von Milz, Magen und Lunge; Leber-Qi-Fluss	**Transformationsschwäche der Milz,** Feuchtigkeit und Schleim	Wasseransammlung, Schweregefühl, Blähungen, Fettunverträglichkeit, Trägheit, geistige Dumpfheit
Koriandersamen, Majoran, Oregano	scharf	heiß	Qi und Yang von Milz und Lunge; Abwehrkraft	Feuchtigkeit und Schleim aufgrund von Kälte	**innere Kälte,** Wasseransammlung
Chili, Basilikum	**sauer,** scharf	etwas warm	Milz- und Magen-Qi; innere Ruhe	**Transformationsschwäche der Milz**	Blähungen, Völlegefühl, Appetitlosigkeit
Kardamom, Kümmel, Kurkuma	**scharf,** süß	etwas warm	Milz- und Magen-Qi; Absteigen des Magen-Qi; Leber-Qi-Fluss; Entschlackung	**Transformationsschwäche der Milz**	Blähungen, Völlegefühl im Oberbauch, Aufstoßen, Übelkeit, Erbrechen

ohne Hitze-zei-chen	mit Hitze-zei-chen	Name	Gewürze- und Kräuterporträt	Geeignet für folgende Gerichte und Nahrungsmittel
[++]	[+]	Kümmel		Getreide, Hülsenfrüchte, Kartoffeln, Kohl, Wurzelgemüse, Fleisch, deftige Speisen
		Kreuz-kümmel		*siehe Cumin*
[++]	[++]	Kurkuma		Gemüse, Getreide, Hülsenfrüchte, Fleisch, deftige Speisen, Süßspeisen
		Löwenzahn		*siehe Bittersalate*
[++]	[+]	Lorbeer		Rotkohl, Weißkohl, Bratenfleisch, Rinderbrühe

Geeignet in Kombination mit	Ge-schmack *	Ther-mische Wirkung	Stärkt folgende Organe und deren Funktionen	Heilsam bei folgenden Mustern	Heilsam bei folgenden Beschwerden
Cumin, Ingwer, Koriander-samen, Majoran	**scharf,** süß	warm	Qi und Yang von Milz, Magen und Niere; Leber-Qi-Fluss; Fett- und Eiweiß-verdauung	**Trans-formations-schwäche der Milz**	krampfartige Blähungen, Völlegefühl, Fettunverträg-lichkeit
Ingwer, Cumin, Kardamom, Koriander-samen, Kümmel	**bitter,** scharf	etwas kühlend	Leber-Qi-Fluss; Fettverdauung, Entschlackung, Blutreinigung	**Feuchte Hitze** und Stagnation der Leber und Gallenblase	**Sodbrennen,** Druck im Oberbauch, Blähungen, Völlegefühl, Aufstoßen
Bohnen-kraut	**bitter,** scharf	warm	Qi und Yang von Milz und Magen; Leber-Qi- und Blutfluss		Blähungen, Fettunverträg-lichkeit, Trübsinn

ohne Hitze-zei-chen	mit Hitze-zei-chen	Name	Gewürze- und Kräuterporträt	Geeignet für folgende Gerichte und Nahrungsmittel
[++]	[++]	Majoran		Bratkartoffeln, Tomatensoße, Fleisch, deftige Speisen
[+]	– –	Meerrettich Meerrettich nicht mitkochen, sonst verliert er Aroma.		Rohkostsalat, gekochter Gemüsesalat, Suppen, Püree, gekochtes Rindfleisch
[+]	– –	Muskat		Kartoffeln, Polenta, Wurzelgemüse
[+]	[[+]]	Nelke		Hirse, Polenta, Rotkohl, rotes Fleisch, Kompott

Geeignet in Kombination mit	Ge-schmack *	Ther-mische Wirkung	Stärkt folgende Organe und deren Funktionen	Heilsam bei folgenden Mustern	Heilsam bei folgenden Beschwerden
Koriander-samen, Kümmel	**bitter,** scharf	etwas warm	Qi und Yang von Milz und Magen; Leber-Qi-Fluss; Fettverdauung	**Trans-formations-schwäche der Milz**	krampfartige Blähungen
schwarzer Rettich	**scharf**	heiß	Qi und Yang von Milz, Magen, Lunge, Dickdarm und Herz; Leber-Qi-Fluss	Feuchte Kälte der Milz und Lunge; kalter Schleim	**innere Kälte,** Wasseran-sammlung, Appetitlosigkeit, Erschöpfung
Nelke, Kardamom	**scharf**	sehr warm	Qi und Yang von Milz, Magen und Niere	Magenkälte mit Stagnation	Appetitlosigkeit, Magendruck, Durchfälle
Anis, Zimt	**scharf**	warm	Yang von Milz, Magen und Niere; Libido	Magenkälte, rebellierendes Magen-Qi	nächtliches Wasserlassen, Blähungen, Appetitlosigkeit

ohne Hitzezeichen	mit Hitzezeichen	Name	Gewürze- und Kräuterporträt	Geeignet für folgende Gerichte und Nahrungsmittel
[++]	[+]	**Oregano**		Gemüseeintöpfe, Tomatensoße, Fisch, deftige Speisen
[++]	[+]	**Paprika, edelsüß**		Polenta, gebratenes Fleisch, Salatdressing
[++]	[++]	**Petersilie, frisch**		Pilze, alle Salate, weiße Bohnen, Reisgerichte, belegte Brote
[++]	[++]	**Petersilienwurzel**		Gemüse- oder Fleischsuppen, Püree

Geeignet in Kombination mit	Geschmack *	Thermische Wirkung	Stärkt folgende Organe und deren Funktionen	Heilsam bei folgenden Mustern	Heilsam bei folgenden Beschwerden
Majoran, Knoblauch, Zwiebel	**bitter,** scharf	warm	Milz- und Magen-Qi; Absteigen des Lungen-Qi; Leber-Qi-Fluss; Fettverdauung	Schleim in der Lunge	Blähungen, Völlegefühl, Kurzatmigkeit
Dill, Kurkuma, Zwiebel	**bitter,** süß	warm	Milz- und Magen-Qi	Feuchtigkeit	Appetitmangel, Blähungen
Basilikum, Frühlingszwiebel	**sauer,** scharf	etwas warm	Milz-Qi, Nieren-Yang, Leberblut; Leber-Qi-Fluss; Fettverdauung	**Feuchte Hitze,** Feuchtigkeit	Blähungen, Wasseransammlung, Müdigkeit
Muskat	**süß**	etwas warm	Milz-Qi, Nieren-Yang, Leberblut; Leber-Qi-Fluss	Feuchtigkeit, Nahrungsstagnation	Wasseransammlung, Appetitmangel, Müdigkeit

ohne Hitze-zei-chen	mit Hitze-zei-chen	Name	Gewürze- und Kräuterporträt	Geeignet für folgende Gerichte und Nahrungsmittel
[+]	[[+]]	Pfeffer, schwarz & weiß		Rohkost, gekochter Gemüsesalat, Fleisch
		Radicchio		*siehe Bittersalate*
[++]	[++]	Rettich, schwarz		als Rohkost, als Gemüse gekocht oder gebraten
[++]	[[+]]	Rosmarin		Gemüsegerichte, Kartoffeln, Lamm- und Rindfleisch, deftige Speisen
		Rucola		*siehe Bittersalate*

Geeignet in Kombination mit	Ge-schmack *	Ther-mische Wirkung	Stärkt folgende Organe und deren Funktionen	Heilsam bei folgenden Mustern	Heilsam bei folgenden Beschwerden
Anis, Muskat	scharf	heiß	Yang von Milz, Magen und Niere; Qi- und Blutfluss; Libido	Feuchtigkeit, Feuchte Kälte	innere Kälte, Blähungen, Völlegefühl
Cumin, Kümmel, Kurkuma	scharf	kühlend	Qi von Milz, Magen und Dickdarm; Leber-Qi-Fluss	Transformations-schwäche der Milz, Feuchte Hitze	Blähungen, Völlegefühl, Verstopfung, innere Anspannung
Majoran, Oregano	bitter, scharf	warm	Qi und Yang von Herz, Lunge, Niere und Milz, Herzblut; Leber-Qi- und Blutfluss; Fettverdauung, Libido, geistige Klarheit	Feuchtigkeit und Kälte	innere Kälte, nächtliches Wasserlassen, Fettunverträg-lichkeit, Müdigkeit

Teil 2

ohne Hitze-zei-chen	mit Hitze-zei-chen	Name	Gewürze- und Kräuterporträt	Geeignet für folgende Gerichte und Nahrungsmittel
[++]	[++]	Salbei		Gemüse, Fisch, Geflügel, Wild
[++]	[+]	Schnitt-lauch, frisch		Eierspeisen, gekochter Gemüsesalat, belegte Brote
[++]	[++]	Sellerie-knolle		Eintöpfe, gekochter Gemüsesalat, Fleischsuppen
[++]	[[+]]	Senfsamen		gekochter Gemüsesalat, Sauerkraut, Weißkohl

174

Geeignet in Kombination mit	Geschmack *	Thermische Wirkung	Stärkt folgende Organe und deren Funktionen	Heilsam bei folgenden Mustern	Heilsam bei folgenden Beschwerden
orianderamen	**bitter,** scharf	kühlend	Milz-Qi; Leber-Qi- und Blutfluss	Feuchtigkeit und Kälte der Milz	**Nachtschweiß,** Appetitlosigkeit
enfsamen	**scharf**	warm	Nieren-Yang		**innere Kälte,** kalte Füße
orianderamen, urkuma	**süß,** bitter	etwas kühlend	Milz-Qi, Nieren-Yang; Leber-Qi-Fluss; Libido	**Feuchte Hitze, Magen-Schleimfeuer**	Blähungen, Wasseransammlung
ümmel	**scharf**	warm	Milz und Lungen-Qi; Fettverdauung	Feuchtigkeit und Schleim in Lunge und Milz	Blähungen, Fettunverträglichkeit

ohne Hitze-zei-chen	mit Hitze-zei-chen	Name	Gewürze- und Kräuterporträt	Geeignet für folgende Gerichte und Nahrungsmittel
[+]	- -	**Sternanis**		Süßspeisen, rotes Fleisch
[+]	- -	**Szechuan-pfeffer**		Hackfleisch, deftige Speisen
[+]	[[+]]	**Thymian**		Hülsenfrüchte, Kürbis, Fisch, Fleisch
[++]	[+]	**Vanille**		Kompott, Süßspeisen, Getreidekaffee

Geeignet in Kombination mit	Geschmack *	Thermische Wirkung	Stärkt folgende Organe und deren Funktionen	Heilsam bei folgenden Mustern	Heilsam bei folgenden Beschwerden
Kardamom	scharf, süß	heiß	Yang von Milz, Magen und Niere; Libido	Feuchte Kälte	Blähungen, nächtliches Wasserlassen
Ingwer, Sojasoße	scharf	heiß	Qi und Yang von Milz und Magen; Qi- und Blutfluss		Appetitlosigkeit, Magendruck
Knoblauch, Zwiebel	bitter, scharf	warm	Qi und Yang von Milz, Magen, Herz und Niere; Abwehrkraft, Libido	Feuchtigkeit und Kälte	innere Kälte, nächtliches Wasserlassen
Anis, Zimt	süß	warm	Milz-Qi; Harmonie der Psyche	Herz-Yin-Mangel, Feuchtigkeit	innere Unruhe, Trübsinn

Teil 2

ohne Hitze-zei-chen	mit Hitze-zei-chen	Name	Gewürze- und Kräuterporträt	Geeignet für folgende Gerichte und Nahrungsmittel
[++]	[+]	**Wacholder-beere**		Sauerkraut, Rotkohl, Weißkohl, Rindersuppe
[+]	– –	**Zimt**		Kompott, Süßspeisen, Rotkohl, Weißkohl, Lamm- und Rind-fleisch
[++]	[[+]]	**Zwiebel**		Rohkostsalat, Eintöpfe, Suppen, rotes Fleisch

Geeignet in Kombination mit	Ge-schmack *	Ther-mische Wirkung	Stärkt folgende Organe und deren Funktionen	Heilsam bei folgenden Mustern	Heilsam bei folgenden Beschwerden
Kümmel, Nelke	**bitter,** scharf	warm	Yang von Milz, Niere und Herz; Leber-Qi-Fluss	Feuchtigkeit, Nahrungs-stagnation	**innere Kälte,** nächtliches Wasserlassen
Kardamom, Nelke, Vanille	**scharf,** süß	sehr warm	Yang von Milz, Magen, Niere und Herz; Qi- und Blutfluss		**innere Kälte,** kalte Füße, Appetitmangel
Koriander-samen, Paprika delsüß, enfsamen	**scharf,** süß	warm	Milz-Qi, Nieren-Yang; Leber-Qi-Fluss	Feuchtigkeit	**innere Kälte,** Blähungen, Völlegefühl

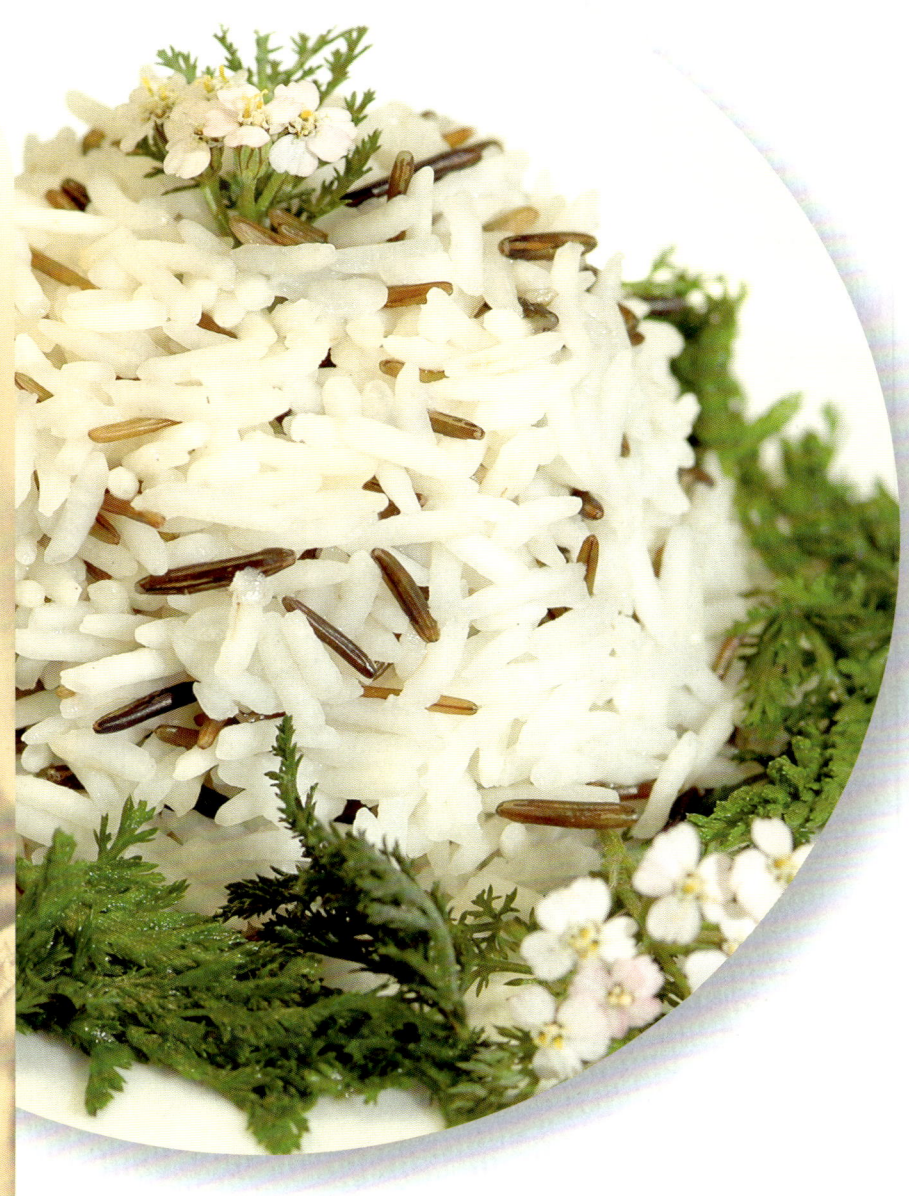

21 Rezepte

Erläuterungen zu den Rezepten

Die Symbole **H F E M W**
stehen für die 5 Elemente Holz, Feuer, Erde, Metall und Wasser.

Abkürzungen

(bio)	aus kontrolliert biologischem Anbau bzw. aus dem Naturkosthandel
gem.	gemahlen
EL, TL	Esslöffel, Teelöffel
Msp.	Messerspitze
g, kg	Gramm, Kilogramm
l, ml	Liter, Milliliter

- Wenn von **Petersilie** und **Basilikum** die Rede ist, ist jedes Mal das frische Kraut gemeint.

- **Ingwer klein geschnitten** bedeutet immer, dass frischer Ingwer verwendet wird.

- Die **häufige Verwendung** von **Ingwer** in den Rezepten beruht auf seiner starken verdauungsfördernden Wirkung.

- Scharfer **schwarzer Rettich** kommt ebenfalls häufig in den Rezepten vor. Er bewegt Qi und löst Leber-Qi-Stagnation, ohne zu erhitzen wie etwa Pfeffer.

- Wie Sie **Chiliöl** selbst herstellen können, erfahren Sie in Kapitel 20 unter den »Tipps für bestimmte Würzmittel«.

- Wenn von **Essig** die Rede ist, dann ist unpasteurisierter Essig gemeint.

- Beim **Einweichen von Hülsenfrüchten** rate ich grundsätzlich, das Einweichwasser wegzuschütten und die Hülsenfrüchte in frischem Wasser zu kochen, weil sie dann wesentlich weniger blähend wirken.

- Der **Schaum**, der beim Kochen von **Hülsenfrüchten** und bei der Zubereitung von **Fleischbrühen** entsteht, muss abgeschöpft werden.

- Unter einer **Brühe** verstehe ich eine klare Flüssigkeit, die als Basis für eine weitere Verwendung dient. Eine **Suppe** hat demgegenüber feste Bestandteile und ist eine fertige Mahlzeit.

- Unter »**Tipps**« kommen teilweise Gerichte vor, die in Anführungszeichen gesetzt sind. Das bedeutet, dass sie als Rezept in diesem Buch enthalten sind.

Bei der kleinen **Auswahl der Rezepte** habe ich aus dem Fundus meiner eigenen Lieblingsrezepte geschöpft. Ich möchte Ihnen Beispiele geben für *schnelles, einfaches Kochen* und für die *kreative Verwendung von Gewürzen und Kräutern*, damit die Speisen bekömmlich werden. Man kann die Rezepte beliebig abwandeln, je nachdem was gerade zur Verfügung steht oder was Sie gerade neu für sich entdeckt haben. Darum habe ich keine Mengen angegeben und hoffe, dass Sie spielerisch und intuitiv ans Werk gehen. Wenn Sie mit hochwertigen und vielen frischen Zutaten kochen, kann eigentlich nichts schiefgehen.

Wenn Sie es lieber genauer wissen möchten, empfehle ich Ihnen »Das Fünf-Elemente-Kochbuch« von Beatrice Trebuth und mir, in dem ebenfalls viele einfache Rezepte mit Hinweisen zu ihren Wirkungen und mit Mengenangaben enthalten sind. Dort werden Sie auch Rezepte finden, die Feuchtigkeit oder Feuchte Hitze ausleiten und somit sehr gut für die Gewichtsreduktion geeignet sind.

Und damit es am Herd auch richtig rund läuft, folgt hier noch eine kurze Erläuterung zum »Kochen im Kreis herum«.

Teil 2

Kochen im Kreis herum

Wir orientieren uns dabei am Geschmack der Zutaten, der anzeigt, zu welchem Element sie gehören. Man gibt die Zutaten in der Reihenfolge des sogenannten »Fütterungszyklus« in den Topf. Auf der hinteren Innenklappe des Buches sehen Sie, wie die Organe einander »füttern« – gemäß dem Kreislauf, der das Leben hervorbringt: Holz, Feuer, Erde, Metall und Wasser. Es ist natürlich kein Muss, aber das Kochen im Kreis ist mehr als eine kleine Spielerei. Seit vielen Jahren berichten mir viele Seminarteilnehmer und Leserinnen, dass der Geschmack der Speisen ausgesprochen rund und harmonisch wird, wenn diese im Zyklus gekocht werden. Außerdem schmecken selbst die einfachsten Gerichte überraschend gut, und sie sind ausgesprochen bekömmlich. Den besten Vergleich haben Sie, wenn Sie mal eines Ihrer Lieblingsrezepte in dieser Reihenfolge zubereiten. Sie werden vielleicht feststellen, dass für ein bestimmtes Element gar keine Zutat vorgesehen war. Dann müssen Sie erfinderisch werden und können sich anschließend hoffentlich darüber wundern, dass Ihr Leibgericht nun sogar noch besser schmeckt. Wenn Sie im Kreis herum kochen, werden Sie kreativ und kommen ständig auf neue Ideen und Kombinationen, die Ihnen vorher im Traum nicht eingefallen wären. Probieren Sie es aus!

- Es gibt eine *ganz einfache Version* des Zykluskochens, bei der man sich nicht an der Reihenfolge orientiert: Man achtet lediglich darauf, dass alle Geschmacksrichtungen – mildsüß, sauer, bitter, scharf und salzig – in einer Speise vertreten sind. Dann hat man die Gewissheit, dass alle Organe in den Elementen genährt werden.

- Wenn man nun noch die *Reihenfolge beachten* möchte, dann gibt man nacheinander für jedes Element eine oder mehrere Zutaten mit dem jeweiligen Geschmack in den Topf. Nach jedem Element rührt man einmal um. Es ist egal, mit welchem Element man beginnt.

- Man darf kein Element überspringen. Wenn beim Abschmecken noch eine Zutat fehlt, wandert man weiter im Uhrzeigersinn durch den Kreis, indem man in jedem Element eine ganz kleine Menge von dem jeweiligen Geschmack ins Essen gibt.

- Man darf aber einen Schritt zurückgehen. Beim anschließenden Vorwärtsgehen berücksichtigt man dann wieder jedes einzelne Element.

- Man kann so oft durch den Kreis wandern, wie es nötig ist. Wo man endet, spielt keine Rolle.

Wenn die Zutaten gut ineinandergreifen, entsteht Harmonie; es gibt keine Misstöne, und kein Geschmack drängt sich in den Vordergrund. Aufgrund der unterschiedlichen Konsistenz und mit all den verschiedenen Aromen entsteht bei jedem Gericht etwas Neues, Einzigartiges, das Sie kreiert haben. Lassen Sie sich überraschen.

Grundrezept Hirse

Hirse in ein Sieb geben und so lange mit Wasser abspülen, bis das Wasser klar ist. In einen Topf geben und so viel Wasser dazugießen, dass die Hirse etwa 2 cm hoch mit Wasser bedeckt ist. Erhitzen und bei offenem Deckel 2 bis 3 Min. köcheln lassen. Dann bei geringer Hitze mit geschlossenem Deckel etwa 15 Min. ausquellen lassen. Nicht umrühren. Bei Bedarf noch etwas heißes Wasser dazugießen.

Turbo-Hirse-Frühstück

E **Hirse** nach dem Grundrezept gar kochen und einige Scheiben **Butter** darauflegen,

M mit der **pikanten 4-Gewürze-Mischung** (½ TL Kardamom, 1 TL Koriandersamen, 1 TL Kümmel, ½ TL [F] Kurkuma, alle gemahlen)

W und **Salz** bestreuen, vermengen,

H etwas **Zitronensaft**

F und **Paprika edelsüß** dazugeben und unterrühren.

Tipps

> Frisch gekocht aus einer heißen Schale gegessen schmeckt es mir »ohne alles« am besten.

> Es nährt die Mitte und regt das Verdauungsfeuer so stark an, dass man am Mittag – und langfristig dann auch morgens – einen gesunden Appetit hat.

> Die Wirkung wird noch verstärkt, wenn man etwas getrockneten **Majoran** oder **Oregano** in der Hand verreibt und ebenfalls unterrührt.

> Die Hirse in eine heiße Schale füllen und in eine Mulde ein weich gekochtes **Ei** legen.

> Man kann **frische Kräuter** dazugeben und auch sehr fein geschnittene, kurze Streifen vom **schwarzen Rettich**.

Hirse mit Tomate und Kräutern

Für den Hochsommer

E **Hirse** nach dem Grundrezept kochen, in kleine Stücke geschnittene **Tomate** und einen Schuss **Olivenöl** dazugeben;

M klein geschnittene **Frühlingszwiebel**,

W **Salz**,

H etwas **Zitronensaft**, viel klein geschnittene **glatte Petersilie**,

F frischen oder getrockneten **Thymian**, **Oregano** oder **Majoran**,

E ein kleines Stück **Butter**,

M **Pfeffer** aus der Mühle

W und **Salz** zufügen und mit der Hirse vermengen.

Tipps

> Am besten serviert man das Gericht in einer heißen Schale.

> In der heißen Jahreszeit ist es ein leckeres Frühstück.

> Ideal am Abend, vor allem bei Schlafstörungen oder anderen Hitzezeichen.

> Zusätzlich **Korianderkraut** darüberstreuen, nicht vermengen.

> Eine halbe **Avocado** passt sehr gut dazu.

> Statt Tomate: sehr klein geschnittenen **Radicchio** untermengen und reichlich grob zerkleinertes **Basilikum** darüberstreuen.

Grundrezept Vollkornreis

Vollkornreis in einen Topf geben und mehrmals waschen. So viel kaltes Wasser in den Topf gießen, dass der Reis etwa 2–3 Zentimeter hoch mit Wasser bedeckt ist. Den Reis erhitzen; wenn er kocht, umrühren und mit Deckel etwa 35 Min. bei geringer Hitze quellen lassen. Nicht mehr umrühren. Wenn Sie sehen möchten, ob noch genügend Wasser im Topf ist, stecken Sie einen Holzlöffelstiel in den Reis und gießen Sie bei Bedarf etwas heißes Wasser dazu.

Reis mit schwarzem Rettich und Kräutern

Für Herbst und Winter

Mit vorgekochtem Vollkornreis zum Frühstück

E **Butter** in einem Topf schmelzen,

M klein geschnittene Stifte vom **schwarzen Rettich** 2 Min. braten,

E **gekochten Reis** dazugeben und erhitzen;

M wenig **Pfeffer**,

W **Salz**,

H reichlich **Zitronensaft** und klein geschnittene **glatte Petersilie** dazugeben und vermengen;

F klein geschnittenen **Radicchio** unterheben oder/und mit frischem **Basilikum** bestreuen;

E nach Belieben mit etwas **Olivenöl** beträufeln.

Tipps

> Auch sehr gut als Abendmahlzeit geeignet.

> Wirkungsvoll bei Leber-Qi-Stagnation, Feuchter Hitze und Magen-Schleimfeuer, dann nicht allzu viel Fett verwenden.

> Außerdem empfehlenswert bei stressbedingter Stuhlverstopfung.

> Dazu passt das *»Grundrezept Kräuterdip«*.

Grundrezept Polenta

½ l Wasser in einem Topf erhitzen, 125 g **Polenta** langsam einrieseln lassen und dabei ständig mit einem Schneebesen rühren. Dann bei geringer Hitze mit geschlossenem Deckel etwa ½ Std. quellen lassen und gelegentlich umrühren; wenn die Polenta zu dick gerät, etwas heißes Wasser zugießen.

Würzige Polenta

M Nach dem Einrühren sehr fein gewürfelten **Ingwer**, **3 Nelken**
W und **Salz** unterrühren; gegen Ende der Quellzeit
H **Zitronensaft**,
F wenig **Kurkuma**, reichlich **Paprika edelsüß**,
E reichlich **Butter** oder zusätzlich **Olivenöl**,
M wenig **Muskat** und **Pfeffer** unterrühren.

Tipps

> Polenta kann man mit allen Gerichten kombinieren, zu denen Kartoffelpüree gut passt: *»Süß gebratene Petersilienwurzel«*, *»Bekömmlicher Weißkohl«*.

> Für eine Morgenmahlzeit die Polenta in eine heiße Schale geben und in eine Mulde ein weich gekochtes **Ei** legen.

> Das Gericht – speziell die Nelken – stärkt das Nieren-Yang, besonders bei kalten Füßen und nächtlichem Wasserlassen.

Teil 2

Bekömmlicher Weißkohl

E **Butter** und **Sesamöl** erhitzen,
F **Lorbeerblätter**, zerstoßene **Wacholderbeeren**,
E etwas **Vollrohrzucker**,
M wenig **Kümmelsamen**
E und **Weißkohl** in feine Streifen geschnitten heiß anbraten,
   dann bei mittlerer Hitze garen;
   kurz bevor der Kohl gar ist, abschmecken
M mit etwas gem. **Kardamom** und viel gem. **Koriander**,
W **Salz**,
H etwas **Zitronensaft**,
F wenig **Kurkuma**,
E einer Prise **Vollrohrzucker**
M und etwas gem. **Kümmel**.

Tipps

> Dazu passt *»Würzige Polenta«*.
> Empfehlenswert, um Feuchtigkeit auszuleiten und um das Yang
   der Niere bei innerer Kälte und nächtlichem Wasserlassen zu
   stärken.

Süß gebratene Petersilienwurzel

Herbst-Winter-Gemüse

E **Butter** in einer beschichteten Pfanne erhitzen, **Petersilienwurzel**
   in 2 cm große Würfel geschnitten darin anbraten; wenn das
   Gemüse nach wenigen Minuten gar ist, von der Herdplatte
   nehmen und würzen mit
M reichlich gem. **Koriander**,
W wenig **Salz**,
H etwas **Zitronensaft**, **glatter Petersilie**,
F etwas **Kurkuma** und **Paprika edelsüß**; gut vermengen und
   mit geschlossenem Deckel kurz auf der lauwarmen Herdplatte
   ziehen lassen.

Tipps

> Schmeckt »ohne alles« wunderbar!
> Statt Petersilienwurzel: **Pastinake** und/oder **Sellerieknolle** dazugeben.
> Dazu passt *»Würzige Polenta«* oder
> getoastetes **Brot**, das man in **Olivenöl** mit etwas **Salz** tunkt oder mit dem *»Dip aus schwarzem Rettich mit Frischkäse«* serviert.
> Sehr gut bei Süßgelüsten und für den Kohlenhydrat-Typ. Aber keinesfalls ungünstig für den Fett-Eiweiß-Typ.

Mangold asiatisch

E Etwas **Butter** und **Sesamöl** in einem Topf erhitzen,
M viel **Ingwer** sehr fein geschnitten und frischen, saftigen **Knoblauch** in dünne Scheiben geschnitten,
W etwas **Salz**
H und die Stiele vom **Mangold** in Streifen geschnitten kurz anbraten und die Hitze reduzieren;
F **Paprika edelsüß**
H und die Mangoldblätter in grobe Stücke geschnitten dazugeben, 2–3 Min. dünsten, bis sie zusammenfallen, und vom Herd nehmen;
F mit wenig **Kurkuma**,
E etwas **Honig**,
M wenig **Chiliöl** oder einer Prise **Cayennepfeffer**
W und etwas **Shoyu** oder **Tamari (Sojasoße)** abschmecken.

Tipps

> Ganz wenig **geröstetes Sesamöl** dazugeben.
> Statt Mangold: **Spinat** oder **Pakchoi**.
> Bei Hitzezeichen: Knoblauch weglassen und statt Chiliöl/ Cayennepfeffer: etwas **Pfeffer** nehmen. Dann ist dies eine ideale Abendmahlzeit, auch wenn man unter Schlafstörungen leidet.
> Die grünen, saftigen Gemüse sind sehr gut für den Fett-Eiweiß-Typ.
> Auch sehr gut geeignet als saftige Vorspeise oder als Hauptgericht mit **Reis** oder **Polenta**.

Rote-Bete-Salat mit Birne und Radicchio

Aus selbstgekochten oder eingeschweißten, vorgekochten Roten Beten aus dem Naturkosthandel

E **2 Rote Bete** in etwa 1 cm dicke Stücke geschnitten, dazu mehrere EL **Olivenöl**,

M wenig **Pfeffer** aus der Mühle,

W wenig **Salz**,

H wenig **Reisessig** (Gen Mai Su) oder **Weißweinessig** und

F wenig **Paprika edelsüß** gut vermengen, 2–3 Blätter **Radicchio** in kleine Stücke geschnitten und

E ½ feste, aromatische **Birne** in grobe Würfel geschnitten unterheben.

Tipps

> 1 EL **Frischkäse** zufügen, falls Sie nicht gerade in einer »strengen Vermeidensphase« sind.

> Die Birne weglassen, stattdessen dünne Scheiben von frischem **rosa Knoblauch** dazugeben (nicht bei Hitzezeichen).

> Ideal als Abendmahlzeit bei Hitzezeichen und Schlafstörungen.

> Dazu passt getoastetes **Brot** und *»Pikantes Geflügel auf Vorrat«*.

Grundrezept Kräuterdip

H Viel **Petersilie**,

F **Basilikum** oder **Rucola**,

E kleine Würfel von **rotem Paprika**, wenig **Olivenöl**,

M reichlich klein geschnittene **Frühlingszwiebeln**,

W **Salz**,

H wenig **Zitronensaft**

F und **Paprika edelsüß** vermengen.

Tipps

> **Alle frischen Kräuter** eignen sich für einen solchen Dip, den man einfach zu gekochter **Hirse** oder **Vollkornreis** dazuisst. Ideal als leichte Abendmahlzeit.

> Als kleine Vorspeise mit etwas getoastetem **Baguette**, als Ergänzung zu einer **Brotmahlzeit** oder zu **Gemüse**.
> Für einen Dip mit **Frischkäse** nimmt man 2 Teile Kräuter auf 1 Teil Frischkäse, dazu passt auch **Salatgurke**.

Kräutersalat mit Tomate

Für den Hochsommer

H Auf das erste Drittel des Tellers reichlich grob geschnittene **Kräuter** geben: Koriander oder Petersilie

F und Basilikum;

E auf dem zweiten Drittel **Tomatenhälften** in dünne Scheiben geschnitten ausbreiten,

F etwas getrockneten oder frischen **Oregano** über die Tomaten streuen,

E **Olivenöl** auf die Tomaten und Kräuter träufeln,

M auf das dritte Drittel des Tellers reichlich fein geschnittene **Frühlingszwiebeln** oder Schnittlauch geben,

W mit **Salz** bestreuen.

Tipps

> Dazu passen dünne, knusprige Scheiben getoastetes **Brot**, nach Belieben mit **Butter**.
> Zusammen mit viel **Kräutern** ist sowohl die Tomate als auch das Brot bekömmlicher.

Dip aus schwarzem Rettich mit Frischkäse

M **Rettich**, in sehr dünne, kurze Streifen geschnitten,

E **Frischkäse**, **Olivenöl**, nach Belieben **Leinöl**,

M **Pfeffer**, wenig **Cumin**, wenig **Chiliöl** oder **Cayennepfeffer**,

W **Salz**,

H wenig **Reisessig** (Gen Mai Su) oder etwas **Zitronensaft**, viel fein geschnittene **glatte Petersilie**,

F **Paprika edelsüß** und wenig **Kurkuma** vermengen.

Tipps

> Bei Hitzezeichen keinen **Chili** oder **Cayennepfeffer**.

> Zusätzlich **Radieschen-Sprossen** oder **Kresse**.

> Passt zu **Reis**, **Hirse** und zu **Butterbrot** als kleiner Imbiss oder als Vorspeise.

> In dieser Kombination ist Frischkäse wesentlich bekömmlicher als pur gegessen.

> Empfehlenswert bei Leber-Qi-Stagnation, Yin-Mangel und Stuhlverstopfung.

Heiße Birne mit Rucola – köstlich!

Tolle Vorspeise oder kleines Abendgericht für den guten Schlaf.

Rucola waschen und gut trocknen. **Birne** halbieren und das Gehäuse entfernen, in etwa 1 cm dicke Scheiben schneiden; eine flache, hitzebeständige Schale damit auslegen – besser wäre eine Schale mit einer Birne pro Person.

Eine größere Menge süßes, mild säuerliches Dressing zubereiten:

E **Sesamöl**,

M **Pfeffer**,

W wenig **Salz**,

H **Balsamico** oder **Himbeeressig**, reichlich! **Beerenmarmelade**: Johannisbeere oder Brombeere, nach Belieben etwas roten **Traubensaft**

F und **Paprika edelsüß** gut miteinander verrühren und beiseitestellen.

Birne in den heißen Backofen stellen und 2–3 Min. erhitzen; herausnehmen und mit dem Dressing begießen, so dass sie bedeckt ist. Den Rucola auf die Birne häufen, nicht vermengen; am besten mit Löffel und Gabel Bissen für Bissen die heiße Birne mit dem knackigen Salat genießen.

Tipps

> Drei kleine Häufchen **Frischkäse** auf die heiße Birne setzen und erst dann den Rucola aufhäufen.

> Rucola mit **Radicchio** mischen oder nur Radicchio verwenden.

> Lecker und bekömmlich – wenn man gerne Süßes mag.

H In **weißen Traubensaft** und/oder **süßen Apfelsaft** die folgenden
   Zutaten hineingeben und langsam erhitzen, nicht kochen:

F etwas geriebene **Zitronenschale** (bio),

E in kleine Stücke geschnittene **Datteln** und die folgende
   süße 7-Gewürze-Mischung:

F ½ TL **Kakaopulver** und ¼ TL **Kurkuma**,

E eine 1 Msp. **Vanille**,

M 2 TL **Koriander**, 1 TL **Kardamom**, ¼ TL **Zimt**, ¼ TL **Anis**;
   außerdem hauchdünne Scheiben **Ingwer**

E und in Scheiben geschnittene **Birne** dazugeben,
   kurz in dem heißen Saft ziehen lassen.

Tipps

> Passt zu **Hirse** oder **Polenta** mit **Mandelmus** und **Nüssen**.
> Wärmt die Mitte und das Nieren-Yang bei innerer Kälte.

Leckere Alternative zu Süßigkeiten

In eine feuerfeste Schale klein geschnittenes **süßes Obst** geben: Birne
oder Mirabelle; klein geschnittene **Datteln** und klein gebrochene **Walnüsse** dazugeben, dünne Scheiben **Butter** darauf verteilen und mit **Vollrohrzucker** bestreuen; ein paar Min. im heißen Herd backen; herausnehmen und mit etwas **Zimt** oder der **7-Gewürze-Mischung** (siehe *»Heiße
Birne mit der 7-Gewürze-Mischung«*) bestäuben und vermengen.

Tipps

> Abends mit **Polenta** oder **Hirse** bei Süßgelüsten, innerer Unruhe
  und Schlafstörungen.
> Wenn es sehr süß sein soll, dann etwas **Ahornsirup** dazugeben ...
> ... und noch **süße Sahne**, dann wird es sündhaft lecker – aber das ist
  auch die *einzige Empfehlung in diesem Buch, die nicht dazu beiträgt,
  dass Sie abnehmen!* Gönnen Sie es sich gelegentlich – diese Qualität
  ist allemal besser und bekömmlicher als ein Eisbecher mit Schlagsahne.

Teil 2

Salat aus dicken weißen Bohnen mit Radicchio und Champignons

Vorbereitung:

E **Weiße Bohnen** über Nacht einweichen, anschließend gut abspülen;

M mit reichlich **Ingwer** in Scheiben geschnitten

W in viel Wasser etwa 1½ bis 2 Std. gar kochen und abseihen.

Für die Vorratshaltung im Kühlschrank marinieren,
sobald die weißen Bohnen lauwarm sind:

E Mit reichlich **Olivenöl**,

M **Pfeffer**,

W **Salz**,

H viel **Zitronensaft**,

F und reichlich **Rosenpaprika** vermengt
können die weißen Bohnen mehrere Tage im Kühlschrank aufbewahrt werden. Aus einer kleinen Portion kann man schnell einen Salat zubereiten, oder man gibt sie zu einem Getreidegericht oder in eine Suppe.

Anrichten mit **Champignons** *und* **Radicchio**:
Zunächst die marinierten oder frisch gekochten Bohnen kurz im Backofen leicht erwärmen. Angewärmte Bohnen mit

H **Reisessig** (Gen Mai Su) oder **Weißweinessig**,
etwas **Zitronensaft**, reichlich **glatter Petersilie**,

F **Kurkuma**, etwas heißem Wasser, **Radicchio** klein geschnitten,

E **Olivenöl**, **Champignons** in dünne Scheiben geschnitten,
roter Paprika gewürfelt

M und **Pfeffer** aus der Mühle vermengen.

Tipps

> Anstelle von dicken weißen Bohnen: **Kichererbsen** verwenden.
> Hülsenfrüchte sind bereis in kleinen Mengen sehr sättigend.
> Zusammen mit den bitteren Zutaten leiten sie Feuchtigkeit aus.
> Empfehlenswert bei Feuchter Hitze und Magen-Schleimfeuer.

Herzhafte Tomatensoße mit Kichererbsen zu Spaghetti

Schnelles, leckeres Essen aus dem Vorratsschrank mit Bio-Fertigprodukten!

Spaghetti kochen.

E **Butter** in einem Topf erhitzen,

M **Zwiebel** in großen Stücken und sehr fein gewürfelten **Ingwer** kurz scharf anbraten,

W **Salz** zufügen,

H etwas **Zitronensaft**,

F **Paprika edelsüß**,

E **Tomatensoße** und **Kichererbsen** aus dem Glas hineingeben; etwas **Vollrohrzucker**,

M wenig **Pfeffer**, **Knoblauch** nach Belieben

W und **Salz** erhitzen, aber nicht kochen;

H etwas **Petersilie**,

F reichlich **Oregano**

E und einen Schuss **Olivenöl** unterrühren, kurz auf der warmen Herdplatte ziehen lassen;

M mit etwas **Pfeffer**, **Chiliöl** oder **Cayennepfeffer**

W und **Salz** abschmecken.

In einen heißen, tiefen Teller grob geschnittene **Petersilie** und in feine, kurze Streifen geschnittenen **Radicchio** geben, darauf die Nudeln; die Tomatensoße mit den Kichererbsen darübergeben, einmal anheben und wenden – fertig!

Tipp

> Kleine Stücke **luftgetrocknete Wurst** am Schluss in die Soße geben.

Grundrezept Rinderbrühe

E **Suppenfleisch vom Rind** in kaltem Wasser aufsetzen, erhitzen; den Schaum abschöpfen; danach

F zerstoßene **Wacholderbeeren**,

M ganze **Kümmelkörner**, **Pfefferkörner**,
ein großes, in Scheiben geschnittenes Stück **Ingwer**

W und **Salz** zufügen und gut 2½ Std. lang kochen,
bis das Fleisch gar ist.

Das Fleisch aus der Brühe nehmen, beides abkühlen lassen und im Kühlschrank aufbewahren. Die Brühe kann gleich auf mehrere Töpfe verteilt werden, in denen sie später erhitzt werden kann.

Tipp

> Gekochtes Fleisch in dünne Scheiben schneiden, mit **Shoyu** beträufeln, mit **Petersilie** und dünnen Scheiben vom **schwarzen Rettich** und getoastetem **Brot** und **Butter** servieren.

Rindfleischsuppe mit Pastinaken

Die Rinderbrühe erhitzen, die folgenden Zutaten hineingeben und 5–10 Min. gar kochen:

E klein geschnittene **Pastinaken** aufkochen lassen,
Suppennudeln oder in kleine Stücke gebrochene **Spaghetti** dazugeben; kurz vor Ende der Kochzeit

M die **pikante 4-Gewürze-Mischung** (1 TL Kümmel,
½ TL Kardamom, 1 TL Koriandersamen, ½ TL [F] Kurkuma, alle gemahlen) oder nach Belieben etwas **Curry** hineingeben

W und **Salz**;

H viel **Petersilie** klein schneiden und den kleineren Teil in die Suppe geben;

F etwas **Paprika edelsüß**,

E klein geschnittenes, **vorgekochtes Suppenfleisch** hineingeben,

M mit **Pfeffer** und

W **Salz** abschmecken,

H mit der restlichen **Petersilie** bestreut servieren.

Tipps

> Statt Pastinaken: **Karotten** oder **Petersilienwurzeln**.
> Statt Spaghetti: **vorgekochtes Getreide** wie Reis oder Gerste.
> Gegen Ende der Kochzeit dazugeben: in dünne Streifen geschnittenen **schwarzen Rettich** oder **Lauch**.

Pikantes Geflügel auf Vorrat

Das gut gewürzte Fleisch kann gut aufbewahrt werden und kalt oder warm gegessen werden.

Schnitzel vom Geflügel mit **Salz** einreiben, auf eine Seite reichlich gem. **Cumin** und gem. **Koriander** geben und etwas festklopfen.
In einer beschichteten Pfanne

E **Bratöl** erhitzen,

M reichlich grob geschnittenen **Ingwer** hineingeben und 1 Min. anbraten; die Schnitzel mit den Gewürzen nach oben in die Pfanne geben und bei großer Hitze kurz etwa 2 Min. von jeder Seite braten, so dass das Fleisch innen noch saftig und rosa ist; das Fleisch aus der Pfanne nehmen;

W mit etwas **Salz**

H und mit viel **Zitronensaft** beträufeln.

Tipps

> Durch den Ingwer und die Gewürze ist das Fleisch sehr bekömmlich und schmackhaft.
> In Scheiben geschnitten als kalte Mahlzeit mit süßsaurem **Radicchiosalat**: Dressing mit **Balsamico** und etwas **Johannisbeermarmelade**.
> Mit heißer **Birne**: 1 cm dicke Scheiben Birne in eine feuerfeste Schale geben, dünne **Butterscheiben** darauflegen und mit etwas **Vollrohrzucker** bestreuen, in den heißen Backofen stellen und ca. 3 Min. erhitzen.
> Die *»Würzige Polenta«* passt gut dazu; oder **Hirse** mit **Nelken** und **Rosinen** gekocht.

Kreativ kochen

mit den

5 Elementen

22 Der Appetit schützt unser Gehirn vor Fälschungen

Bevor wir uns im nächsten Kapitel auf eine Reise in die Welt echter Aromen begeben, die eine unvergleichliche Wirkung auf den gesunden Appetit und die Verwertung köstlich gewürzter Speisen haben, geht es mir in diesem Kapitel – ebenso wie schon in Kapitel 11 – darum, Ihnen den Appetit auf Fälschungen gründlich zu verderben, nicht zuletzt Ihrer Figur zuliebe.

Geschmacksverstärker wie Glutamat und Süßstoffe wie Aspartam sowie künstliche Aromastoffe sind ausreichend erforscht, so dass man sicher sagen kann, dass sie Störungen im Stoffwechsel und im Hormonsystem hervorrufen können. Darauf reagieren nicht nur unsere Sättigungs- und Appetitregulationszentren im Gehirn. In den Medien werden die Tatsachen jedoch leider vertuscht: Weltweit stieg die jährliche Produktion von Natriumglutamat von 200 000 Tonnen im Jahr 1969 auf 1,5 Millionen Tonnen in 2006 – Tonnen! Können Sie sich vorstellen, wer das alles gegessen haben soll? Sie selbst und Ihre Kinder doch wohl bestimmt nicht? Im Jahr 2007 wurde bereits achtmal so viel produziert wie 1969. Der heutige Erkenntnisstand über die gesundheitlichen Bedrohungen durch den Zusatzstoff Glutamat – dessen Verzehr übrigens auch ein Risikofaktor für Erkrankungen wie Alzheimer und Parkinson ist – sollte ausreichen, um sämtliche industriellen Lebensmittelprodukte vom Markt zu nehmen, die mit Glutamat in etwas vermeintlich Genießbares verwandelt worden sind. Dies wäre ein echter Beitrag zur Gesundheitsreform.

In seinem Buch »Die Ernährungslüge – Wie uns die Lebensmittelindustrie um den Verstand bringt« klärt uns Hans-Ulrich Grimm über den heutigen Stand der Forschung in der Ernährungsmedizin auf. Das Gehirn regelt die Nahrungsaufnahme – es weiß, was es selbst braucht und was der Rest des Körpers bekommen muss. Das »Darmhirn« im Bauch informiert das »Kopfhirn« über Bestände und

Bedürfnisse – darüber, was an Nährstoffen gerade fehlt. Im limbischen System, einem bestimmten Gehirnareal, sitzen die Kontrolleure, die darauf achten, dass der Mensch dann auch wirklich das Richtige isst, dass er seinen Bedarf an Nährstoffen deckt und auf das Appetit bekommt, was ihm fehlt: auf Äpfel, Rotkohl oder Rinderbraten.

Im Gehirn ist gespeichert, welcher Geschmack für welche Nährstoffe steht. Das limbische System sorgt durch die Steuerung des Appetits dafür, dass das Fehlende in der erforderlichen Menge verzehrt wird, nicht zu viel oder zu wenig. Das ist hochinteressant, und vielleicht fragen Sie sich, woher das Gehirn weiß, welche Stoffe in welcher Nahrung enthalten sind?

Die Programmierung des Gehirns beginnt bereits im Mutterleib. Während das Fruchtwasser Geschmacksstoffe aus der Nahrung aufnimmt, liefert das mütterliche Blut über die Nabelschnur die zugehörigen Nährstoffe und informiert über die Wirkungen. Später transportiert die Muttermilch sensorische Botschaften zum Kind. Und nach dem Stillen übt der Geschmack der ersten Nahrungsmittel eine prägende Wirkung aus. Auf diese Weise sammelt und speichert der Körper des Kindes Informationen über den Nährstoffgehalt der Nahrung und programmiert den eigenen Stoffwechsel. Jeder Mensch entwickelt persönliche Vorlieben. Und die Menschen im Umfeld des Kindes sorgen dafür, dass es die vertrauten Speisen auch möglichst mag.

Wenn das Kind auf herkömmliche Weise abgestillt wird, fängt die Mutter mit einem Karottenbrei an und gibt am besten immer im Abstand von einigen Tagen ein neues Nahrungsmittel dazu. Auf diese Weise hat das Gehirn des Kindes genügend Zeit, um die Verknüpfungen herzustellen.

Der Organismus merkt sich den Geschmack einer Speise und welche Wirkung sie entfaltet, ob sie ihm guttut und welche Nährstoffmengen sie liefert. Darauf greift er später immer wieder zurück. Die Sättigungs- und Appetitregulationszentren im Gehirn fordern mit zunehmendem Alter über den Appetit das richtige Nahrungsmittel in der erforderlichen Menge an. Menschen, bei denen diese Funktionen intakt sind und die sich weitgehend von frischen Nahrungsmitteln ernähren, können ein Leben lang essen, worauf sie Appetit haben. Sie werden auf diese Weise in der Regel optimal genährt sein und brauchen sich normalerweise keine Gedanken um die Figur zu machen.

So haben unsere Vorfahren überlebt – ohne Nährwerttabellen und tägliche Mindestmengen. Aber auch ohne künstliche Zusatzstoffe. Die Natur hat im Körper und im Geist des Menschen die wichtigsten Überlebensstrategien angelegt: die gesunden Instinkte und Triebe für die Fortpflanzung und für die Ernährung.

Die moderne Industriekost mit ihren künstlichen Aromen bringt diese natürlichen Mechanismen vollends durcheinander, wenn gleich schmeckende Lebensmittel mit deutlich anderer Zusammensetzung als in der Natur vorkommend angeboten werden. Geschmacksverstärker wie Glutamat sind in fast jeder pikanten Fertigkost zu finden, egal ob Wurst, Gemüsebrühe oder Fischstäbchen. Süßmittel wie Aspartam ist in Süßstoff und Light-Produkten enthalten, aber immer häufiger auch in ganz normalen süßen Fertigprodukten und Nahrungsergänzungsmitteln wie etwa Magnesiumtabletten.

Beide Stoffe, Glutamat und Aspartam, greifen direkt in die für den Appetit und die Sättigung zuständigen Gehirnareale ein. Aber auch andere Aromazusätze, die den Geschmack verfälschen, führen dazu, dass Menschen das Falsche essen und außerdem mehr, als sie brauchen. Dadurch kann ein Mangel an lebenswichtigen Nährstoffen entstehen. Das Gehirn erkennt zwar den Notstand und heizt den Appetit weiter an, aber es fehlen wichtige Informationen, um die richtige Auswahl treffen zu können und die Mengen zu begrenzen. Die Regulation ist gestört, und der Mensch kann kaum noch aufhören zu essen, wie es bei bestimmten krankhaften Formen von Übergewicht der Fall ist. Die dosisabhängige »Fress-Antwort« ist in solchen Fällen nicht mehr zu bremsen. Heute hat diese Zusatzstoff-Sucht bereits epidemische Ausmaße angenommen. Dass durch die Wirkung der *Süßstoffe* der Appetit nicht gezügelt werden kann, wird bei der Aufzucht von Tieren bewusst genutzt: Die gleichen Süßstoffe, die Menschen in ihren Kaffee tun, werden hier als Masthilfe eingesetzt. Sie vergrößern den Appetit der Ferkel, die dann futtern ohne Ende und richtig fett werden, dank einer natürlichen Reaktion des Hormonsystems auf den süßen Geschmack im Maul – ebenso wie bei uns im Mund. Den Teufelskreis habe ich in Kapitel 11 beschrieben: Obwohl der erwartete Zuckerbrennstoff gar nicht vorhanden ist, schickt die Bauchspeicheldrüse Insulin ins Blut, um den vermeintlich aufgenommenen Zucker in die Zellen zu schaffen. Nun kreist zu viel untätiges Insulin im Blut. Also wird hormonell der Appetit auf mehr Kohlenhydrate angeheizt, damit das Insulin Arbeit bekommt und abgebaut werden kann. Beim Ferkel hört das Ganze erst auf, wenn es genügend gefressen hat und geschlachtet wird. Der Mensch jedoch lebt weiter, er reißt sich zusammen, er hungert, er schimpft mit sich selbst – und isst weiter zu viel. Was in der Kindheit mit Cola Light begonnen hat, wird oftmals im Erwachsenenalter zum Verhängnis. Und die verantwortlichen Institutionen schweigen großenteils. Man kann sich angesichts solcher Tatsachen darüber nur wundern.

In der Fachzeitschrift »Circulation« der amerikanischen Herzgesellschaft werden andererseits Ärzte darüber informiert, dass sich bei Menschen, die mindestens einmal am Tag ein mit Süßstoff gesüßtes Getränk zu sich nehmen, die Kennzeichen bündeln, die das sogenannte metabolische Syndrom ausmachen: hohe Blutfettwerte, Bluthochdruck, erhöhter Blutzucker und Übergewicht.

Industriell hergestellter *Fruchtzucker* hat auf den Appetit eine ähnliche Wirkung. Sie finden ihn jedoch vor allem in Diätprodukten, die für Diabetiker besonders geeignet sein sollen und sogar empfohlen werden. Fruktose verursacht zwar keinen so starken Insulinanstieg im Blut wie der weiße Rübenzucker. Aber sie hemmt das Hormon Leptin, das dem Gehirn Bescheid geben müsste, sobald genügend Nährstoffe vorhanden sind. Die Folge ist anhaltender Appetit. Bei einer Untersuchung des deutschen Instituts für Ernährungsforschung in Potsdam-Rehbrücke legten Mäuse, die mit Fruchtzucker ernährt wurden, beinahe doppelt so viel an Gewicht zu wie ihre Rohrzucker fressenden Kollegen.

Hinter welchen E-Nummern sich die Stoffe Glutamat und Aspartam verbergen, finden Sie gleich im übernächsten Kasten. Aber ehrlich gesagt, es ist einfacher, eine Nadel im Heuhaufen zu finden, als unter pikanten Produkten wie etwa Wurstwaren im Bereich Industriekost ein Lebensmittel auszumachen, das kein Glutamat enthält. Darum halte ich mich in dieser Sache gerne an die alte Weisheit vom »dummen« Bauern: »Was der Bauer nicht kennt, das isst er nicht.« Eine gute Faustregel ist auch: »Je länger die Zutatenliste eines Lebensmittels ist, desto eher sind auch undeklarierte Inhaltsstoffe darin.«

Das China-Restaurant-Syndrom

Natürliches Glutamat (Glutaminsäure) ist eine Aminosäure und in fast jedem Nahrungseiweiß enthalten. Es hat wichtige Funktionen im menschlichen Körper wie etwa für die Sättigungsregulation im Gehirn. Darum kann ja der künstliche Lebensmittelzusatz Mononatriumglutamat genau dort eingreifen und die natürliche Appetit- und Mengensteuerung außer Kraft setzen. Manche Menschen reagieren sehr empfindlich darauf: mit dem sogenannten »China-Restaurant-Syndrom«, das mit Kopfschmerzen, Übelkeit, Taubheitsgefühl im Nacken und anderen Symptomen einhergeht.

Besonders problematisch sind Geschmacksverstärker, Süßstoffe und Aromastoffe in der Kinderernährung. Wenn Kleinkinder erst einmal an Fruchtzwerge und industrielle Wurst gewöhnt sind, wird ihr Gehirn schon früh auf unnatürliche Stoffe programmiert. Nahrungsmittel ohne Geschmacksverstärker, Süßstoff und Aromastoffe schmecken ihnen dann oft nicht mehr. Über die gesundheitlichen Auswirkungen eines intensiven Konsums dieser Stoffe über einen längeren Zeitraum liegen seit wenigen Jahren erste Untersuchungen vor. Der Autor Hans-Ulrich Grimm hat diesem Themenkreis gleich zwei Bücher gewidmet, das erste erwähnte ich schon zu Anfang dieses Kapitels. Und in seinem Werk »Echt künstlich« hat er die Chemie im Essen unter die Lupe genommen – falls Sie es ganz genau wissen möchten.

Teil 3

Schutz vor Chemie im Essen – wichtige E-Nummern

Ab einer bestimmten Dosis kann der Wirkstoff Aspartam im Süß-stoff den Eintritt von Glucose ins Gehirn behindern. Aspartam ver-birgt sich in Süßstofftabletten und in Light-Produkten hinter den Begriffen Nutrasweet, Canderel und Senecta. Ebenso wie Glutamat gehört der in Aspartam enthaltene chemische Stoff Aspargat zu den Verdächtigen bei Ausfällen und Erkrankungen des Gehirns wie Alzheimer, Parkinson, multiple Sklerose, Depressionen und epilep-tische Anfälle. Häufig beobachtete Nebenwirkungen sind Kopfweh und Migräne, aber auch Schüttelfrost, Muskelschmerzen, Sehstö-rungen, Verwirrung und Gleichgewichtsprobleme.

Wenn es um Figurprobleme geht, ist es ebenfalls enorm wichtig, die natürliche Regulation der Ernährung über den Hunger und Appetit nicht zu stören beziehungsweise sie wiederherzustellen. Darum empfehle ich Ihnen, Industriekost weitgehend zu vermeiden. Bei einer Ernährung mit natürlichen, einfachen Grundnahrungsmitteln wie Gemüsen, Hülsenfrüchten, Getreide, Fleisch, Eiern und Salaten mit naturreinem Öl und Gewürzen sorgt der Appetit für die richtige Auswahl, für die richtige Menge und für *echten* Genuss.

Wenn Sie sich im Supermarkt die Mühe machen möchten, die wenigen Lebensmittel ausfindig zu machen, die kein *Glutamat* ent-halten, dann müssen Sie die folgenden E-Nummern ausschließen: E 620 bis E 625.

Vermeiden Sie zusätzlich alle Light-Produkte, natürlich auch Light-Getränke und Süßstofftabletten. Viele Studien haben bewiesen, dass *Süßstoffe* den Hunger bis hin zu Fressanfällen steigern können und Übergewicht daher nachhaltig begünstigen.

Künstliche Süßstoffe wie Aspartam werden unter folgenden E-Nummern auf Etiketten deklariert: E 951, E 952, E 955, E 957, E 962. Weitere Zuckeraustauschstoffe, deren Wirkung gesundheitlich bedenklich ist, sind: E 953, E 954, E 965, E 967.

23 Pfeffer und Alkohol

Wenn Sie nach dem letzten Kapitel die Nase voll haben von Geschmacksverirrungen, dann werden Sie die jetzt folgende kleine Reise in die Welt der echten Aromen sicherlich genießen. Natürliche Gewürze wirken sehr intensiv auf alle möglichen Organe und Körperfunktionen, und ganz besonders hilfreich sind sie für die Verwertung der Nahrung. Je nachdem, ob sie scharf oder bitter sind, bewegen sie das Qi oder leiten Feuchtigkeit und Schleim aus. Sie sind der Turboantrieb für den Stoffwechsel, wenn es darum geht, Fettpolster zum Schmelzen zu bringen. Darum finden Sie am Ende von Kapitel 20 eine ausführliche farbige Tabelle mit Gewürzen und Kräutern und ihren speziellen Wirkungen.

Was war der Grund dafür, dass der portugiesische König Emanuel 1. dem Seefahrer Vasco da Gama im Jahr 1497 eine Flotte anvertraute, um ihn auf eine Reise rund um Afrika in den Indischen Ozean zu schicken? »Wir sind unterwegs, um Christen und Gewürze zu finden«, schrieb der Kapitän in sein Logbuch. Christen hat er zwar keine gefunden, dafür aber den Seeweg nach Indien und jede Menge Gewürze. Damit war Vasco da Gama das Glück beschieden, das Christoph Kolumbus auf seiner Fahrt durch den Atlantik versagt geblieben ist. Dieser brach bereits im Jahr 1492 aus Spanien gen Westen auf und fand weder Indien noch das erhoffte Gold oder Gewürze.

Vor der Erkundung des Seewegs wurden Pfeffer, Zimt, Muskatnuss, Nelken, Ingwer, Kardamom und Safran auf dem Landweg aus Indien herbeigeschafft. Warum wurden sie mit Gold aufgewogen? Doch nicht nur allein wegen ihres Geschmacks. Es muss mehr dahintergesteckt haben, wenn Könige in Flotten investierten und Seefahrer ihr Leben riskierten, um reich belohnt und berühmt zu werden, wenn sie erfolgreich heimkehrten.

Die Verwendung von aromatischen Zutaten hatte damals triftigere Gründe als heute. Gewürze waren ein äußerst wirksames Heilmittel, um innere Wärme zu erzeugen, um Qi und Blut zu bewegen, wenn im Winter bei Eiseskälte Krankheiten und Erfrierungen drohten.

Und um sich vor Vergiftungen durch verdorbene Nahrungsmittel aufgrund mangelnder Hygiene zu schützen, denn scharfe Gewürze und bittere Kräuter beschleunigen die Darmpassage des Nahrungsbreis. Diese Wirkungen sind allerdings heute noch genauso nützlich wie damals. Das Qi muss fließen, damit wir nicht wegen jeder Kleinigkeit unter Druck geraten. Das Blut zu bewegen schützt vor Herz-Kreislauf-Erkrankungen. Für innere Wärme ist so manche Frau dankbar, die ständig kalte Füße hat. Und die verdauungsfördernde Wirkung bewahrt vor Ansammlungen von Schlacken und unterstützt die Gewichtsreduktion.

Gerade in heißen Ländern wird mit erstaunlich großen Mengen heißer Gewürze gekocht, vor allem mit Chili. Kein Wunder, denn er schützt die Nahrung davor, zu verderben. Darmverstopfung oder Nahrungsstagnation sind in Regionen mit feucht-heißem Klima, wo sich Parasiten innerhalb von Stunden im Darm vermehren können, lebensgefährlich. Scharf-heißer Chili, Pfeffer, Zimt und Ingwer, aber auch bittere Kräuter wie Thymian, Basilikum, Kurkuma, Senfsamen, Löwenzahn, Birkenblätter, Eisenkraut, Sonnenhut und viele andere enthalten Substanzen, welche die sogenannten Abwehrgifte in Pflanzen für den Menschen unschädlich machen. Sie leiten Bakterien, Parasiten und Pilze aus dem Darm aus und verhindern Stagnationen im Verdauungstrakt.

In kalten Gebieten wie im heutigen nördlichen Europa und in Russland hatte man ein echtes Problem – bis im Mittelalter die Gewürze aus Indien eine größere Verbreitung fanden. Bei eisigen Temperaturen musste man unbedingt für innere Hitze sorgen, um den Blutfluss in Gang zu halten und nicht zu erfrieren. Ein bahnbrechendes Mittel kam aus Klöstern. Mönche entwickelten die Destillation von Alkohol. Von da an sorgten nicht nur Bier und heißer Gewürzwein, sondern auch Schnäpse für die nötige Wärme im Bauch und die innere Desinfektion. Noch bis ins 17. Jahrhundert hinein verbrauchte eine englische Familie pro Kopf etwa drei Liter Bier täglich, die Kinder eingeschlossen.

Während arme Leute noch heißes Bier tranken und ihre morgendliche Brotsuppe damit kochen mussten, um den Winter zu überstehen, hatten wohlhabende Bürger schon längst Zugriff auf teure Gewürze. Sie konnten sich die kostbaren Lieferungen leisten, die über die Seidenstraße nach Europa gelangten.

Eine neue Ära in der Ernährungsgeschichte des Menschen begann also im 16. Jahrhundert durch den Handel mit Gewürzen per Schiff, ausgelöst durch die immensen Gewinne, die durch die Gier nach Gewürzen erzielt werden konnten. Gewürze waren ein Statussymbol, sie veränderten die Machtverhältnisse. Je mehr der Gastgeber davon auf den Tisch brachte, umso höher war sein Ansehen. Bei Banketten wurden sie auf Tabletts herumgereicht und löffelweise verzehrt, zusätzlich zu den bereits stark gewürzten Speisen. Dass dabei auch die aphrodisierende Wirkung der scharfheißen Aromen eine Rolle gespielt haben mag, würde ich nicht ausschließen.

Dank der Chinesischen Ernährungslehre wissen wir heute wieder, wie wertvoll echte, unbehandelte Gewürze aus dem Reformhaus oder Bioladen für die gesunden Körperfunktionen sind. Die Qualität ist entscheidend, auch für ihre aphrodisierende Wirkung, die auf der Stärkung des Yang beruht. Der Genuss von wärmenden Gewürzen erhöht das Yang und beugt innerer Kälte vor, die mit kalten Füßen, nächtlichem Wasserlassen, Verdauungsschwäche und manchmal eben auch mit einer Schwäche der Libido oder der Potenz beim Mann einhergeht. Aber Vorsicht! Lassen Sie sich bitte ja nicht hinreißen, größere Mengen an Gewürzen zu verwenden, als Ihnen guttut, und schon gar nicht als Gewürztee. Das würde zu innerer Hitze führen. Die wohltuende Wirkung dieser hocharomatischen Heildrogen kann sich nur dann zum Nutzen des Menschen harmonisch entfalten, wenn Chili, Curry, Ingwer, Pfeffer und all die anderen oft sehr warmen Gewürze mit nährenden Zutaten im Essen verbunden sind, die ihre aggressive Wirkung abpuffern.

Das beste Ergebnis wird erzielt, wenn wir Gewürze regelmäßig in kleinen Mengen verwenden und auf unseren Appetit achten – der hin und wieder nach stärker gewürzten Speisen und dann wieder nach milderen verlangt. *Wenn Sie unter »Hitzezeichen« leiden, müssen Sie sparsam mit Gewürzen umgehen und heiße ganz vermeiden.* Auf den beiden Seiten des Nahrungsmittelposters und in der farbigen Gewürze-&-Kräuter-Tabelle am Ende von Kapitel 20 sehen Sie die Unterschiede bei der Bewertung von Gewürzen für Menschen »mit« und »ohne Hitzezeichen«.

Um die Speisen bekömmlich zuzubereiten, gibt es nicht nur Gewürze, sondern eine ganze Palette aromatischer und milder Zutaten aus den vier dynamischen Elementen Holz, Feuer, Metall und Wasser. Sie alle zusammen unterstützen die Organe des Erdelements, Milz und Magen, bei der Umwandlung der Nahrung und der Gewinnung des Nahrungs-Qi, das unsere »materielle« Lebensgrundlage ist. *Zutaten mit den vier Geschmacksrichtungen sauer, bitter, scharf und salzig dienen der Verwertung der mildsüßen, gehaltvollen Hauptnährstoffe – Fett, Eiweiß und Kohlenhydrate.* Dank ihrer Dynamik entsteht ein höchst bekömmliches, köstliches Essen. Allein schon der verführerische Duft von Gewürzen und Kräutern regt die Verdauungssäfte des Magens an, das Wasser läuft uns im Munde zusammen. Der Segenswunsch, der das Mahl eröffnet, bestätigt altes Wissen: »Guten Appetit!« Denn hervorgelockt durch den Duft der Speisen, ist der gesunde Appetit unverzichtbar für eine gute Bekömmlichkeit. »Wohl bekomm's!«

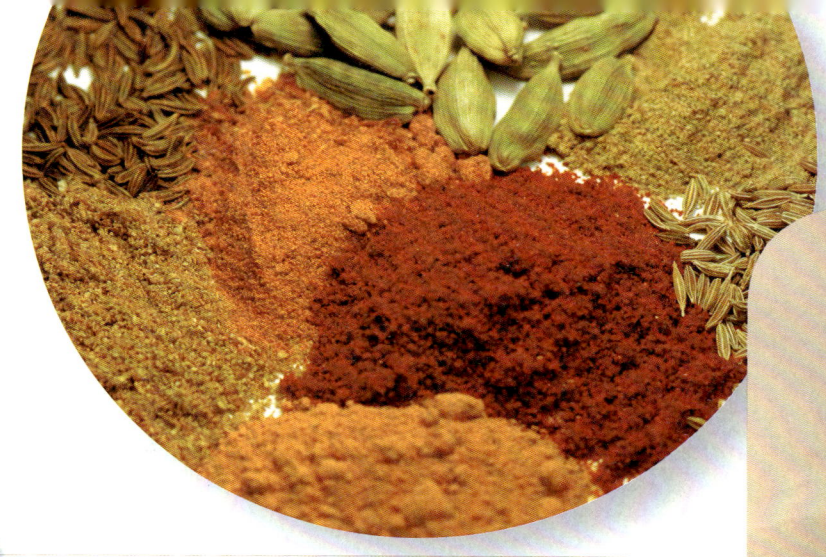

24 Greifen Sie beherzt ins Gewürzregal

Hat es Ihnen geschmeckt? Ja, es war lecker! – Waren Sie auch hinterher noch zufrieden? Tja, das kommt ganz darauf an. – Und zwar je nachdem, wie Sie sich nach dem Essen fühlen. Angenehm gesättigt und gestärkt? Oder pappsatt und zu müde, um sich Gedanken darüber zu machen, was die Waage wohl am nächsten Morgen anzeigen wird? Guter Geschmack allein genügt nicht. Man muss sich nach dem Essen auch gut fühlen, nur so kann man sicher sein, dass es auch bekömmlich war. Dann erübrigt sich der Gedanke an die Waage schließlich von selbst.

Hier geht es um ein ausgewogenes Verhältnis zwischen dem nährenden Yin-Aspekt – das sind die dichten Hauptnährstoffe einerseits – und dem Yang-Aspekt – den hochdynamischen Aromen aus Gewürzen und Kräutern andererseits. Nährstoffe nähren und machen satt. Aromen bewegen das Qi und dynamisieren die Verdauungskraft. Sie sind der Antrieb für den Stoffwechsel, der das Kunststück vollbringt, körperfremde Substanzen in körpereigene umzuwandeln und die Abfälle auszuscheiden. Das fängt schon an, wenn wir eine Speise nur riechen, und geht richtig los, wenn wir sie schmecken – und so richtig genießen können.

Wenn das Essen unsere Geschmacksknospen nicht wirklich reizt und die Sinne nicht anspricht, dann kommt die Verwertung erst gar nicht richtig in Gang. Die deutsche Küche war leider nie berühmt für würzige Gerichte. Vielleicht liegt es daran, dass Gemüse, Obst und Fleisch früher noch viel mehr Aroma hatten und man daher auch ohne eine größere Palette von Gewürzen auskam. Sie waren nicht so überzüchtet, überdüngt oder unreif geerntet wie heute, da wir mehr wässrige Fasern und weniger Geschmack geboten bekommen. Außerdem hatten unsere Ururgroßeltern ja genug Dynamik im Alltag. Sie haben meist körperlich hart gearbeitet im Haushalt, im Garten, auf dem Feld oder in der Fabrik. Allgäuer Käsespätzle, Kartoffelpuffer mit Apfelmus, Abendbrot mit Hausmacher Wurst – das ist heute kein passendes Essen mehr, wenn wir unsere Tage am Schreibtisch verbringen. Und schon gar nicht, wenn wir abnehmen möchten: »Wie schade, als Kind habe ich das doch so gerne gegessen, und nun traue ich mich nicht mehr, wegen der vielen Kalorien.«

Da hätte ich eine Lösung: Greifen Sie beherzt ins Gewürzregal und schicken Sie ein Stoßgebet zur Ahnengalerie: Die Großmutter möge es Ihnen verzeihen, dass Sie es wagen, ihre Leibgerichte allzu phantasievoll zuzubereiten. Der Leichtigkeit zuliebe können Sie deftige Gerichte auch mit etwas mehr Gemüse ergänzen – heiß serviert oder kalt als Salat, als Vorspeise oder begleitend. Das füllt den Magen, und schon essen Sie weniger von der deftigen, schweren Kost.

Kreativität ist gefragt, wenn Käsespätzle bekömmlich werden sollen. Wie wär's mit gemahlenem Kümmel, Kardamom und Majoran? Als Vorspeise eignet sich ein gekochter Krautsalat mit viel Kümmel, Cumin und wenig Kurkuma. Oder Rote-Bete-Salat. Sehr lecker! Die wunderbaren bayrischen Semmelknödel wären ebenfalls bekömmlicher mit einem Esslöffel voll Majoran, Oregano oder mit Fenchel. Bratkartoffeln schmecken köstlich mit viel frischem Ingwer, ganz viel gemahlenem Kümmel, Cumin und Majoran. Dazu passen sehr gut bittere Blattsalate mit dünnen Streifen vom schwarzen Rettich, der ganz wunderbar das Qi bewegt und zusammen mit Radicchiosalat ganz hervorragend die Fettverdauung unterstützt.

Warum kam seinerzeit ein findiger Metzger auf die Idee, Majoran in die Pfälzer Leberwurst zu tun? Weshalb geben wir Beifuß zum Gänsebraten, Basilikum zu Tomaten mit Mozzarella, Senf zur Brat- wurst, Salbeiblätter zum Kalbsschnitzel? Weil es uns so besser schmeckt? Ja, das ist natürlich auch ein Aspekt. Aber darin steckt auch viel Erfahrungsweisheit und ein großer praktischer Nutzen. Denn Beifuß, Basilikum, Majoran, Salbei, Kümmel, Cumin, Karda- mom und Ingwer erhöhen die Bekömmlichkeit eines deftigen Gerichts um ein Vielfaches. Darum haben Sie auch nicht etwa »gesündigt«, wenn Omas Bratkartoffeln mit Speck wieder einmal auf den Tisch kamen, denn Sie haben ja viel frischen Ingwer, etwas Kümmel, Cumin und Majoran dazugegeben.

Gönnen Sie sich hochwertige Gewürze und Kräuter! Diese Investi- tion in Ihre Gesundheit kommt auch Ihrer Figur zugute. Aber bitte nicht nur eine Messerspitze für vier Personen! Je deftiger die Speise, umso mehr frische und getrocknete Kräuter werden benötigt, um sie bekömmlich zu machen. Mit Gewürzen müssen Sie etwas maß- voller umgehen, wenn Sie unter Hitzezeichen leiden – das sehen Sie ja auch deutlich in der entsprechenden Bewertungsspalte der far- bigen Tabelle am Ende von Kapitel 20. Wir brauchen keine großen Mengen von Gewürzen, damit sie ihre Wirkung entfalten. Wir sollten sie lieber regelmäßig verwenden, und dann wird es nicht lange dauern, bis Sie dies auch an Ihrer Figur sehen können.

25 »Kalt kochen« wie in China

Das chinesische Schriftzeichen für »kochen« bedeutet »verwertbar und bekömmlich machen«. Beide Aspekte zielen ganz offensicht- lich auf die Stärkung der Mitte, auf Milz und Magen, ab. Diese zwei Organe müssen aus der Nahrung die Vitalkraft Qi gewinnen, um alle Körperfunktionen zu versorgen. Jegliche Bemühungen der chinesischen Kochkunst richten sich darauf, sie bei diesem Prozess zu unterstützen, der unseren Organismus fortwährend erneuert. Seit über 2000 Jahren wird die gesundheitsfördernde Wirkung der Speisen beim alltäglichen Kochen in China gezielt genutzt, und die Erfahrungen werden an die nächste Generation weitergereicht. Es ist also nicht verwunderlich, dass der Fokus auf die Bekömmlichkeit auch dazu führt, dass Gerichte, die nach den altchinesischen Prinzipien zubereitet werden – wie es in der 5-Elemente-Ernährung der Fall ist –, auch einen ganz ausgezeichneten harmonischen Geschmack aufweisen.

Wie ernst man es in China mit der Bekömmlichkeit meint, erkennen Sie daran, dass es sogar den Begriff »*kaltes Kochen*« gibt. Auch wir kochen zwar viel kalt, aber uns ist normalerweise nicht bewusst, wie viel wir damit für eine gute Verwertung des Essens erreichen können. In China versteht man darunter im Grunde die ältesten Formen der Nahrungsverarbeitung: Schon die Urzeitmenschen beherrschten sie, um pflanzliche und tierische Nahrungsstoffe aufzuschließen und leichter verwertbar zu machen – mit oder ohne Werkzeuge, jedoch ohne Erhitzen. Es gibt Affen, die ihre Mangos an eine Felswand werfen, damit sie den Saft von den Steinen abschlecken können, ohne die unverdaulichen Faserstoffe mitessen zu müssen. Auch das ist genau genommen kaltes Kochen.

Die rudimentärste Form des kalten Kochens ist natürlich das *Kauen*. Früher haben Mütter ihren kleinen Kindern das Essen vorgekaut und von Mund zu Mund gefüttert. Der erste Verdauungsschritt im Mund wird ja bereits von den Enzymen im Speichel bewältigt.

Fein geschnittenen Weißkohl mit der Gabel zu *zerdrücken* ist ebenfalls kaltes Kochen. Dazu gibt man auf der griechischen Insel Samos Olivenöl, etwas Knoblauch, Zitronensaft, Salz und Pfeffer. Das ist köstlich und erstaunlich bekömmlich!

Geschnetzeltes oder *gehacktes* Fleisch ist leichter verdaulich als ein Steak. Man spürt es einfach. Achten Sie mal darauf!

Einen Apfel in dünne Scheiben zu schneiden oder ihn fein zu reiben macht ihn bekömmlicher. Früher bestreute man ihn noch mit Zimt, der den Magen wärmt. *Kleinschneiden und Würzen* sind also zwei wichtige Verdauungshilfen. Wenn man Tomaten und Gurken in sehr kleine Stücke schneidet, werden sie besser vertragen. Der natürliche enzymatische Zersetzungsprozess wird beschleunigt, und das Aroma kommt erst richtig zur Geltung. Etwa bei der mexikanischen Salsa, in der auch die Gewürze, frischer Chili und Koriander, zusätzlich für die Bekömmlichkeit dieses Tomatendips sorgen.

Das Aufschließen von Nahrung durch *Fermentation*, also durch *milchsaures Vergären*, wird ebenfalls seit Urzeiten praktiziert. Dies ist die effektivste Methode des kalten Kochens. Die Nahrung wird nicht nur aufgeschlossen, sondern es entstehen auch jede Menge Enzyme, die enorme Verdauungsarbeit leisten – allerdings nur sofern die Nahrung nicht erhitzt wird: Kimchi in Korea, Sojasoße und Sushi-Ingwer in Japan, sauervergorener Rettich in China und Essig fast überall auf der Welt. Darum gab man früher immer ein paar Tropfen Essig in den Teller Linsensuppe. Man wusste zwar nicht, was Enzyme waren, aber man wusste, was zu tun ist, um die kleinen Verdauungshelfer ins Essen zu bringen. Das funktioniert jedoch nur mit Essig vom Essigbauern oder aus dem Biohandel, denn pasteurisierter Essig aus dem Supermarkt ist ein »totes Lebensmittel«. Das Gleiche gilt für Sojasoße.

Zum kalten Kochen gehört außerdem die Verwendung von *Zitronensaft* beispielsweise bei Fleischspeisen und bei Gerichten aus dem Kühlschrank, die man wieder aufwärmt. Sie werden dadurch leichter und erhalten eine erfrischende Note.

Getrocknete und frische Kräuter liefern Vitalstoffe, eine Menge ätherische Öle und Bitterstoffe, die die Verdauung anregen. Dazu eignet sich auch ganz hervorragend fein geschnittener Radicchio, der mit seinen Bitterstoffen speziell die Fettverdauung unterstützt. Feine Streifen vom schwarzen Rettich und Frühlingszwiebeln haben ein scharfes Aroma. Es sorgt dafür, dass das Qi aus der Mitte nach oben zur Lunge und zum Herzen transportiert wird. So steht die Vitalkraft aus dem Essen schnell für die »Kopfarbeit« zur Verfügung. Man fühlt sich nach einem solchen Essen wach und gestärkt.

Gemüse und Obst nur ganz kurz zu erhitzen stellt den Übergang vom kalten zum heißen Kochen dar.

26 Heiß und kalt kochen – von früh bis spät

Was »heißes Kochen« bedeutet, ist hinreichend bekannt: *kochen in Wasser, dämpfen, braten, rösten.* Zu unterscheiden wäre noch das kurze und das lange Kochen. Beides ist gut. *Pflanzliche Kost kurz zu kochen* hat den Vorteil, dass hitzeempfindliche Vitalstoffe lebendig bleiben, und das Gemüse bleibt saftig und geschmackvoll. *Lang gekochte Fleischsuppen* hingegen haben eine unübertrefflich stärkende Wirkung auf das Qi der Milz und das Yang der Niere. Wenn Sie unter kalten Füßen, nächtlichem Wasserlassen und Erschöpfung leiden, dann sind solche Kraftsuppen genau das Richtige und durch nichts zu ersetzen.

Ein Grundrezept für eine einfache Rinderbrühe finden Sie bei den Rezepten. Die Brühe kann mehrere Tage im Kühlschrank aufbewahrt werden und dient als Grundlage für Suppen, Gemüse- oder Getreidegerichte. Solche und viele weitere Rezepte finden Sie in dem »Fünf-Elemente-Kochbuch«, das Beatrice Trebuth und ich zusammen verfasst haben (siehe »Buchempfehlungen« im Anhang). Weniger erwärmend und kräftigend, aber hinreichend nährend ist die vegetarische Variante, um sich das ganze Jahr über – aber vor allem im Winter – zu stärken: *Eine Kombination aus Hülsenfrüchten und Wurzelgemüse* ergibt ein nahrhaftes, eiweißhaltiges Gericht, das durch die Verwendung von Ingwer und anderen Gewürzen bekömmlich und erwärmend wird.

Wenn Sie viel kochen, haben Sie ständig frische Abfälle: vom Gemüse die Strunken, Schalen und Blätter, vom Fleisch die Knochen und vom Huhn Karkassen. *Aus den Resten stärkende Brühen zu kochen* und sie täglich als Auftakt zu den Mahlzeiten auf den Tisch zu bringen war auch in unseren Breitengraden früher üblich.

Die morgendliche Reissuppe der Chinesen, das Reis-Congee, ist legendär. Überall wo Chinesen leben, wird über Nacht Reis in viel

Teil 3

Wasser in einem automatischen Topf gekocht und morgens als Erstes geschlürft, vor einer kräftigen Nudelsuppe oder Knödeln mit Fleischfüllung. Dieses traditionelle Gericht hat bis heute überlebt. Es ist Ausdruck der Fürsorge für die Verdauungsorgane. Bevor man sich ein schmackhaftes, gekochtes, würziges Morgenessen gönnt, wird dem Magen gehuldigt. Mit einer Suppe, die zwar nach gar nichts schmeckt, dafür aber dem Körper etwas Nährendes bietet, für das er fast keine Verdauungskraft aufwenden muss.

Zum heißen Kochen gehört auch das *Toasten von Brot*, das ich Ihnen ganz besonders ans Herz legen möchte. Denn kaum etwas ist schlimmer für den Bauch als klebriges, feuchtes, frisches Brot. Von knatschigen Marmeladebrötchen am Morgen und Käsebroten am Abend quillt die Figur genauso auf wie der Blähbauch. Wie schon mehrfach gesagt: Milchprodukte, alles sehr Süße und Brot – auch »gutes« Vollkornbrot – sind ausgesprochene Dickmacher. Und es kann nicht genug betont werden: Sie sind leider kein angemessener Ersatz für gekochte, würzige Speisen. Eine Brotmahlzeit enthält in der Regel zwar Kohlenhydrate, Eiweiß und Fett, aber keine oder kaum Aromen – es sei denn, Sie kombinieren Brot mit einem gekochten, leicht würzigen Gemüsesalat oder mit verdauungsfördernden Zutaten wie schwarzem Rettich, Radicchio, frischen Kräutern und Frühlingszwiebeln. Aber zuerst ab in den Toaster damit! Frisches Brot und vor allem Vollkornbrot toasten Sie am besten mehrmals auf niedriger Stufe, damit auch wirklich alle Feuchtigkeit entweicht und es ein wenig knusprig wird. Brötchen und Baguette kann man in Scheiben schneiden und so ebenfalls toasten. Oder entfernen Sie wenigstens das feuchte Innere des Brötchens und werfen Sie es weg. Nein, das ist keine Verschwendung. Bevor sich meine Verdauung mit dem klebrigen Brei plagt und ich davon Dellen an den Oberschenkeln bekomme, weil dort der unverdauliche Teil der Brötchen landet, übergebe ich ihn lieber dem Müll.

Zum heißen Kochen gehören entfernt auch die folgenden Tipps, die den Bauch vor Kaltem schützen: Es ist nicht empfehlenswert,

Nahrungsmittel oder Speisen eiskalt direkt aus dem Kühlschrank zu essen, denn so schwächen sie das Verdauungsfeuer. Nehmen Sie sie besser frühzeitig heraus, damit sie *zimmerwarm* werden, oder legen Sie sie auf einen angewärmten Teller.

Gekochtes Essen auf einen *heißen Teller* zu füllen ist ohnehin eine wunderbare Sache, die dazu beiträgt, dass das Essen möglichst warm in den Magen kommt. Wenn Sie etwas für den Genuss beim Essen und gleichzeitig für Ihre Figur tun möchten, gewöhnen Sie sich einfach an, die Teller im Backofen oder auf der Herdplatte richtig heiß werden zu lassen. Ihre Verdauungskraft ist viel zu kostbar, um sie für das Aufwärmen von abgekühlten Speisen zu verschwenden. Wenn das Essen länger warm bleibt, trägt dies auch sehr dazu bei, dass Sie Ihre Mahlzeit *in aller Ruhe genießen* können.

Den gleichen Zweck erfüllt auch eine *kleine Vorspeise.* Man schlingt die Hauptspeise dann nicht so hinunter und muss auch keine zweite Portion auflegen. Für eine ganz einfache Vorspeise eignen sich eine heiße Brühe oder ein Salat aus gekochtem Gemüse, den man auf Vorrat zubereitet im Kühlschrank hat. Man serviert ihn mit Bittersalaten und frischen Kräutern einfach auf einem heißen Teller. Da kann man dann auch mal seine Lust auf Butterbrot ausleben, indem man eine Scheibe getoastetes Brot dazu isst.

Die Empfehlung, häufig gekochte Speisen zu essen, lässt sich im Alltag natürlich nur dann umsetzen, wenn Sie *auf Vorrat kochen.* Für einen kleinen Haushalt mit ein oder zwei Personen lohnt es sich, einen *kleinen Backofen anzuschaffen.* Zum Aufwärmen kann man das Essen in einer Schüssel oder auf einem Teller in den Ofen schieben und spart sich so die Töpfe. *Ich rate Ihnen jedoch dringend davon ab, eine Mikrowelle zu benutzen.* In meinem Buch »Ernährung nach den Fünf Elementen« habe ich ausführlich aus westlicher Sicht über die Gefahren berichtet, die seit Jahrzehnten totgeschwiegen werden. Meine Erfahrungen in der Ernährungsberatung haben gezeigt, dass Erwachsene und vor allem Kinder, für die Speisen und Getränke aus der Mikrowelle eine Selbstverständlichkeit sind, deutliche Einbußen ihrer Vitalität erleiden. Solche Nahrung hat kein Qi mehr und ist hochgradig unbekömmlich.

Ich halte sie für gesundheitsschädlich. Diese Gefahr kann garantiert nicht ausgeschlossen werden.

Der Ausblick auf eine kleine *pikante Nachspeise* trägt ebenfalls dazu bei, dass man das Hauptgericht in Ruhe genießt und nicht zu viel isst.

Wenn Sie Lust auf Käse haben, machen Sie es doch einfach wie die Franzosen – nur bitte nicht jeden Tag. Das ist zwar kein Schlankheitstipp, aber im Vergleich zu einer Abendmahlzeit, die nur aus Käsebroten besteht, eine etwas bekömmlichere Art und Weise, guten Comté, Camembert oder einen Pecorino zu genießen: Nach dem Essen eine kleine Scheibe getoastetes Brot mit dick Butter darauf oder auch nicht, ein großes Stückchen Käse und dazu eine halbe süße Birne. Dann *schließt der Käse den Magen*, weil man pappsatt ist – und vielleicht hat man für eine Weile wieder seine Ruhe vor den Gelüsten auf die köstlichen Dickmacher. Statt Käse eignet sich auch ein luftgetrockneter roher Schinken, zu dem ebenfalls Birne oder eine Scheibe Honigmelone sehr gut passt.

Nun fehlt nur noch ein geeignetes Getränk zu unserem kleinen Menü. Zuerst die schlechte Nachricht! Die Bekömmlichkeit eines guten Essens wird durch eiskalte oder kalte Getränke deutlich gemindert. Über die Unsitte, mehr zu trinken, als man Durst hat, erfahren Sie einiges in Kapitel 34. *Zum Essen passt am besten heißes Wasser.* Es ist das einzige Getränk, das nichts anderes tut, als den Körper auf positive Art zu befeuchten und den Bauch zu wärmen. Das ist sehr wohltuend. Alle anderen Getränke haben ausnahmslos irgendeine besondere Wirkung. Das macht sie zu Luxusgetränken, die man hin und wieder genießt. Fruchtsaft oder Limo sind sicher nicht geeignet, den Durst zu löschen, und süße Getränke passen einfach nicht zu einem guten Essen, sie verderben den Geschmack. Dann schon lieber gelegentlich ein Bier oder natürlich ein Glas Wein. Wein fördert die Bekömmlichkeit der Speisen, den Genuss, die Entspannung und die gute Laune. Das sind gleich mehrere Pluspunkte auf einmal, die eine Mahlzeit zu einem sehr schönen Erlebnis machen.

Schutz vor

Ernährungsirrtümern

27 Längerer Darm oder größeres Gehirn?

Woher wussten unsere Vorfahren, was sie essen sollten, bevor es im 19. Jahrhundert die ersten wissenschaftlichen Ernährungsempfehlungen gab und im 20. Jahrhundert der Grundstein für die heute noch anhaltende Vitaminhysterie gelegt wurde? So wussten Seeleute schon Hunderte von Jahren, bevor das Vitamin C entdeckt wurde, dass sie auf ihren monatelangen Reisen ohne Frischkost jeden Tag etwas rohen Weißkohl oder Zitronen zu sich nehmen mussten, damit ihnen die Zähne nicht ausfielen. Dies war ein wirksamer Schutz vor Skorbut, der durch Vitamin-C-Mangel verursacht wird.

Viele Empfehlungen der Chinesischen Ernährungslehre stehen im Widerspruch zu westlich-wissenschaftlichen Lehrmeinungen. Vor über 20 Jahren, als ich mit der 5-Elemente-Ernährung anfing, gab es kaum kritische Literatur zu ernährungswissenschaftlichen Themen, die mir half, diese Widersprüche zu klären. Darum habe ich mich in der Ernährungsgeschichte umgesehen. Die Erfahrungen und Essgewohnheiten unserer Vorfahren schienen mir sehr interessant zu sein, denn unsere Ahnen haben auch ohne den heutigen Luxus überlebt – vielleicht sogar gerade deswegen.

Warum sollte es uns heute mit rohen Karotten und Halbfettmargarine bessergehen als ihnen bei lange gekochter Suppe und viel Butter. Die letzte große Veränderung im Stoffwechsel des Menschen ist rund 10 000 Jahre her. Damals nahm durch Sesshaftigkeit und die Entwicklung des Ackerbaus der Getreidekonsum zu und die Menge des verzehrten Fleisches ab, nachdem das Fleisch Millionen Jahre lang eine sehr große Rolle gespielt hatte. Die Verwertung der Nahrung funktioniert in unserem heutigen Organismus noch genauso wie in den letzten paar wenigen Jahrtausenden. Unser Stoffwechsel hat seit dem Anstieg des Körnerkostanteils nichts Nennenswertes dazugelernt. Veränderungen in der Ernährungsweise einzelner Völker waren bis »vor kurzem« minimal und bedeuteten häufig eine Anpassung an sehr langsam fortschreitende Umweltbedingungen. Was wir seit wenigen Jahrzehnten erleben – egal, ob wir uns nun an »gesunde« Ernährungsregeln halten oder uns an industrieller Kunstnahrung erfreuen –, ist ein einmaliger, rasanter Umbruch in der Ernährungsgeschichte der Menschheit. Diese Entwicklung bekommt uns offenbar gar nicht gut, wie man an zahlreichen Zivilisationsleiden, die durch Zivilisationskost verursacht werden, unschwer erkennen kann. Inzwischen hat sich aber auch die Hoffnung auf Erlösung vonseiten der Ernährungswissenschaft als Trugschluss erwiesen. Und weil unser Bauch noch immer an das gewohnt ist, was wir in der Zeit vor dem heutigen Ernährungsdesaster gegessen haben, aus dem uns keine noch so neue technische Errungenschaft oder noch so ausgeklügelte Berechnung von Nährstoffen herauszuführen scheint, möchte ich mit Ihnen zusammen einen Blick in die Vergangenheit werfen. Damit wir als Erstes herausfinden können, ob es weiterhin angesagt ist, Kalorien und Fettaugen zu zählen, oder ob man das besser – der Gesundheit, der Figur, dem Appetit und dem gesunden Menschenverstand zuliebe – bleiben lassen sollte.

Unsere frühen Urahnen mussten zunächst einmal ein größeres Gehirn entwickeln. Um sich fröhlich vermehren zu können und den gesamten Globus zu besiedeln, brauchten sie außerdem möglichst viele Kalorien. Was war nötig, damit aus kaum 385 cm^3 Gehirnmasse beim weitgehend pflanzenessenden Frühmenschen, dem Australopithecus, vor ungefähr 4 Millionen Jahren sehr allmählich ein »moderner« Homo sapiens mit etwa 1350 cm^3 Gehirnmasse wurde? Die Energiezufuhr für das im Verhältnis zur Körpermasse viel größere Gehirn musste sich vervielfachen. Dies war nur möglich, weil der Vegetarier zum Fleischesser wurde und damit verbunden große Mengen an tierischem Fett zu sich nahm, so dass sein Gehirn immer größer werden konnte. Der Verdauungstrakt schrumpfte entsprechend mehr und mehr.

Denn je mehr Pflanzenkost ein Säugetier frisst, umso länger ist sein Darm und umso kleiner das Gehirn. Ein Menschenaffe verwendet nicht nur täglich mehrere Stunden auf das Kauen und Verdauen, sondern auch den größten Teil seiner aufgenommenen Energie. Beim Menschen kommt diese dem Gehirn zugute, das dreimal mehr Energie verbraucht als das eines gleich großen Schimpansen. Gleichzeitig ist sein Darmvolumen fast nur halb so groß wie das des Affen.

Die Zeit, die der fleischessende Urzeitmensch und seine Nachfahren durch diese Entwicklung beim Beschaffen und Verdauen seiner Nahrung sparte, verschaffte ihm Mußestunden und ermöglichte ihm so, verstärkt künstlerischen und kulturellen Interessen nachzugehen, was wiederum seiner Gehirnentwicklung förderlich gewesen sein könnte. Heute verbraucht das Gehirn 20 bis 25 Prozent der vom Organismus benötigten Kalorien. Was lernen wir daraus? Wenn die übliche Kalorienrechnerei stimmen würde, dann würde man also eigentlich am stärksten abnehmen, wenn man sich hinsetzen und ein Buch lesen würde. Das ist mein Ernst. Nur leider stimmt das ganze Kalorien-Denksystem nicht, und darum purzeln die Pfunde auch nicht, während wir lesen. Da sie aber auch nicht viel mehr abschmelzen, wenn wir uns bewegen, können Sie ruhig weiterlesen. Das ist immerhin gut für den Grips! Und wenn Sie diesen auch noch durch Ihre Ernährung unterstützen möchten, dann könnten Sie – zusätzlich zum Lesen – darauf achten, dass immer genügend Fettaugen auf Ihrer Suppe schwimmen. Das meine ich übrigens auch im Ernst.

Knochenmark fürs Gehirn

Der Anthropologe Tim White fand nordöstlich von Addis Abeba in Gräbern haufenweise aufgebrochene Röhren- und Schädelknochen von Nilpferden. Dazu das passende Steinwerkzeug zum Zertrümmern der Knochen. Die dort vor 160 000 Jahren begrabenen Homo sapiens hatten sich offenbar hochwertige Kalorien aus dem fetten Knochenmark der Tiere verschafft – mit genau den Baustoffen, die sie für ihr eigenes Gehirn brauchten: langkettige Omega-3- und Omega-6-Fettsäuren. Lang gekochte Knochenbrühe ist nicht umsonst bis heute ein wichtiges Stärkungsmittel in vielen Ländern dieser Erde.

28 Fette Lügen über böses Fleisch

Angenommen, Sie sind den ganzen Tag über nicht zum Essen gekommen und sind richtig hungrig. Nun müssen Sie wählen: Möchten Sie lieber einen Apfel oder ein gekochtes Ei? Würden Sie sich aus Angst vor dem »bösen« Cholesterin im Ei für den vitaminreichen Apfel entscheiden, oder hören Sie lieber auf Ihren Bauch, der Ihnen sagt, dass das Ei viel besser sättigt? Was die Ernährung angeht, sind wir heute ganz schön verwirrt.

Die Vitamine wurden erst in der ersten Hälfte des 20. Jahrhunderts nach und nach entdeckt. Es handelt sich bei ihnen um ganz unterschiedliche Stoffe, die aber etwas Wichtiges gemeinsam haben: Sie sind essentiell, also lebensnotwendig. Das heißt aber nicht, dass sie wichtiger wären als die drei Hauptnährstoffe Fett, Eiweiß und Kohlenhydrate oder dass sie diese ersetzen könnten. Manchmal hat man aber den Eindruck, und das hat auch gute Gründe. Nahrungsergänzungsmittel sind ein Milliardengeschäft.

Aber wann haben Sie das letzte Mal in einer Zeitschrift gelesen, dass Kalbsschnitzel, Linsensuppe und Eierpfannkuchen alle Grundbausteine und Nährstoffe für unseren Körper enthalten? Und obendrein jede Menge Vitalstoffe und wichtige Fettsäuren in dem enthaltenen tierischen Fett? Vor allem viele junge Frauen in meinen Seminaren wissen das nicht mehr. Sie sind sich sicher: »Hauptsache, Vitamine – und bloß nicht viel Fleisch und Fett.« Mit anderen Worten, sie gehen im Dschungel wilder Ernährungsideologien ganz schön in die Irre.

Bereits seit der Twiggy-Zeit in den 70er Jahren wird *Butter* verteufelt, obwohl die dünne Twiggy gerne etwas fülliger gewesen wäre, wie sie selbst zugab. Dann kam das *Fleisch* dran. Es übersäure den Körper, es verursache Gicht, Herzinfarkt und Krebs. Keine dieser Aussagen ist wissenschaftlich belegt, ebenso wenig wie die Vorteile, welche eine Einschränkung eines durchschnittlichen Fleischverzehrs mit sich bringen würde. Im Gegenteil. Die pauschale Verurteilung von *Fett und Fleisch*, die seit Jahrzehnten in allen Medien verbreitet wird, hat viele gesundheitsbewusste Menschen dazu gebracht, ihre natürlichen Essgewohnheiten einzutauschen gegen moderne Ernährungsregeln. Die negativen Aspekte der Massentierhaltung trugen hierzu sicher ebenfalls stark bei und sollen hier in keiner Weise heruntergespielt werden. Aber das Resultat ist, dass immer mehr Frauen in meiner Praxis unterernährt und nicht selten gleichzeitig übergewichtig sind. Und sich oftmals schon seit Jahren fragen, warum sie sich völlig ausgelaugt fühlen – obwohl sie doch alles richtig machen, so wie es die Vertreter der Vollwertkost empfehlen.

Eine solche – großenteils ernährungsbedingte – Erschöpfung geht wie gesagt oft mit Übergewicht einher. Das mag paradox klingen. Wie Sie jedoch im ersten Teil des Buches sehen konnten, ist dies aus Sicht der Chinesischen Medizin ganz logisch: Aufgrund von Fett- und Eiweißmangel werden zunächst die Verdauungsfunktionen und der Stoffwechsel geschwächt. Dadurch können die Abbauprodukte aus der Nahrung nicht mehr vollständig ausgeschieden werden, sie sammeln sich als sogenannte Schlacken in den Körperzellen und im Gewebe an. Dass der abgelagerte Nahrungsmüll nicht nur der Figur schadet, versteht sich von selbst. Schlacken entstehen aufgrund einer geschwächten Verdauungsfunktion, die durch einen Mangel an Hauptnährstoffen hervorgerufen werden kann. Fett lässt sich nun einmal nicht durch Müsli ersetzen und Fleisch auch nicht durch Magerquark. Also müssen wir Nahrung essen, die ausreichend natürliches Fett und wirklich nahrhaftes Eiweiß enthält.

Weißes Fleisch sei gesünder als rotes. Kennen Sie jemanden, der das noch nicht gehört hat? Nachforschungen haben ergeben, dass es dafür keinen wissenschaftlichen Beleg gibt. Wie so vieles andere, was uns verwirrt, stammt diese Erfindung aus der Feder von Werbeleuten, hier im Auftrag einer Geflügelfirma.

Mageres Fleisch sei besser als fettes. Das Gegenteil ist richtig: Man muss Gemüse zu dem mageren Fleisch essen, damit sein Eiweißüberschuss die Leber nicht überlastet – was bei fettem Fleisch nicht so ist. Die Angst, dass man zu viel Fett essen könnte, ist normalerweise völlig unbegründet. Denn solange sich genügend Fett im Darm befindet, wird der Appetit auf weiteres Fett gebremst. Durch saftige, erfrischende Gemüse mit wenig Stärke wie beispielsweise Mangold wird dieser Effekt noch verstärkt.

Mit dem Glauben an die Gefährlichkeit von *Cholesterin*, an die Notwendigkeit, es zu verringern, an *»böses« LDL und »gutes« HDL,* wird auch heute noch unglaublich viel Geld verdient. Auch nur eine Seifenblase: »böses« LDL und »gutes« HDL. Beide sind Lipoproteine, die ein und dasselbe Cholesterin transportieren. Cholesterin ist eine lebensnotwendige Substanz für alle Körperzellen. Allein die grauen Zellen in unserem Gehirn bestehen zu 60 Prozent aus Fett und Cholesterin. Schäden durch eine zu hohe Aufnahme von Cholesterin – beispielsweise aus Eiern oder Butter – gibt es nicht, denn ein gesunder Körper drosselt einfach seine eigene Produktion und scheidet den Rest aus. Langsam sickert auch in der Bevölkerung durch, dass die Cholesterinfrage nicht durch den Verzicht auf Fett und Fleisch gelöst wird und dass die Angstmacherei vor dem Cholesterin mehr mit Geld – und Ratlosigkeit – zu tun hat als mit realen Gefahren für die Menschen. Wenn in diesem Zusammenhang etwas gefährlich ist, dann sind es die Präparate, die ein vermeintlich erhöhtes Cholesterin senken sollen.

Als Ersatz wurden inzwischen neue Bösewichte gefunden, und diesmal wahrscheinlich schon eher die wahren. Die überführten Schuldigen sind *oxidierende Cholesterine,* auf deren Konto das zu gehen scheint, was bisher Eiern, Butter und anderen Grundnahrungsmitteln fälschlicherweise angelastet wurde: Arteriosklerose und Herzinfarkt. Sie entstehen bei der industriellen Produktion etwa von Eipulver, Milchpulver, Sprühfetten und geriebenem Parmesankäse und vermehren sich zum Beispiel in einer Kekspackung innerhalb von einem Monat Lagerzeit um das Vierfache.

Wer sie vermeiden möchte, muss weitgehend auf Fertigprodukte verzichten. Sie stecken überall drin, wo früher frische Milch und frische Eier verwendet wurden: in Kuchen, Gebäck, Eis, Mayonnaise, Nudeln, Puddingpulver, aber auch in Mikrowellenmenüs und vielem mehr. Wenn man dergleichen weglässt, schlägt man dafür aber auch gleich zwei Fliegen mit einer Klappe. Denn viele dieser Fertigprodukte enthalten auch die ziemlich »bösen« *Transfettsäuren*. Das sind teilgehärtete Fette, die zum Teil hochgradig desodoriert sind. Am meisten davon steckt übrigens in Pflanzenmargarine, aber auch überall dort, wo früher gute Butter oder richtiges Öl verwendet wurde, also wie gesagt praktisch in fast allen Industrieprodukten.

Schuld an alledem scheint die »böse« Industrie zu sein. Man könnte es aber auch ganz anders betrachten: Was blieb den Herstellern von Lebensmitteln anderes übrig? Irgendwie mussten sie auf die seit Jahren anhaltende Anti-Fett-Kampagne der Deutschen Gesellschaft für Ernährung (DGE) reagieren. Aus Sorge, Butter und Wurst mit normal hohem Fettgehalt würden bald nur noch die völlig Unbelehrbaren kaufen, wurde eine neue, auf fettarm getrimmte Produktpalette erfunden.

Tatsache ist jedoch, dass zwar sehr viele Menschen an die Geschichte vom *drohenden Herztod durch »böses« Fett* glauben, aber kaum einer hält sich wirklich daran, das zeigen Statistiken. Man spart zwar am Öl, das man in die Pfanne tut, und an der Butter auf dem Brot, aber dafür isst man mehr verstecktes Fett in Form von Schokolade, Eis, Käse, Wurst und Kartoffelchips, mehr oder weniger unbewusst. Irgendwie schafft es der Körper offensichtlich, seinen Menschen dazu zu bringen, dass dieser ihm gibt, was er braucht. Anstelle von guter Butter, Schmalz und natürlichem Öl kommen nun aber leider Industrieprodukte mit denaturierten Fetten auf den Tisch, die wirklich das Herz bedrohen.

Professor Walter Willett von der Harvard-Universität hat die Anti-Fett-Ideologie im Jahr 2001 endgültig ins Wanken gebracht, nachdem auch viele andere Wissenschaftler schon lange über die wahren Zusammenhänge informiert waren. Heute wissen alle darüber Bescheid, die sich mit diesem Thema auskennen. Aber ein solches Monument der Ernährungsarchitektur lässt sich nicht so einfach umstoßen. Die Industrie hat mächtig investieren müssen, damit fettarme Produkte vom Band rollen, und inzwischen hängen jede Menge Arbeitsplätze daran. Da können die Professoren und Ernährungsfachgesellschaften nicht einfach kommen und laut sagen: *»Tut uns leid, es war ein Irrtum.* Sie dürfen jetzt doch wieder ordentlich Eier, Butter, Schmalz und rotes Fleisch essen.« Unvorstellbar?

Fett ist gesund!

In den USA nahm die Zahl der Schlaganfälle zu, wenn am Fett gespart wurde. In Japan treten die wenigsten Schlaganfälle dort auf, wo am meisten Fett gegessen wurde: Der befürchtete Anstieg von Herzinfarkten durch einen gesteigerten Fettverzehr in den vergangenen Jahren blieb dort aus. Im Gegenteil: In Regionen, wo er am deutlichsten gestiegen war, fand sich die geringste Herz-Kreislauf-Sterblichkeit.

Fett ist der wichtigste Hauptnährstoff. Aus pflanzlichem und tierischem Fett gewinnt der Körper die meiste Energie, deutlich mehr als aus Eiweiß. Darum macht schon eine kleine Menge schnell und vor allem lang anhaltend satt. Um alle Organe und Lymphknoten herum liegen kleine Fettdepots, die diese lebenswichtigen Zentren direkt mit Energie versorgen. Solche Minifettspeicher machen die Organe von speziellen Fettsäuren in der aktuellen Ernährung weitgehend unabhängig. Jedenfalls sofern sie gut gefüllt sind, und dafür muss der Mensch durch eine fortwährende Zufuhr von hochwertigen Fetten Sorge tragen. Bei einer fettreduzierten Diät ist diese direkte Versorgung der Organe gefährdet.

Abnehmen kann sehr ungesund sein

»Bis heute gibt es keinen Beweis dafür, dass Schwergewichtige durch Abnehmen wenigstens ihr Herz-Kreislauf-Risiko vermindern – weswegen man den meisten ja zum Abspecken geraten hatte. Im Gegenteil: Häufig nimmt gerade die Sterblichkeit durch Herzinfarkt nach dem Gewichtsverlust zu. In manchen Studien sogar um 50 Prozent und mehr. Würde eine Pharmafirma ein Medikament mit so einer gravierenden Nebenwirkung auf den Markt bringen, säßen die Manager alsbald hinter Schloss und Riegel, und ihre Firma wäre aufgrund von Schadensersatzklagen pleite.« Dieses Zitat stammt aus Udo Pollmers Buch »Esst endlich normal! Wie die Schlankheitsdiktatur die Dünnen dick und die Dicken krank macht«. In seinem Werk belegt der Autor, was der Untertitel behauptet – immer unterhaltsam und oft schockierend.

Süßgelüste durch Fett- und Eiweißmangel

Meine Erfahrungen in der Ernährungsberatung haben immer wieder gezeigt, dass Eiweiß- und Fettmangel bereits in ihren Anfängen von starken Süßgelüsten begleitet werden können. Wahre Wunder wirkt da ein *Frühstück mit gekochtem Getreide*. Man kann Hirse mit Wurzelgemüse oder gedünstetem süßem Obst mit Nüssen und Butter kombinieren. In der kalten Jahreszeit oder wenn man leicht friert, eignet sich Fleischbrühe sehr gut für eine Suppe etwa mit Reis und etwas grünem Gemüse oder frischen Kräutern. Ganz einfach und schnell zubereitet ist Hirse mit einem weich gekochten Ei. Wichtig ist, dass Sie immer eine ausreichende Menge Butter, hochwertiges Öl oder Nüsse dazugeben – und Gewürze. Eine solche Mahlzeit stabilisiert schon am Morgen den Blutzuckerspiegel, der ja offensichtlich nicht im Lot war, wie die Süßgelüste anzeigen.
Außerdem sollten frisches Fleisch, Fisch, Eier oder Hülsenfrüchte mehrmals wöchentlich in kleinen Mengen auf den Tisch kommen. Dann reduzieren sich Süßgelüste innerhalb von wenigen Tagen. Finden Sie selbst heraus, wie viel Fett Ihnen guttut! Essen Sie am besten sichtbares Fett in Form von Butter und Öl – so viel, wie Sie Appetit haben. Dick wird man von Fett vor allem dann, wenn man mehr isst, als man verträgt. Und das geschieht am ehesten bei versteckten Fetten, die in Wurst, Käse, Süßigkeiten und anderen Fertigprodukten enthalten sind.

29 Käse, Milch und Joghurt – nicht für jeden

Im Zuge der Verunglimpfung von Fett und Fleisch wurde dem gesundheitsbewussten Esser zunehmend der tägliche Konsum von Milchprodukten anstelle von Fleisch empfohlen, damit auf diese Weise die Eiweißversorgung sichergestellt wäre. Denjenigen, die den Wandel nicht begeistert mitvollzogen, wurde zudem mit Knochenentkalkung gedroht, also mit Osteoporose. Die weißen Dickmacher haben es längst geschafft, auf der sogenannten Ernährungspyramide als besonders empfehlenswert hingestellt zu werden und neben einem weiteren alltäglichen Dickmacher zu landen, dem Brot. Und fertig ist das Käsebrot. Überaus beliebt, denn es ist ja schnell zubereitet, und alle gehen davon aus, dass es ziemlich gesund ist. Viele Mütter beispielsweise sind froh, wenn die Kleinen statt Weißbrot mit Nutella wenigstens ab und zu ein »gesundes« Vollkornbrot mit Käse oder Wurst essen. *Die vielen leckeren Käsebrote – besonders die vollkornigen – bewirken jedoch häufig eine Gewichtszunahme an Po und Oberschenkeln, vor allem bei Frauen.*

Der Hinweis auf das notwendige Calcium für die Knochen ist der Grund dafür, dass auch viele Ärzte und Gynäkologen – nach bestem Wissen und Gewissen – besonders Frauen dazu raten, täglich Milchprodukte zu sich zu nehmen, vor allem im Hinblick auf eine drohende Osteoporose nach den Wechseljahren.

Schwangere Frauen erhalten oftmals den gleichen Rat und bekommen daraufhin dicke Beine aufgrund von Wassereinlagerungen. Ebenso wie übergewichtige Menschen, deren Gewebe nun noch stärker aufquillt. Alte Menschen, die Knochenbrüchen vorbeugen möchten und sich darum zwingen, täglich Milch zu trinken und Joghurt zu essen, verderben sich ihr natürliches Appetitgefühl und werden schwächer statt kräftiger.

Gerade Frauen in den Wechseljahren sitzt die Angst vor Osteoporose ganz schön tief in den Knochen, und dick werden wollen sie auch nicht. Woher sollen sie auch wissen, dass etwas mehr Fettgewebe für die Hormonumstellung sinnvoll wäre. Also halten viele von ihnen Diät mit Quark oder Joghurt und gehen *dadurch* immer mehr aus der Form.

Nachdem seit Jahrzehnten in allen Medien verkündet wird, dass Milchprodukte vor Knochenentkalkung schützen, wird das wohl auch noch eine Weile so bleiben – zum Schaden vieler Frauen, Kinder und auch von immer mehr Männern. Viele Untersuchungen und mehrere Langzeitstudien aus aller Welt belegen – und das nicht erst seit gestern – genau das Gegenteil von dem, was sich Menschen erhoffen, die vermehrt zu Milchprodukten greifen, selbst wenn sie keine Lust darauf haben und spüren, dass sie ihnen nicht wirklich gut bekommen.

Die ernüchternden Erkenntnisse sind nicht etwa neu, sie werden seit Jahren in Fachzeitschriften für Ernährungsmediziner und Wissenschaftler veröffentlicht: *Die Knochen werden umso zerbrechlicher, je mehr Calcium, insbesondere aus Milchprodukten, aufgenommen wird. Man geht heute davon aus, dass bei der Verwertung von Milchprodukten sogar Calcium aus den Knochen entzogen wird und sich das Mineral außen am Knochen anlagern kann.* Dadurch wird nicht nur Osteoporose, sondern auch Arthrose begünstigt.

Es ist erwiesen, dass Knochenentkalkung vor allem in Ländern auftritt, in denen viele Milchprodukte verzehrt werden und auch sonst viel Calcium über die Nahrung aufgenommen wird. In Ländern wie China, wo überhaupt keine Milchprodukte verzehrt werden und grünes Gemüse die wichtigste Quelle für gut verwertbares, pflanzliches Calcium ist, gibt es kaum Osteoporose. Die Stabilität des Skeletts ist ganz eindeutig von vielen Faktoren abhängig, und unser Bedürfnis nach einer einfachen Patentlösung ist so nicht erfüllbar. Die Knochen brauchen verschiedene Mineralien, Calcium ist nur eins davon. *In grüner Pflanzenkost findet sich ein ganzes Paket von Mineralstoffen, die gut für das Knochengerüst sind.*

Wie viele Frauen habe ich gesehen, die sich dazu gezwungen haben, täglich Milch zu trinken oder Käse zu essen. Weil sie dachten, diese seien bessere Eiweißquellen als das »böse« Fleisch, oder aus Angst vor Osteoporose. Wenn man sich aber in der Welt umschaut, dann gibt es viele Menschen, die aus Armut oder aus ethischen Gründen kein Fleisch essen und doch nicht auf Milchprodukte zurückgreifen, selbst wenn sie in ausreichender Menge zur Verfügung stehen wie in Indien. Dort ernährt sich etwa die Hälfte der Bevölkerung vegetarisch, dennoch essen Inder lediglich kleine Mengen Frischkäse und Joghurt. Aber nicht um satt zu werden, dazu ist deren Nährwert viel zu gering. Indischer Frischkäse, Paneer, und das Joghurtgetränk Lassi werden verzehrt, um den Körper zu befeuchten und zu kühlen. Dies ist das Gegenteil von dem, was Fleisch bewirkt, das den Körper wärmt und nährt. Da wir nicht in Indien leben und uns an den meisten Tagen des Jahres eher wärmen als kühlen müssen, sind Quark, Sauermilchprodukte wie Joghurt und auch Frischkäse keine Nahrungsmittel, die wir ständig essen könnten, ohne uns dadurch zu stark abzukühlen und zu befeuchten.

Ein Milchprodukt, das der kräftigenden Wirkung von Fleisch einigermaßen nahekommt, ist *aromatischer Hartkäse* wie etwa ein sechs Monate lang gereifter Schweizer Gruyère, alter italienischer Pecorino, deutscher Emmentaler und französischer Comté. Doch auch da besteht bei einem übermäßigen Verzehr die Gefahr, dass sich – aus chinesischer Sicht – im Körper Feuchtigkeit oder Schleim bildet, die Übergewicht begünstigen. Das einzig Wahre, wenn man Fleisch reduzieren oder vermeiden möchte, sind *Hülsenfrüchte*, die reichlich Eiweiß und Kohlenhydrate enthalten, die ausgezeichnet nähren und sättigen. Früher waren sie ein Arme-Leute-Essen für alle, die sich kein Fleisch leisten konnten. In Nepal werden sie von den Armen dreimal am Tag gegessen. In Indien, in Teilen Afrikas und Lateinamerikas kommen sie auch heute oft noch täglich auf den Tisch.

Dass Linsen, Erbsen und Bohnen für Vegetarier die wichtigste Eiweißquelle sind, weiß zwar jeder Student der Ernährungswissenschaft, viele andere Menschen jedoch nicht, denn Institutionen wie die DGE weisen nicht darauf hin. Über die Gründe dafür lohnt es sich nachzudenken. Immer mehr Menschen und vor allem auch viele

Jugendliche versuchen aus gut nachvollziehbaren Gründen, den Fleischkonsum zu reduzieren oder ganz zu vermeiden – wegen der schlechten Tierhaltung, der fragwürdigen Qualität oder aus verschiedenen ethischen Gründen. Es ist daher allerhöchste Zeit, diesen bewussten Konsumenten die Hülsenfrüchte zu empfehlen, damit verhindert wird, dass immer mehr Menschen mit Joghurt und Milch ihre Vitalität zugrunde richten. Hülsenfrüchte sind übrigens auch sehr preiswert. Milchprodukte dagegen werden immer teurer, und die Bauern gehen dabei nahezu leer aus, wie wir alle wissen. Kein Wunder – die Milchwirtschaft braucht Geld für ihre Werbung, denn viele Ärzte und immer mehr Menschen merken langsam, woher der Blähbauch, die Durchfälle, das aufgequollene Gewebe oder der Reizdarm kommen.

Neben Weizen verursachen Kuhmilchprodukte weltweit die meisten Unverträglichkeiten und Allergien. Nicht nur in Asien, auch hierzulande werden sie von den meisten Menschen nicht gut verwertet, schon gar nicht in den heute üblichen Mengen. *Über die Hälfte der Menschen weltweit vertragen keinen Milchzucker.* Das ist ganz normal und war schon immer so. Irgendwann in der Kleinkindphase stellt der Körper die Produktion der Laktase ein. Dieses Enzym muss den Zucker in der Milch verwerten. Bei einem Teil der Menschen passiert das nicht, sie vertragen auch weiterhin Milch. Alle anderen werden mehr oder weniger »laktoseintolerant«. Sie vertragen dann allenfalls noch Joghurt und Käse, bei denen sich der Milchzucker durch Vergärungsprozesse in Milchsäure umgewandelt hat.

Im Unterschied zu dieser Unverträglichkeit gibt es noch die *Allergie gegen das Eiweiß in Kuhmilch.* Andere Arten von Milch – von der Ziege, dem Schaf und der Stute – werden gut vertragen, ebenso wie Quark und Käse, bei deren Herstellung das Eiweiß in der Molke zurückbleibt.

In beiden Fällen, bei der Eiweißallergie und der Milchzuckerunverträglichkeit, vertragen die Betroffenen dagegen Butter und Sahne in der Regel relativ gut, weil deren Eiweißgehalt gering ist und keine Laktase für die Verwertung nötig ist.

Teil 4

Übergewicht schützt vor Osteoporose

Wie das »International Journal of Epidemology« 1995 berichtete, ergab eine Langzeitstudie mit 65 000 Frauen zum Thema Knochendichte Folgendes: Das Risiko für einen Oberschenkelhalsbruch erhöhte sich durch eine gesteigerte Aufnahme von Eisen, Magnesium und Vitamin C. Denn das Vitamin C mobilisiert Calcium aus den Knochen. Die angenommene Schutzfunktion einer hohen Calciumzufuhr konnte zudem nicht bestätigt werden. Rauchen erhöhte das Risiko für Osteoporose, Alkohol hatte keinen Einfluss. Demgegenüber wirkte Übergewicht als Schutzfaktor und nicht, wie immer wieder behauptet wird, als Risikofaktor!

Feuchtigkeit durch Milchprodukte

Wenn man in der Kindheit oder später über mehrere Jahre regelmäßig viel Käse, Joghurt und andere Milchprodukte gegessen oder Milch getrunken hat, kann sich viel Feuchtigkeit und Schleim im Gewebe angesammelt haben. Dann kann eine Gewichtsreduktion schwierig sein und möglicherweise nur langsam vorangehen. *Um Erfolg zu haben, sollte man am besten alle Milchprodukte außer Butter für eine Phase von zwei bis drei Wochen oder länger völlig weglassen. Ideal wäre es, ein paar Tage lang auch auf Brot zu verzichten*, das ebenfalls zu Wassereinlagerungen beiträgt. Wenn man gleichzeitig häufig gekochte Mahlzeiten isst – mit ausreichend Fett und Eiweiß in Kombination mit Gemüse und Schleim ausleitenden Kräutern und Gewürzen –, sollte der Erfolg nach einigen Wochen sichtbar werden. Wenn man dann wieder Käse, Quark oder Joghurt isst, wird man anhand von Blähungen, Völlegefühl und Müdigkeit deutlich spüren, wie gut oder schlecht man sie verträgt. Besonders bei regelmäßigem Durchfall muss man unbedingt Alternativen suchen und Milchprodukte, so gut es geht, völlig vermeiden.

30 Warum Süßes auf die Hüften geht

Bereits in kleinen Mengen führen das *Fett* aus Butter und aus Fleisch sowie das *Eiweiß* aus Fleisch, Fisch, Eiern oder Hülsenfrüchten schnell zu einem wohligen Sättigungsgefühl. Bei den *Kohlenhydraten*, dem dritten unverzichtbaren Hauptnährstoff, gibt es solche und solche: Mit gekochtem Getreide fühlen sich manche Leute lange gut gesättigt; andere brauchen Fett dazu, damit es lange genug vorhält.

Süßigkeiten erzeugen in der Regel einen steilen Anstieg des Blutzuckers, und es können bereits nach kürzester Zeit Gelüste auf Nachschub entstehen. Wir alle mögen die Süße in Stärke und Zucker. Und das nicht nur, weil sie lecker schmeckt, sondern auch, weil der Körper weiß, dass Süßes schnell viele Kalorien liefert, die das Gehirn unbedingt braucht. Ein paar Millionen Jahre lang war diese Gabe in kühlen Klimazonen lebenswichtig, denn stärkehaltige Pflanzenkost, Grassamen und Früchte gab es immer nur für kurze Zeit – am reichhaltigsten gegen Ende des Sommers. Zum Glück, denn so hatten die Menschen eine Chance, sich Fettpolster anzufuttern, um den kalten Winter zu überstehen. Früher war das ein Segen, heute ist es für viele ein Fluch. Denn das »Anfuttern« funktioniert bei manchen Leuten immer noch ganz ausgezeichnet, auch wenn es jetzt überhaupt nicht mehr nötig ist. Damals war es also ein Vorteil, wenn man schnell Speck ansetzte. Diejenigen von uns, die diese genetische Anlage von ihren Vorfahren geerbt haben, nehmen schnell zu – denn jede überflüssige Kalorie wird bei ihnen sorgsam gespeichert.

Seit Jahren belegen Untersuchungen immer wieder aufs Neue, dass Kohlenhydrate bei der Entstehung von Übergewicht eine entscheidende Rolle spielen. Dies scheint jedoch die Deutsche Gesellschaft für Ernährung (DGE) kaum zu interessieren. Die Empfehlung auf ihrer Internetseite aus dem letzten Jahrhundert ist offenbar in

Granit gemeißelt: »Reichlich Getreideprodukte und Kartoffeln: Brot, Nudeln, Reis, Getreideflocken, am besten aus Vollkorn, sowie Kartoffeln enthalten kaum Fett. ... Verzehren Sie diese Lebensmittel mit möglichst fettarmen Zutaten.«

Weil wir seit Jahrzehnten gelernt haben, dass Fett fett macht, kommen wir nicht so leicht auf die Idee, dass es am »gesunden« Knäckebrot oder am Müsli liegen könnte, wenn wir aus allen Nähten platzen. Wir meinen, es sei die »böse« Butter auf dem Brot oder das Schmalz an den Bratkartoffeln. Wir sparen weiterhin am Fett und werden immer fetter.

Dafür gibt es einen ganz einfachen Grund: Weil sie früher so rar waren, hat der Körper nur wenig Speicherplatz für einen Überschuss an Kohlenhydraten. Wenn man nun zu viel Süßes, Brot oder Nudeln gegessen hat, wandelt er die darin leicht verfügbaren Kohlenhydrate einfach in Fett um und schafft sie in die viel größeren Fettdepots. Wie groß deren Fassungsvermögen an Bauch, Po und Oberschenkeln ist, wissen wir nur zu gut. Uns gefällt das gar nicht. Aber der Körper lässt sich davon nicht abbringen, er legt eben seine Vorräte für Notzeiten an. Umso mehr, wenn er häufig welche erlebt hat, wie heutzutage in Form von Diäten und Kaloriensparen.

Das Problem wird noch verschärft, wenn wir gerne Süßigkeiten, Cornflakes oder andere einfach gestrickte Kohlenhydrate essen, die schnell verarbeitet werden. Denn dann könnten die Phasen, in denen wir satt sind und nicht von Süßgelüsten geplagt werden, immer kürzer werden. Bei komplexen Kohlenhydraten etwa in gekochtem Dinkel oder Vollkornreis, die schön langsam verwertet werden, ist das ganz anders. Diese Getreide nähren sehr gut und halten lange satt.

Die Frage ist nur, warum wir so sehr nach Süßem gieren? Ganz einfach, weil Süßes innerhalb kürzester Zeit ins Blut und vom Blut in die Kraftwerke der Zellen gelangt, wo es umgehend in Energie umgewandelt wird. Das macht uns glücklich und zufrieden, aber leider nur für kurze Zeit. Es kann weniger als eine halbe Stunde dauern, und schon hat man wieder Heißhunger auf den nächsten Schokoriegel.

Kinder in Europa, die heute normalerweise mit Fruchtzwergen, Milchschnitte, Nutella und Fanta aufwachsen, nehmen im Durchschnitt pro Jahr 49 Kilo reinen Zucker zu sich. In den USA kommen die Kleinen sogar auf 146 Kilo im Jahr. Kein Wunder, dass dort Ritalin, die gefährliche dämpfende Droge für hyperaktive Kinder, einen hohen Absatz hat. Das heißt, der Blutzuckerspiegel fährt bei ihnen Achterbahn und ebenso das Gemüt. Süßgelüste sind weitverbreitet, selbstverständlich nicht nur bei Kindern.

Das ständige Auf und Ab des Blutzuckerspiegels kann zu einem ernsten Problem für die Figur werden. Sobald er nämlich seinen Tiefpunkt erreicht hat, bekommt der Mensch richtigen Heißhunger. Sein Verlangen nach schnell verwertbaren Kohlenhydraten, wie sie im weißen Zucker vorhanden sind, wird übermächtig, und er muss zu Schokolade oder einer Limo greifen. Wieder gelangt Zucker ins Blut, der teilweise umgehend in Fett umgewandelt wird. Interessant ist in diesem Zusammenhang auch, dass die Zellen kein Fett aus dem Blut aufnehmen können, solange noch Zucker darin vorhanden ist. Wenn wir also ein Marmeladenbrötchen essen, kurz danach eine Cola trinken und etwas später ein Stück Schokolade brauchen, dann können wir ziemlich sicher sein, dass das Fett aus der Butter und aus der Schokolade auf den Hüften landet, weil immer zuerst der Zucker verbrannt werden muss.

Aber es findet noch ein anderer interessanter Prozess statt – hier stark vereinfacht dargestellt –, der deutlich macht, warum es nicht gut ist, wenn die Abstände zwischen dem Brötchen, der Limo und dem Riegel Schokolade so kurz sind: Solange zu viel Zucker im Blut schwimmt, muss die Bauchspeicheldrüse das Hormon Insulin produzieren. Eine seiner Aufgaben besteht darin, den Zucker in die Zellen zu schaffen, bevor er sich in Fettpolster verwandeln könnte. Wenn die Zellen jedoch regelrecht mit Zucker bombardiert werden, reagieren sie zunehmend schlechter auf das Insulin. Sie nehmen immer weniger Zucker auf. Und dies ist auch dann der Fall, wenn ihre Depots sich bereits leeren. Gleichzeitig schwimmt nach wie vor zu viel Zucker und zu viel Insulin im Blut, und gleichzeitig fehlt es den Zellen an Verbrennungsmaterial. Den Zucker wollen sie nicht haben, aber sie können auch nicht mit Fett aus den Depots auf den Hüften beliefert werden.

Erinnern Sie sich: Solange Zucker im Blut schwimmt, kann kein Fett an die Zellen geleitet werden. Das heißt, sie sind unterversorgt. Währenddessen produziert die Bauchspeicheldrüse weiterhin vergeblich Insulin, damit endlich der Zucker aus dem Blut in die Zellen geschafft wird. Dieses Szenario wird *Insulinresistenz* genannt.

Wir haben hier also zwei Faktoren, die Übergewicht begünstigen beziehungsweise eine Reduktion erschweren: Erstens werden Kohlenhydrate, die den Blutzucker schnell ansteigen lassen, zu einem Großteil umgehend in Fett umgewandelt, und zweitens kann bei der beschriebenen Stoffwechsellage das Fett in den Depots nicht abgebaut werden.

Was die Insulinresistenz angeht, spielen genetische Faktoren bei diesem Geschehen eine große Rolle. Es gibt Menschen, die aus Kohlenhydraten viel Energie gewinnen und mit durchschnittlichen Mengen Zucker oder Weißmehl gut zurechtkommen, während andere ständig hungrig sind, wenn sie öfter etwas Süßes essen. Sie brauchen mehr Fett und Eiweiß, um satt zu werden. Achten Sie einfach einmal darauf, ob Sie bei sich eine solche Tendenz feststellen können. Über diese beiden unterschiedlichen Stoffwechseltypen erfahren Sie mehr in Kapitel 33.

Ein deutliches Zeichen dafür, dass Sie Kohlenhydrate nicht sehr ökonomisch verwerten, wäre zum einen ein starker Hunger schon recht bald, nachdem Sie etwa süßes Müsli, Kuchen oder Süßigkeiten gegessen haben, und außerdem immer wiederkehrende Süßgelüste. Ansonsten bin ich der Meinung, dass Schokolade, Kuchen, süßes Trockenmüsli, Fruchtsäfte und Limo ohnehin zu den Genussmitteln gehören, die nicht dazu geeignet sind, den Körper zu nähren. Sie schwächen die Mitte und erzeugen Feuchtigkeit, die wiederum Übergewicht begünstigt. Darum können sie nur hin und wieder in Maßen gegessen werden. Wenn man abnehmen möchte, sollte man alles sehr Süße phasenweise komplett vermeiden.

Aus einer Insulinresistenz kann sich ein Diabetes Typ 2 entwickeln. Bei dieser Krankheit ist die Bauchspeicheldrüse erschöpft und kann nicht mehr genug Insulin produzieren. Neuere Studien kommen allerdings zu dem interessanten Ergebnis, dass die gefürchtete Zuckerkrankheit in den wenigsten Fällen mit einem übermäßigen Verzehr von Zucker oder Weißmehl in Zusammenhang steht, sondern vielmehr mit Belastungen durch Stress und Emotionen wie chronischem Ärger, Verzweiflung oder Angst. Mehr dazu finden Sie in Kapitel 32.

Die Empfehlungen zur Stärkung der Mitte hier in diesem Buch gehen allesamt in die Richtung, einer Insulinresistenz vorzubeugen. Im folgenden Kapitel finden Sie noch einige zusätzliche Informationen über die Nahrungsmittel, die einen schnellen Anstieg des Blutzuckers zur Folge haben. Die Aussagen darüber stimmen grundsätzlich mit den Erfahrungen in der Praxis der 5-Elemente-Ernährung überein.

31 »Langsame« und »schnelle« Kohlenhydrate

Damit man weiß, welche Nahrungsmittel den Blutzucker stabil halten und welche ihn in die Höhe treiben, gibt es Tabellen. Der Blutzuckeranstieg wird in Relation gesetzt zum Kohlenhydratgehalt pro 100 g Nahrung. Aus den Zahlen geht hervor, dass man zum Beispiel zehnmal so viel Karotten im Vergleich zu Vollkornbrot essen kann, um den gleichen Anstieg des Blutzuckers zu erreichen. Von Hirse viereinhalbmal so viel wie von Cornflakes und von Linsen sogar neunzehnmal so viel wie von Weizenflocken. Sie finden eine solche Tabelle am Ende dieses Kapitels.

Ein Frühstück mit einer Schale Linsen-Karotten-Mus und einer halben Avocado hält stundenlang satt, weil der Blutzucker davon nur gemächlich ansteigt, wie es sich gehört, und weil darum währenddessen auch Fett aus den Depots verbrannt werden kann. Das sorgt nicht nur für eine gute Figur – ein solcher Tagesbeginn stabilisiert auch ganz wunderbar die Psyche, wenn man über

Stunden schön gesättigt ist. Im Unterschied zu dem Stress durch das Auf und Nieder des Blutzuckers nach einem zuckersüßen Cornflakes-Frühstück, das einen ganz schön hibbelig machen kann.

Ernährungsformen, bei denen die Kohlenhydrate zumindest zeitweise praktisch auf null gefahren werden, wie bei der Atkins-Diät, sind allerdings nicht empfehlenswert. Wir müssen sie auf jeden Fall in ausreichendem Maße zu uns nehmen, denn unser Stoffwechsel kann zwar Kohlenhydrate in Fett umwandeln, leider aber nicht umgekehrt Fett in Kohlenhydrate.

Im Folgenden stelle ich Ihnen zur groben Orientierung verschiedene Kohlenhydratquellen vor, empfehlenswerte und ungünstigere. Die Beschreibungen können eine gute Hilfe für Sie sein, um diejenigen Nahrungsmittel auszuwählen, die gut bekömmlich sind, lange satt halten und Süßgelüste vermeiden helfen, weil sie keine starken Blutzuckerschwankungen verursachen.

- *Vor allem Hülsenfrüchte* möchte ich Ihnen ans Herz legen. Sie enthalten neben Stärke obendrein viel Eiweiß und sättigen bereits in wirklich kleinen Mengen ganz hervorragend. Sie sind nicht umsonst von jeher weltweit das wichtigste Stärkungsmittel für Menschen, die kaum oder wenig Zugang zu Fleisch haben. Um sie bekömmlich zu machen, verwendet man frischen Ingwer, Cumin und nicht pasteurisierten Essig.

- Damit das Gericht ausgewogen ist, sollte es zu den nährstoffreichen Hülsenfrüchten auch *reichlich saftiges, erfrischendes Gemüse und am besten Reis* geben. Diese Dreierkombination sorgt in der vegetarischen Ernährung für eine optimale Zufuhr von Eiweiß. Gemüse füllt sehr gut den Magen und sorgt für die saftige Komponente.

- *Süße Wurzelgemüse wie Karotten, Kürbis und Rote Bete* sind sättigend, nährend und darum wirksam bei Süßgelüsten, auch bei Kindern.

- *Kartoffeln* haben zwar eine niedrige glykämische Last, aber sie sind schwer bekömmlich. Darum würzt man sie am besten mit Kümmel, Cumin, Ingwer und Majoran.

- *Gekochte Vollkorngetreide* können regelmäßig gegessen werden. Sie halten den Kohlenhydrat-Typ lange satt. Um dasselbe Ergebnis zu erzielen, muss der Fett-Eiweiß-Typ sie mit Fett kombinieren. Zu dieser Nahrungsmittelgruppe gehören Buchweizen, Dinkel, Gerste, Hafer, Hirse, Polenta, Quinoa und Reis.

- *Weizenprodukte als Körner, Grieß, Flocken und Brot sind nicht für jeden verträglich.* Weizen wirkt thermisch kühlend und hat ein hohes Allergiepotenzial. Brot ist überhaupt ungünstig für eine Gewichtsreduktion. Lesen Sie dazu auch den Kasten am Ende des Kapitels.

- *Alles, was sehr süß schmeckt, befeuchtet sehr stark*, es begünstigt Wasseransammlungen und Übergewicht. In Kombination mit Hitzefaktoren kann es zu heißem Schleim führen (siehe in Kapitel 15). So lautet die überaus einfache chinesische Version. Westlich gesehen führt Zuckerkonsum zu einem steilen Anstieg des Blutzuckerspiegels und bereits nach relativ kurzer Zeit zu einem starken Abfall. Das Ergebnis ist bei beiden Versionen dasselbe. Unser Körper ist einfach nicht dafür ausgestattet, mit einer ständigen Zufuhr von sehr Süßem fertig zu werden.
  Süßigkeiten sind also ein schöner Luxus, den man sich hin und wieder gönnt. Dann zahlt man auch gerne etwas mehr für die gute Qualität von einem Stück Kuchen, der aus Mehl, mit richtiger Butter und Eiern und ohne künstliche Zusatzstoffe gebacken wurde.

- *Süßes, vollreifes Obst wie Birne, Aprikose und Kirsche* ergänzt die Körpersäfte. Gedünstet ist es bekömmlicher. Aber in kleinen Mengen ist es auch roh gut verträglich, im Unterschied zu saurem oder unreifem, geschmacklosem Obst, das die Verdauungskraft belastet. Ideal ist Obst am Nachmittag zwischen den Mahlzeiten. Dann baut es die Säfte auf, die für innere Ruhe und einen guten Schlaf sorgen. Obendrein könnte es auch noch den nachmittäglichen Süßhunger auf Kuchen stillen. Obst hat übrigens niedrige Werte in Bezug auf die glykämische Last.

- Zwei Grundsätze aus der Trennkost weisen auf empfehlenswerte, bekömmliche Kombinationen hin: Am besten werden *Vollkorngetreide mit Gemüse, Hülsenfrüchten und Fett* vertragen, ohne Fleisch oder Eier. Und: *Fleisch ist bekömmlicher, wenn man es nur mit Gemüse kombiniert* und nicht mit Getreide, Nudeln oder Kartoffeln.
Beide Hinweise sollten jedoch nicht als strenge Regeln verstanden werden. Auf diese Weise werden die Speisen bekömmlicher. Sie belasten weniger die Verdauung. Das macht man sich zunutze für die Abendmahlzeit, damit sie nicht den Schlaf stört, oder am Mittag, wenn man nach dem Essen gleich wieder arbeiten muss. Und natürlich, wenn man abnehmen möchte.

Glykämische Last (GL)

Je höher die Werte, umso stärker ist der Anstieg des Blutzuckerspiegels und umso mehr Insulin wird ausgeschüttet.

Gemüse		Getreide		Süßes	
• Karotten	3	• Buchweizen	11	• Honig	39
• Kürbis	4	• Naturreis	12	• weißer Zucker	68
• Rote Bete	6	• Spaghetti	12		
• Süßkartoffeln	11	• Hirse	17		
• Kartoffeln gekocht	11	• weißer Reis	23		
		• Vollkornbrot	32		
		• Baguette	49		
Hülsenfrüchte		• Roggenknäckebrot	53		
• Linsen, alle	3	• Weizenflocken	57		
• Erbsen	4	• Cornflakes	72		
• grüne Bohnen	8	• Rice Crispies Frühstücksflocken	77		

Brot war schon immer ein Fast Food

Reine Brotmahlzeiten mit Wurst, Käse oder Marmelade bestehen lediglich aus dichten, schweren Hauptnährstoffen. Schon deshalb sind sie relativ schwer bekömmlich und machen dick. Bis ein Sättigungsgefühl einsetzt, hat man meist bereits zu viel gegessen. Es fehlt der leichte Gemüseanteil mit seinen Ballaststoffen, die den Magen füllen und das Kauen anregen. Anders als gekochte Speisen und Salat enthalten reine Brotmahlzeiten keine Aromen aus Gewürzen oder Kräutern, die die Verdauung fördern. Brot ist in der Regel innen feucht und klebrig, dadurch wird die Verdauung in hohem Maß belastet.

Es sollte abgelagert sein und – am besten mehrmals – getoastet werden, damit die Feuchtigkeit verdampft (siehe auch Kapitel 26). Als Beilage zu gekochten Gemüsespeisen etwa ist Brot akzeptabel, oder man kombiniert es mit gekochten Gemüsesalaten. Oder man gönnt es sich einfach hin und wieder, weil man ein herzhaftes Abendbrot gerne mag. Vielfältige Anregungen, um Brotmahlzeiten bekömmlicher zu machen, finden Sie in den Kapiteln 13, 17 (2. Unterkapitel), 20 (Unterkapitel »Küchenkräuter«) und 26.

Studentenfutter fürs Gehirn

Alles, was sehr süß schmeckt, wirkt entspannend, und es befeuchtet den Körper. Darum verlangt er bei Stress häufig nach Süßem. Bei solchen Gelüsten ist Studentenfutter ideal als kleine Zwischenmahlzeit, wenn es sparsam eingesetzt wird, und allemal besser als Süßigkeiten. Nüsse liefern Fett, sie nähren und sättigen sehr gut. Trockenfrüchte versorgen das Gehirn bei erhöhter Konzentration mit den notwendigen Kohlenhydraten. Andererseits kann alles sehr Süße – dazu gehören auch die »guten« Trockenfrüchte – bereits in relativ kleinen Mengen die Verdauungskraft überfordern und Wasseransammlungen begünstigen.

32 Risikofaktoren für Über- gewicht – auch bei Kindern

Anhaltende körperliche und vor allem psychische Belastungen wie Stress, Ärger, Angst und Kummer gehören zu den wichtigsten Faktoren, die sich massiv störend auf verschiedene Stoffwechselfunktionen auswirken können. Zusammen mit der in Kapitel 30 beschriebenen Insulinresistenz ergeben sie ein Bündel von Risikofaktoren, das bei immer mehr jungen und älteren Menschen beobachtet wird. Vor einigen Jahren bekam dieses Bündel einen Namen: metabolisches Syndrom. Es beinhaltet eine Insulinresistenz, während gleichzeitig der Insulinspiegel, die Blutfettwerte sowie der Blutdruck erhöht sind. Dadurch steigt das Risiko für Herz-Kreislauf-Erkrankungen, Schlaganfall und Diabetes Typ 2.

Für die einzelnen Faktoren des metabolischen Syndroms gibt es medizinische Hilfe ebenso wie für Diabetes. Aber es gibt keine medizinische Therapie, die den Stoffwechsel mit all seinen entgleisten Funktionen wieder auf die richtige Spur bringen würde. Frühzeitige Konsequenzen, die den Risikofaktoren beim Auftreten der ersten Vorboten entgegenwirken, bieten die einzige Sicherheit.

Übergewichtige Menschen sind – statistisch gesehen – häufiger von einem metabolischen Syndrom und von Diabetes betroffen als schlanke. Bitte ziehen Sie umgekehrt daraus nicht den Schluss, dass man bei Übergewicht unbedingt ein erhöhtes Risiko dafür hätte, eines der beiden Syndrome zu entwickeln. Übergewicht ist lediglich eine häufige Begleiterscheinung einer solchen Stoffwechselentgleisung. Die Mehrzahl der Menschen, die übergewichtig sind, sind »kerngesund«, und sie haben eine höhere Lebenserwartung als Schlanke (mehr dazu finden Sie im Kasten des Kapitels »Dicke Geschäfte« am Buchanfang). Studien zeigen jedoch, dass einige Risikofaktoren, die für Diabetes gelten, die gleichen sind, die auch Übergewicht fördern. Aus der Sicht der Chinesischen Medizin ist das nicht sehr verwunderlich. Eine gemeinsame Grundlage beider Phänomene ist die Schwäche der Mitte, die für sämtliche Stoffwechselvorgänge zuständig ist. Eine andere ist starker emotionaler Stress, der eine Leber-Qi-Stagnation verstärken kann, die wiederum die Mitte bei der Verwertung der Nahrung behindert.

Im Folgenden finden Sie wichtige Risikofaktoren für Übergewicht beziehungsweise das metabolische Syndrom, sofern sie nicht zum Bereich Ernährung gehören. Manche davon sind relativ bekannt, andere haben sich wohl noch nicht herumgesprochen – Sie dürfen sich also wundern.

• Übergewichtige, die ein erhöhtes Risiko dafür haben, das metabolische Syndrom zu entwickeln, sind jene mit einer sogenannten *apfelförmigen Figur* (siehe Kapitel 2 sowie im Kasten am Ende dieses Kapitels). Bei ihnen führen Fetteinlagerungen zwischen den Organen zu einem stark hervortretenden Bauch und Oberbauch, während der Rest des Körpers in der Regel normal schlank oder stämmig ist. Man sieht diese Figur häufiger bei Männern als bei Frauen.

• *Anhaltender Stress mit starker psychischer Belastung*, die nicht ausreichend bewältigt werden kann, ist der entscheidende Faktor, der das geregelte Zusammenspiel zwischen dem Stresshormon Cortisol und dem Botenstoff Insulin durcheinanderbringt. In diesem Fall ist eine Ernährungsumstellung als alleinige Maßnahme kaum ausreichend. Veränderungen im Lebensstil sind sicherlich wichtig und hilfreich, aber es wäre vor allem nötig, die psychische und körperliche Ebene der Störung mit Unterstützung der Chinesischen Medizin oder mit anderen therapeutischen Maßnahmen anzugehen und sich medizinisch untersuchen zu lassen.

• Ein Risikofaktor für Übergewicht ist ein *niedriger Vitamin-D-Spiegel durch einen Mangel an Tageslicht*. Die Verbindung zwischen diesen beiden Faktoren schafft der Botenstoff Serotonin. Damit der Körper Serotonin bilden kann, braucht er die Unterstützung von natürlichem Sonnenlicht im Freien. Serotonin hebt die Stimmung und dämpft den Appetit. Während der dunklen Stunden wird es vom Körper in Melatonin umgewandelt. Das ist der Stoff, der uns müde macht, für einen guten Schlaf sorgt und der stabilisierend auf die Psyche wirkt.

- *Schlafmangel oder Schlafstörungen* können eine Gewichtszunahme vor allem bei Kindern begünstigen. *Zu wenig Spielen und Toben im Freien* drückt auf die Stimmung und stört auch den Schlaf. Die dadurch fehlende Regeneration verursacht Stress durch *Übermüdung*. Zusammen mit einem niedrigen Serotoninspiegel schürt dies *Süßgelüste* und ebenso das *Verlangen nach aufputschenden Mitteln* wie Cola, Red Bull und Kaffee, die wiederum den Schlaf stören.

- Dieser Teufelskreis kann durch einen weiteren Risikofaktor massiv verstärkt werden: den *Fernsehkonsum*. Bei Übergewicht hat dieser unter Umständen einen starken Einfluss. Langzeitstudien und Untersuchungen mit übergewichtigen Kindern und Erwachsenen kommen zu dem Ergebnis, dass es *nicht am Knabberzeug* liegt und auch *nicht am Bewegungsmangel*. Allein schon vor dem Fernsehgerät zu sitzen kann eine Gewichtszunahme fördern. Fernsehen bedeutet Stress für den Körper, auch wenn wir das nicht bewusst wahrnehmen. Durch die Flimmerkiste kommt die Regulation des Stresshormons Cortisol aus dem Gleichgewicht. Dadurch wird der Insulinspiegel negativ beeinflusst. Eine gewisse Rolle, aber keine entscheidende, spielen die *Inhalte der Sendungen oder Computerspiele*. Denn schlechte Nachrichten, Gewaltdarstellungen aus aller Welt, Krimis und Ähnliches rufen bei manchen Studienteilnehmern mehr Stress hervor als heitere Sendungen. Eine merkliche Steigerung des Gewichts zeigte sich übrigens frühestens ab einer Stunde Fernsehen am Tag und in der Regel ab zwei Stunden.

Die Tatsache, dass nicht jeder dick wird, der häufig vorm Fernseher sitzt oder viel Stress hat, ist auf verschiedene Faktoren zurückzuführen. Gewiss spielt die ererbte Veranlagung für Übergewicht eine erhebliche Rolle und ebenso die Fähigkeit des Individuums beziehungsweise des Körpers, mit Stress umgehen zu können. Es könnte auch daran liegen, dass man etwa bei Berufsstress aktiv im Geschehen ist, eingreifen und Situationen bewältigen kann.

- Ein großes Problem, für das inzwischen auch bei Kindern und Jugendlichen ein Zusammenhang mit Diabetes Typ 2 gesehen wird, sind *Essstörungen*. Nicht zuletzt durch den Schlankheitswahn, der zu massivem Stress bei molligen oder dicken Kindern beiträgt, nehmen diese Erkrankungen immer mehr zu. Sie sind bei starkem Übergewicht und Fettleibigkeit oft im Vorfeld beteiligt. Wenn das Diäthalten zu Hause an der Tagesordnung ist, erfahren Kinder schon früh, dass man mit der Figur und beim Essen ganz genau aufpassen muss und dass dem natürlichen Appetit grundsätzlich zu misstrauen ist. Die Nahrungsaufnahme streng zu kontrollieren, jedes Nahrungsmittel exakt zu wiegen und die Kalorien oder Nährwerte zu berechnen ist ein typisches Phänomen bei vielen, die eine Essstörung entwickelt haben.

- Aus den beschriebenen wissenschaftlichen Beobachtungen kann man ableiten, dass es sehr gut wäre, wenn Kinder von klein auf genug Möglichkeiten hätten, *draußen viel zu toben*. Denn in dieser Phase ist der natürliche Bewegungsdrang am größten, und auf diese Weise gewöhnen sie sich erst gar nicht daran, viel Zeit vor einem Bildschirm zu verbringen. Ein weiterer Vorteil wäre der *gute Schlaf*, der ein wichtiger Schutz vor Übergewicht ist und der durch das Spielen an der frischen Luft gefördert wird. Wenn die Kinder vom Spielen richtig hungrig nach Hause kommen, erhöht sich auch die Chance, dass sie essen, was auf den Tisch kommt, anstatt herumzunörgeln, weil es keine Fischstäbchen oder Spaghetti mit Tomatensoße gibt.

Teil 4

Risikofaktor Stress beim Apfeltyp

Das natürliche Reaktionsmuster des Körpers bei anhaltendem starkem Stress kann zu apfelförmigem Übergewicht führen und die Gesundheit gefährden. Bei fortwährender, starker psychischer Belastung stellt sich der Körper auf die Gefahr ein: Er wappnet sich physiologisch für Kampf oder Flucht. Kohlenhydrate wie Zucker in Süßigkeiten oder Cola, aber auch die Stärke aus Brot oder Nudeln werden nun teilweise direkt in Körperfett umgewandelt. Außerdem wird das gesamte Körperfett umverteilt. Damit es die Organe und Muskelzellen bei Bedarf schneller versorgen kann, wird es in den Depots zwischen den Organen im Bauchraum gelagert. Dadurch entsteht der vorgewölbte Bauch und dicke Rumpf bei diesem Figurtyp. Aus den Depots im Bauch gelangt es über das Blut in die Muskelzellen, wo es verbrannt wird und die nötige Energie liefert, damit der Mensch »kämpfen oder fliehen« kann.

Hält der Stress immer weiter an, wird aus dem Bauchfett ständig Fett freigesetzt, und die Blutfette steigen an. Von diesem leicht verfügbaren Brennstoff bedienen sich die Zellen der Muskeln und Gewebe. Dadurch sind die Zellen praktisch satt und nehmen weniger Zucker aus dem Blut auf, der aus Kohlenhydraten in der Nahrung stammt. Das heißt, sie reagieren nicht mehr richtig auf das Insulin, das die Aufgabe hat, den Zucker aus dem Blut in die Zellen zu schaffen. Sie werden mehr oder weniger insulinresistent (siehe Kapitel 30). Hohe Werte von Blutzucker und Blutfetten kennzeichnen dementsprechend die Insulinresistenz. Um hier rechtzeitig Maßnahmen ergreifen zu können, sollte man die Fett- und Zuckerwerte im Blut untersuchen lassen, wenn sich ein apfelförmiges Übergewicht entwickelt.

Wirksame Hilfe zur Stressbewältigung leistet die Chinesische Medizin. Mit ihrer Hilfe kann eine schrittweise Veränderung der belastenden Faktoren gut unterstützt werden.

33 Bestimmen Sie Ihren Stoffwechseltyp!

Beim Lesen der verschiedenen Stellen und Kapitel über Kohlenhydrate haben Sie sich vielleicht schon Gedanken darüber gemacht, wie gut Sie selbst Kohlenhydrate denn nun vertragen. Ist Ihnen ein Licht aufgegangen, warum Sie immer mal wieder so starke Gelüste auf Wurst oder Fleisch haben? Wenn man sich über längere Zeit nach den Richtlinien der Vollwertkost ernährt hat, also mit vielen Getreidegerichten, Müsli und Vollkornbrot, dann kann es sein, dass sich massive Süßgelüste oder Heißhunger auf Fett und Fleisch entwickelt haben. Nach meiner Erfahrung *zeigen Süßgelüste häufig einen Mangel an Fett und Eiweiß an, der zu einem Qi-Mangel der Milz geführt hat.* Ein Übermaß an Kohlenhydraten, Süßspeisen oder Süßigkeiten und womöglich noch größere Mengen Rohkost und Milchprodukte führen zu einer Feuchtigkeit der Milz, die Übergewicht begünstigt. Der Appetit und ebenso bestimmte Gelüste sind von Natur aus dazu da, dem Menschen zu zeigen, welche Nahrungsmittel der Körper braucht. Dies ist ein Grund dafür, dass strenge oder einseitige Ernährungslehren von vornherein abzulehnen sind. Denn was dem einen guttut, wird einem anderen schaden. Das gilt ganz besonders für die individuell unterschiedliche Verwertung der Hauptnährstoffe durch den Stoffwechsel. Im Grunde genommen ist es ganz einfach. Aufgrund der genetischen Veranlagung gibt es zwei verschiedene Stoffwechseltypen:

Dabei geht es darum, ob der Stoffwechsel der jeweiligen Person mehr Körperenergie aus Kohlenhydraten bezieht oder aber aus Fett und Eiweiß. Der wissenschaftliche Begriff für Körperenergie ist Adenotriphosphat (ATP). In den Zellen gibt es kleine Kraftwerke, die Mitochondrien. Sie gewinnen aus den Nährstoffen, die über das Blut in die Zellen gelangen, unterschiedliche Mengen ATP. Die unterschiedliche genetische Ausstattung geht auf die Ernährungsgeschichte der Menschen zurück.

Teil 4

Hat man von seinen Vorfahren mehr die alte Anlage der Jäger mitbekommen, dann gewinnt man viel Energie aus Fett und Eiweiß, also aus Fleisch, Fisch, Eiern und Hülsenfrüchten. Dieser sogenannte *Fett-Eiweiß-Typ* verwertet Fett und Eiweiß sehr ökonomisch, und er braucht sie regelmäßig, um sich fit zu fühlen. Getreide oder Nudeln machen ihn müde. Nach einem Getreidebrei am Morgen ohne nennenswerte Mengen Fett bekommt er nach eineinhalb Stunden tierischen Heißhunger auf etwas Herzhaftes, in Bayern wohl eher auf einen Leberkäs und in Hamburg vielleicht auf einen Matjeshering.

Oder aber man hat die jüngere genetische Veranlagung der Ackerbauern geerbt. Sie sorgt dafür, dass der Körper aus Kohlenhydraten in Getreide, Gemüse und Hülsenfrüchten mehr Energie gewinnt als aus Fett und Eiweiß. Dem *Kohlenhydrat-Typ* geht es also mit hochwertiger Stärke aus Getreide und Gemüse am besten. Er braucht relativ wenig Eiweiß aus Fleisch oder Eiern und nicht sehr viel Fett. Isst er dennoch viel fettes Fleisch oder Eier, dann liegt ihm dies schwer im Magen, und er wird hyperaktiv. Während er nach einem Getreidebrei mit gedünstetem Obst am Morgen oder einer Karottensuppe mehrere Stunden lang gut gesättigt und ausgeglichen ist.

Es gibt jedoch auch Menschen mit einem *Turbostoffwechsel, die beides gleich gut verwerten.* Diesen Typ trifft man bei jungen Leuten häufiger an, solange ihr Stoffwechsel noch in Höchstform ist. Mit zunehmendem Alter können dann die beschriebenen Unterschiede spürbar werden, die sich nach und nach in die entsprechenden Richtungen verstärken können.

Seit ich 1998 an Fortbildungen teilgenommen habe, bei denen der Chemiker und TCM-Therapeut François Ramakers uns Ernährungsberaterinnen die Hintergründe dieser Lehre erläutert hat, zeigt meine Minimallösung für dieses Thema sehr gute Ergebnisse. Darum bitte ich Sie, beim Frühstück einen einfachen Test durchzuführen. Ich möchte Ihnen diesen Test sehr ans Herz legen, denn das Abnehmen wird unnötig schwer, und es ist auch nicht gut für die Gesundheit, wenn man zu viel von denjenigen Hauptnährstoffen isst, die der Körper nur mühsam verwertet, und zu wenig von denen, die die meiste Energie bringen und die Ihr Verdauungssystem deshalb nicht unnötig belasten. Dazu kommen wir gleich noch ausführlicher.

Frühstückstest: Kohlenhydrat-Typ oder Fett-Eiweiß-Typ?

Essen Sie am besten an zwei Tagen hintereinander am Morgen eine Schale gekochtes Getreide, Hirse oder Reis mit gedünstetem Obst – wenn Sie mögen, mit Ahornsirup, Honig oder Trockenfrüchten. Vermeiden Sie jedoch fetthaltige Zutaten wie Nüsse oder Sahne.

Wenn Sie ein Kohlenhydrat-Typ *sind, dann werden Sie erst nach drei bis vier Stunden wieder hungrig sein. Wunderbar, die Stärke hält bei Ihnen lange vor und liefert ausreichend Energie. Wenn Sie aber ein* Fett-Eiweiß-Typ *sind, dann haben Sie nach etwa eineinhalb Stunden schlagartig Heißhunger auf etwas Deftiges.*

Jetzt wissen Sie, woran Sie sind, was Ihr Körper vermehrt braucht und was für ihn andererseits eher ein Ballast ist, der Übergewicht begünstigt.

Im Idealfall machen Sie am nächsten Tag noch den Gegentest: Fügen Sie zu demselben Frühstück Fett- und/oder Eiweißhaltiges hinzu und beobachten Sie, wie Sie sich fühlen und wann Sie wieder hungrig werden.

Teil 4

Seit zehn Jahren befrage ich Teilnehmer in meinen Seminaren, wie sie sich nach einem süßen Getreidefrühstück ohne nennenswerte Mengen Fett fühlen, und stelle fest, dass etwas weniger als die Hälfte von ihnen Kohlenhydrat-Typen sind und die anderen mehr Fett und Eiweiß brauchen, um satt zu werden. Nur wenige liegen dazwischen und verwerten alle drei Hauptnährstoffe offensichtlich optimal.

Die Verwertung der Nahrung ist für den Körper harte Arbeit. Viel verwerten zu müssen, um daraus relativ wenig Energie zu gewinnen, ist sinnlose Schufterei, und es sammeln sich Schlacken an. Es ist auf jeden Fall ökonomischer, aus weniger Nahrung mehr Energie zu gewinnen. Das hält den Körper jung und bewahrt die gute Figur.

Da Männer mehr Muskelzellen zu versorgen haben, neigen sie dazu, mehr Fleisch und Fett als Frauen zu essen. Wenn Sie *als Mann ein Kohlenhydrat-Typ* sind, lösen Sie das Problem am besten, indem Sie nicht ständig Fleisch essen. Am besten verzehren Sie es in kleinen Mengen zusammen mit reichlich stärkehaltigem Wurzelgemüse. Auch Hülsenfrüchte sind günstig, da sie beides, Kohlenhydrate und Eiweiß, enthalten. Und vielleicht werden Sie auch feststellen, wie viel besser Sie sich fühlen nach einem *Getreidefrühstück mit Karotten, Kürbis oder Roten Beten oder mit süßem Obst.* Besser vermutlich als nach Rührei oder einem Schinkenbrot. Es verhilft Ihnen zu mehr Ausgeglichenheit und ist das beste Mittel gegen Süßgelüste.

Wenn Sie *als Frau ein Fett-Eiweiß-Typ* sind und bisher wenig Fleisch und Fett gegessen haben, können Sie sich nun viel mehr Vitalität verschaffen, wenn Sie am Morgen etwas *Hirse oder Polenta mit ausreichend Butter, Nüssen und Samen* essen. Ideal wäre eine pikante Kombination mit Ei oder einer Scheibe Hühnerfleisch und etwas Gemüse dazu. Wenn Sie es lieber süß mögen, dann geben Sie vollreifes, süßes, kurz gedünstetes Obst dazu.

Am Mittag sind für den Fett-Eiweiß-Typ kleine Mengen Fleisch, Fisch oder Hülsenfrüchte sehr günstig, mit Gemüse, das kaum Stärke enthält wie Mangold und Spinat, nach Belieben ergänzt durch Öl und etwas Getreide. Sie werden merken, dass einige Zipperlein dadurch verschwinden werden. Etwa kalte Hände und Füße, Müdigkeit am Morgen und ein Blähbauch. Wenn Sie dem natürlichen Verlangen Ihres Körpers nach Fleisch und mehr Fett nicht nachgeben, entstehen Gelüste auf Süßes, das Ihnen überhaupt nicht gut bekommt und immer wieder zu Heißhungerattacken führt.

Was die Hauptnährstoffe anbelangt, so gibt es keine »guten« und »bösen«. Wir brauchen alle drei, allerdings in individuell unterschiedlichen Mengen. Normalerweise spürt man deutlich, ob man gerade Lust auf Fleisch hat oder auf eine Kürbissuppe. Sie werden staunen, wie gut Sie sich auf Ihren Appetit verlassen können. Es würde mich übrigens nicht wundern, wenn Sie den eben beschriebenen »Frühstückstest« gar nicht machen müssten, weil es Ihnen beim Lesen bereits wie Schuppen von den Augen gefallen ist und Sie sich nun erklären können, woher Ihre starken Gelüste auf Großmutters Sauerbraten kamen – oder auf die guten Grießknödel mit Apfelmus.

34 Trinken bis zum Ertrinken

Eine Regel der Deutschen Gesellschaft für Ernährung (DGE) und der Weltgesundheitsorganisation (WHO) lautet seit Jahrzehnten, reichlich Flüssigkeit zu trinken. Man soll nicht erst warten, bis man Durst bekommt, sondern immer schon vorher zur Flasche greifen. Allein zwischen 1997 und 2005 hat sich der weltweite Konsum von Flaschenwasser mehr als verdoppelt. Und während 1970 jeder Deutsche gerade einmal 12 Liter monatlich trank, sind es heute 127 Liter. Das sind übrigens mehr als 6 Prozent des *weltweiten* Verbrauchs.

Der unwiderstehliche Drang, bei Flüssigkeitsmangel zu trinken, hat die Menschheit seit Jahrtausenden gut über die Runden gebracht. Und das soll seit einiger Zeit falsch sein? Natürlich nicht!

Die Risiken für die Gesundheit durch übermäßige Flüssigkeits-zufuhr sind inzwischen bekannt. Sie werden noch zusätzlich ver-schärft durch eine weitere veraltete Empfehlung der DGE, den Salzkonsum so niedrig wie möglich zu halten.

Die folgenden Informationen habe ich dem »EU.L.E.n-Spiegel« (Heft 2, 2004) entnommen. Darin schreibt die Ökotrophologin Jutta Muth: »Der Wasserbedarf unterliegt erheblichen indi-viduellen Schwankungen. Es gibt Personen, die mit einem hal-ben Liter an Getränken pro Tag gut zurechtkommen, während an-dere selbst ohne schweißtreibende Tätigkeiten mindestens zwei Liter benötigen. Diese Differenzen können zum Beispiel auf Un-terschieden in der Thermoregulation oder der Nierenfunktion beruhen, ohne deshalb pathologisch zu sein. ... Pauschale Emp-fehlungen zur Trinkmenge sind folglich realitätsfremd. Ein großes Rätsel geben dabei die Referenzwerte der Deutschen Ge-sellschaft für Ernährung (DGE) auf, nach denen Kinder im Alter von drei Jahren täglich 940 Milliliter trinken sollen, 18-Jährige 1530, 19-Jährige 1470, 64-Jährige 1230 und 65-Jährige 1310 Milliliter.«

Die DGE bleibt bei ihren nicht nachvollziehbaren Empfehlungen ungeachtet der inzwischen erwiesenen Tatsache, dass Menschen, die übermäßig viel trinken, eine »Wasservergiftung« erleiden kön-nen. Diese kann unter bestimmten Umständen gesundheitsgefähr-dende Folgen haben und sogar lebensbedrohlich werden. Dabei kommen zwei Faktoren zusammen: zum einen die *Überwässerung* des Körpers und zum anderen die *Störung des Gleichgewichts zwischen Kalium und Natrium.* Letzteres beziehen wir im Wesent-lichen aus Speisesalz.

Wenn man ständig mehr trinkt, als man Durst hat, kann es zu einem schleichenden Natriummangel kommen, während das Kali-um überwiegt. Das erkennt man daran, dass man *umso mehr Durst bekommt, je mehr man trinkt.* Dieses Symptom tritt bei einer »Wasservergiftung« zusammen mit den folgenden auf: Schwindel-anfälle, Konzentrationsstörungen, Salzhunger, Krampfanfälle und Ödeme.

Faktoren, die einen Natriummangel begünstigen und das Risiko für eine Wasservergiftung erhöhen

- *Extremes Diäthalten und Hungern* bei gleichzeitiger hoher Flüssigkeitszufuhr kann zu Natriummangel führen und somit zu immer stärker werdendem Durst.
- Die Kombination von zwei DGE-Regeln verschärft das Problem: Zum einen wird empfohlen, sich salzarm zu ernähren, wofür es übrigens keine haltbare Begründung gibt. Die zweite Regel lautet: »Je weniger man isst, desto mehr sollte man trinken.«
- Eine hohe Zufuhr von Kalorien aus Fruchtsäften vertreibt den Hunger, vor allem bei Kleinkindern. Wenn sie dadurch weniger essen, fehlt das Natrium aus dem Salz in der Nahrung. Säfte sind kaliumreich und können ebenfalls zu einem Natriummangel führen, der den Durst immer mehr erhöht. Wenn jetzt aus Durst – und eventuell auch aus Hunger – noch mehr Säfte getrunken werden, entsteht ein Teufelskreis.
- Eine hohe Zufuhr von Flüssigkeiten mit niedrigem Natriumgehalt, wie Mineralwasser, Apfelschorle, Bier, Limonaden und Sportgetränke, fördert ebenfalls Natriummangel.
- Diäten zur Gewichtsreduktion mit salzarmer Kost – verschlimmert durch kalorien- und eiweißarme Kost – behindern die Wasserausscheidung der Niere. Dies wird durch viel Kalium in der Nahrung aus Obst, Fruchtsäften und Reis noch verstärkt.
- Diuretika (Entwässerungsmedikamente) können zu riskanten Elektrolytverlusten führen.

Teil 4

Abstruser Schlankheitstipp

Das Deutsche Institut für Ernährungsforschung in Potsdam teilte mit, man solle Getränke möglichst eiskalt zu sich nehmen, weil der Körper für deren Erwärmung auf Körpertemperatur 40 Prozent mehr Kalorien verbraucht als bei zimmertemperierten Getränken. Auf diese Art sollen überflüssige Pfunde »verbrannt« werden.

Demnach wären also warme Mahlzeiten ein Risiko für Übergewicht. Man könnte ja das Gulasch ins Gefrierfach packen und zum Mittagessen die Würfel auflutschen. Wenn Sie dieses Buch bis hierher gelesen haben, wissen Sie es inzwischen selbstverständlich besser.

Hat man Ihnen vielleicht schon einmal empfohlen, Ihre Füße und Beine möglichst kalt zu halten, um abzunehmen? Würden Sie also – von der guten Sache überzeugt – ganzjährig mit nackten Beinen und barfuß herumlaufen, um für die Beinerwärmung Kalorien zu verbrennen? Nein, natürlich nicht, denn in kürzester Zeit würden mindestens Ihre Blase und Nieren ernsthaft erkranken.

Dennoch lässt sich trotz so viel Unverstand noch etwas Interessantes herauslesen: Der Körper muss offensichtlich fast doppelt so viel Energie aufbringen, um Getränke und Speisen zu verarbeiten, die eiskalt sind. Und Sie sehen auch, wie viel Arbeit Sie Ihrem Magen ersparen, wenn Sie mehr gekochte Speisen als kalte Mahlzeiten verzehren und heißes Wasser trinken, um den Durst zu löschen. Der Gewinner ist dabei Ihre Mitte! Das Qi von Milz und Magen wird dadurch sehr geschont, denn andernfalls müssen die beiden Organe all die kalten Getränke, Eisbällchen und Brotmahlzeiten erst einmal anwärmen, bevor sie verarbeitet werden können.

Wenn alle mehr trinken, fließt viel Geld

Sind Sie auch noch ohne Mineralwasser aus Flaschen groß geworden? Oder gehören Sie zu den Jüngeren, für die Flaschenwasser so selbstverständlich ist wie ein Gefrierschrank?

WHO und DGE erziehen den gesundheitsbewussten Verbraucher schon lange dazu, täglich mehrere Liter Flaschenwasser zu trinken, dessen Qualität in Deutschland häufig hinter der von Leitungswasser zurückbleibt. Diese Unterstützung hat es Handelskonzernen ermöglicht, einen Boom loszutreten, dessen Ende nicht abzusehen ist. Ebenso unabsehbar ist die fortschreitende Zerstörung der öffentlichen Trinkwasserversorgung in vielen Teilen der Welt. Das eine hat mit dem anderen zu tun:

Die folgenden Informationen sind dem Magazin der Bundeszentrale für Politische Bildung entnommen, das im Internet kostenlos abonniert werden kann (www.fluter.de):

Besonders in Asien nimmt der Flaschenwasserkonsum rasant zu: »In China hat sich der Verkauf innerhalb von fünf Jahren verdoppelt, in Indien sogar verdreifacht«, erklärt Frank Kürschner-Pelkmann, der Entwicklungshilfe-Organisationen wie »Brot für die Welt« berät. … »[In] Ländern wie Indonesien oder Indien [ist] der Markt längst noch nicht gedeckt.« Wasser zu kaufen sei dort kein Usus, viele Bewohner können sich die teuren Flaschen gar nicht leisten. Doch eigentlich haben sie keine andere Wahl: In vielen Städten verschlechtert sich die Wasserqualität aus den Leitungen, auf dem Land fehlt die Infrastruktur für ein funktionierendes Leitungssystem oft sogar ganz.

Weil Unternehmen wie Danone, Nestlé, Coca-Cola oder PepsiCo einen Markt mit enormer Gewinnspanne im Blick haben, investieren sie. Sie kaufen lokale Unternehmen auf und bemühen sich um die Rechte an natürlichen Wasserspeichern. …

[Der Autor von »Das Wassersyndikat«] Jens Loewe etwa hält es für unmoralisch, Menschen aus ärmeren Bevölkerungsschichten zum Flaschenwasserkauf zu animieren. … »Mit ihrem Wasser versprechen Unternehmen wie Nestlé und Danone Gesundheit und langes

Leben – aber in den meisten Fällen ist Leitungswasser genauso gut, zumal wenn die Leute es abkochen.« ...

Neben der konventionellen Werbung veranstaltete der Konzern [Nestlé] Gesundheitsseminare, in denen etwa Krankenschwestern über die negativen Folgen des Leitungswasserkonsums aufgeklärt wurden. In Pakistan hat Nestlé auf diese Weise binnen eines halben Jahres 50 Prozent des Marktes erobert. ...

»Ein Konzern kauft das Grundstück, bohrt nach Wasser, verkauft das Wasser oft zu einem tausendmal höheren Preis. ... Die Flaschenwasser-konzerne haben natürlich ein gesteigertes Interesse daran, dass die öffentlichen Wasserleitungen heruntergekommen sind. Und der jeweilige Staat ist froh, wenn er eine Ausrede hat – nämlich das Flaschen-wasser –, um so wenig wie möglich sanieren zu müssen.«

Flaschenwasser ist eine Industrie mit einem weltweiten Umsatz von insgesamt 63 Milliarden Euro.

Viel zu trinken ist ein Tropfen auf den heißen Stein!

Aus der Sicht der Chinesischen Medizin ist Austrocknung eine Begleit-erscheinung eines Yin-Mangels, der durch eine langfristige körper-liche oder psychische Überforderung entsteht. Intellektuelle Überan-strengung, starke emotionale Belastungen und körperliche Veraus-gabung – etwa durch Sport – die mit starkem Schwitzen verbunden ist, sind Faktoren, die die Körpersäfte und die Substanz angreifen. Hitzegefühle ab der zweiten Tageshälfte, Nachtschweiß, Schlaf-störungen und innere Unruhe zählen zu den Hauptsymptomen.

Genug Wasser zu trinken wäre hilfreich, aber es ist auch nur ein Tropfen auf den heißen Stein und gewiss nicht ausreichend, um den viel tiefer gehenden Yin-Mangel auszugleichen. Tatsächlich geht der Säfte- und Substanzmangel damit einher, dass man gar nicht trinken mag, obwohl man durstig ist. Man merkt irgendwann, dass man ja schon eine ganze Weile Durst hatte und dennoch nichts getrunken hat. Dies ist ein Phänomen, das man häufig bei älteren Menschen antrifft, die aufgrund ihres Alters an einem Yin-Mangel leiden. Der Säftehaushalt ist nicht intakt, und die Verwertung von Flüssigkeit durch eine geschwächte Milz ist unzureichend.

Auf der Ebene der Flüssigkeitszufuhr schafft das Trinken von heißem Wasser Abhilfe. Wenn sich erwartungsgemäß das natürliche Durstempfinden wieder einstellt, kann es zu Anfang zu einem starken Durstgefühl kommen. Denn die zugeführte Wärme wirkt anregend auf die Verdauungsorgane, die nicht nur die Nahrung, sondern auch Flüssigkeiten verwerten müssen. Der Durst sollte sich nach kurzer Zeit normalisieren.

Um einen Yin-Aufbau in die Wege zu leiten, müssen mehrere zugrunde liegende Problem gelöst werden. Die ursächlichen Faktoren sollten reduziert oder ausgeschaltet werden: Ein verstärkter Rückzug aus einer hektischen Lebensweise, verbunden mit einer längerfristigen Regeneration durch ausreichend Ruhe und Schlaf, bildet die Grundlage. Mehr dazu finden Sie in den Kapiteln 5 und 6. Da die Mitte immer in Mitleidenschaft gezogen ist, muss sie gestärkt werden, damit sie die Nahrung und Flüssigkeiten, die das Yin befeuchten und nähren sollen, auch verarbeiten kann. Der Qi-Aufbau der Milz erfolgt über mildsüße Nahrungsmittel mit den Hauptnährstoffen Fett, Eiweiß und komplexe Kohlenhydrate. Für den Yin-Aufbau wird saftig erfrischende Pflanzenkost benötigt, also Gemüse und Obst, das kurz gedünstet wird – vor allem Birne. Ganz wichtig ist die Reduktion von austrocknenden Genussmitteln, allen voran von Kaffee, außerdem von schwarzem Tee und größeren Mengen Alkohol.

Das typische Verlangen nach Rohkost, Obst und Sauermilchprodukten ist bei Menschen mit einem Yin-Mangel verständlich. Vor allem, wenn sich daraus bereits eine Leere-Hitze entwickelt hat. Die Leere-Hitze ist eine Austrocknung der Körpersäfte, des Yin. Dadurch gerät das Yang im Vergleich zum Yin in einen Über-

schuss, der die typischen Hitzezeichen wie innere Unruhe, Nachtschweiß und Schlafstörungen hervorruft. Aus einem natürlichen
Empfinden heraus fühlt sich ein Mensch, der durch die Hektik des
Alltags in Hitze gerät, zu stark abkühlender Kost und eisgekühlten
Getränken hingezogen. Dazu gehören auch Diäten mit viel Rohkost
und Joghurt, die jedoch in eine Sackgasse führen können: auf der
einen Seite ein schwaches Yin und andererseits abkühlende Nahrung, die die Yang-Wurzel absenkt und dadurch natürlich die Mitte schwächt. Egal, wie viel erfrischende Nahrung dann zugeführt
wird – wenn die Mitte sie nicht ausreichend verwerten kann, findet
auch kein zufriedenstellender Aufbau der Körpersäfte statt.

*Dann ist der Körper ausgetrocknet, und gleichzeitig sammelt sich
Wasser im Gewebe an,* das aus abkühlender, befeuchtender Kost
stammt – in der Hauptsache aus Sauermilchprodukten wie Joghurt
und eventuell aus Süßigkeiten, die gerne als Beruhigungsmittel
gegessen werden. So paradox es klingen mag, es ist doch ein häufiges Phänomen vor allem bei übergewichtigen Frauen, dass der
Organismus unter Austrocknung leidet und gleichzeitig ein Überschuss an Wasser vorhanden ist. Das nun zu dem typischen Symptom einer »Feuchtigkeit« führt: Der Durst bleibt nämlich aus, weil
die Mitte noch mehr Flüssigkeit gar nicht verkraften kann.

*Die allgemeine und weitverbreitete Empfehlung, bei Übergewicht
möglichst viel zu trinken, ist in einer solchen Situation fatal.* Denn
übermäßiges Trinken von Wasser oder Fruchtsaft verschärft das
Problem. Die Mitte wird zunehmend schwächer und infolgedessen
auch beide Wurzeln, das Yin und das Yang. Eine Auszehrung, eine
starke Erschöpfung oder ein Burn-out beruhen immer darauf,
dass einerseits das Qi der Yang-Wurzel und andererseits die regenerierenden Körpersäfte der Yin-Wurzel angegriffen sind.

*Die Ernährungsempfehlungen für Übergewicht »mit Hitzezeichen«
im Kapitel 19 sind gut geeignet als Basis für einen Yin-Aufbau.*
Dabei sind genügend Nahrungsmittel enthalten, die die Mitte

stärken. Für einen dauerhaften Erfolg – oder noch besser zur Vorbeugung – dienen die Ausführungen im ersten Teil des Buches über eine Lebensführung, die genügend Raum für Regeneration lässt. Aber auch das genügt in der Regel nicht mehr, um einen manifesten Yin-Mangel und eine Leere-Hitze zu beseitigen. Eine Therapie mit chinesischen Kräutern ist sehr empfehlenswert, damit der Mensch überhaupt zur Ruhe kommen oder schlafen und sich dann über einen längeren Zeitraum wieder erholen kann.

Bewahre Dein Yin! Diese altchinesische Weisheit, die ich im ersten Teil des Buches so stark betont habe, ist nicht nur ein guter Rat für unsere Patienten in der Chinesischen Medizin oder unsere Klienten in der Ernährungsberatung oder für *»die anderen«* – sie betrifft jeden von uns. Denn das Abnehmen des substanziellen Yin ist die eine Seite des natürlichen Alterungsprozesses. Die materielle Grundlage des Lebens wird schwächer und auf der anderen Seite ebenso das Yang, unsere nach außen gerichtete Vitalkraft. Was bleibt und mit zunehmendem Alter an Bedeutung gewinnt, ist die Essenz der beiden Wurzeln. Zusammengehalten und genährt durch unsere gute Fürsorge für unsere Mitte schenken sie uns innere Ruhe und geistige Klarheit, wenn sich die Vergänglichkeit der äußerlichen Dinge und auch unseres Körpers immer mehr offenbart.

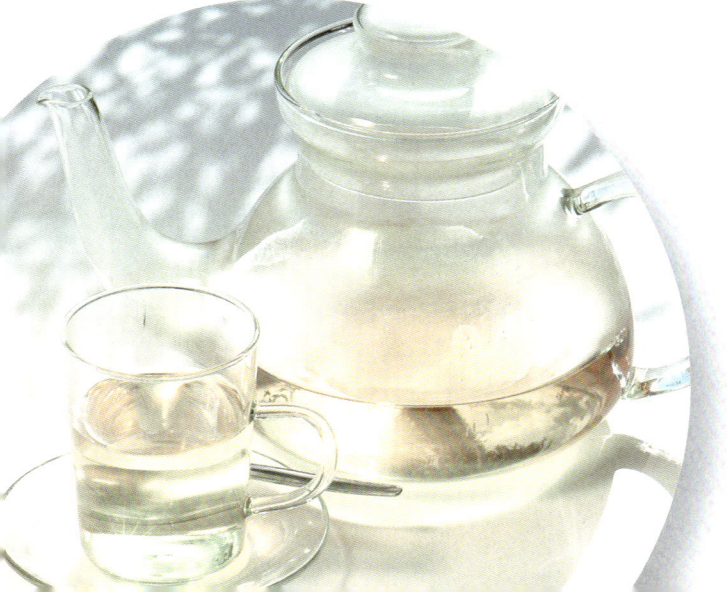

Anhang

Buchempfehlungen

5-Elemente-Ernährung

Bengt Jacoby:
Gesünder leben mit den fünf Elementen.
Das Yin und Yang in der Ernährung nutzen. Herder Verlag,
Freiburg i. Br. 2002

Gabriele Klinger, Christina Duve:
Die 5-Elemente-Küche für jeden Tag.
Das Rezeptbuch. BLV Verlag, München 2007

Christiane Seifert:
Die Fünf-Elemente-Küche. Gesund essen nach der Chinesischen
Ernährungslehre. Grundlagen – Tipps – neue Rezepte.
Knaur Verlag, München 2007

Barbara Temelie:
Ernährung nach den Fünf Elementen.
Wie Sie mit Freude und Genuss Ihre Gesundheit, Liebes- und
Lebenskraft stärken.
Joy Verlag, Oy-Mittelberg

Barbara Temelie und Beatrice Trebuth:
Das Fünf Elemente Kochbuch. Die praktische Umsetzung der
chinesischen Ernährungslehre für die westliche Küche. 200 Rezepte
zur Stärkung von Körper und Geist.
Joy Verlag, Oy-Mittelberg

Barbara Temelie und Beatrice Trebuth:
Die Fünf Elemente Ernährung für Mutter und Kind. Umfassende
Ernährungsempfehlungen für Kinder, werdende Mütter und
Eltern. Mit neuen Anregungen aus der fernöstlichen Psychologie.
Joy Verlag, Oy-Mittelberg

Ernährung und Ernährungsirrtümer aus westlicher Sicht

Thilo Bode:
Abgespeist. Wie wir beim Essen betrogen werden und was wir
dagegen tun können.
S. Fischer Verlag, Frankfurt am Main 2007

EU.L.E.n-Spiegel.
Wissenschaftlicher Informationsdienst des Europäischen Instituts
für Lebensmittel- und Ernährungswissenschaften (EU.L.E.) e. V. –
für Ärzte, Therapeuten, Apotheker, Ernährungsberater und
Hersteller von Lebensmitteln. www.das-eule.de

Ulrike Gonder:
Fett! Unterhaltsames und Informatives über fette Lügen und
mehrfach ungesättigte Versprechungen. Hirzel Verlag, Stuttgart 2004

Hans-Ulrich Grimm:
Aus Teufels Topf. Die neuen Risiken beim Essen.
Knaur Verlag, München 2001

Hans-Ulrich Grimm:
Echt künstlich. Chemie im Essen kann Ihre Gesundheit gefährden.
Das Dr.-Watson-Handbuch der Lebensmittel-Zusatzstoffe.
Dr. Watson Books, Stuttgart-Bad Cannstatt 2007

Hans-Ulrich Grimm:
Die Ernährungslüge. Wie uns die Lebensmittelindustrie um den
Verstand bringt.
Droemer-Knaur Verlag, München 2005

Hans-Ulrich Grimm:
Die Kalorienlüge.
Dr. Watson Books, Stuttgart-Bad Cannstatt 2008

Hans-Ulrich Grimm:
Die Suppe lügt. Die schöne neue Welt des Essens.
Knaur Verlag, München 2008

Udo Pollmer:
Esst endlich normal! Wie die Schlankheitsdiktatur die Dünnen
dick und die Dicken krank macht.
Piper Verlag, München 2005

Udo Pollmer, Monika Niehaus:
Wer gesund isst, stirbt früher. Tatsachen und Trugschlüsse über
unser Essen.
BLV Buchverlag, München 2008

Udo Pollmer, Susanne Warmuth:
Lexikon der populären Ernährungsirrtümer. Mißverständnisse,
Fehlinterpretationen und Halbwahrheiten von Alkohol bis Zucker.
Eichborn Verlag, Frankfurt am Main 2000

Uffe Ravnskov, Udo Pollmer:
Mythos Cholesterin. Die zehn größten Irrtümer.
Hirzel Verlag, Stuttgart 2002

Nicolai Worm:
Syndrom X oder Ein Mammut auf dem Teller! Mit Steinzeitdiät
aus der Wohlstandsfalle.
systemed Verlag, Lünen 2004

Aufklärung über weitere Themen

Ruediger Dahlke:
Depression. Wege aus der dunklen Nacht der Seele.
Goldmann Verlag, München 2006

Ruediger Dahlke:
Woran krankt die Welt? Moderne Mythen gefährden unsere
Zukunft.
Goldmann Verlag, München 2005

www.fluter.de. Magazin der Bundeszentrale für Politische Bildung
(auch als Printversion)

Udo Pollmer, Susanne Warmuth, Gunter Frank:
Lexikon der Fitneß-Irrtümer. Mißverständnisse, Fehlinterpretationen
und Halbwahrheiten von Aerobic bis Zerrung.
Eichborn Verlag, Frankfurt am Main 2003

Eric Schlosser:
Fast Food Gesellschaft. Die dunkle Seite von McFood & Co.
Riemann Verlag, München 2007

Chinesische Medizin und Diätetik

Enver Bunjaku:
Wege zu seelischer und körperlicher Gesundheit. Chinesische
Medizin.
Eigenverlag, Berlin 2008

Ilona Daiker, Barbara Kirschbaum:
Die Heilkunst der Chinesen. Qigong, Akupunktur, Massage,
Ernährung, Heilkräuter.
Rowohlt Taschenbuch, Reinbek 1997

Udo Lorenzen, Andreas Noll:
Die Wandlungsphasen der Traditionellen Chinesischen Medizin.
Müller & Steinicke Verlag, München. Band 1-5

Andreas Noll:
Traditionelle chinesische Medizin. Grundlagen, Methoden,
Behandlung von Beschwerden.
Gräfe und Unzer Verlag, München 2008

Florian Ploberger:
**Westliche Kräuter aus Sicht der Traditionellen Chinesischen
Medizin.**
Bacopa Verlag, Linz

Lebensqualität und Lesen mit Genuss

Isabel Allende:
Aphrodite. Eine Feier der Sinne.
Suhrkamp Verlag, Frankfurt am Main 1997

Kristian Ditlev Jensen:
Leibspeise (Roman).
Deutscher Taschenbuch Verlag, München 2008

Bärbel Mohr:
**Wie man durch inneren Reichtum mit äußerem
Reichtum sinnvoll umgeht.**
KOHA-Verlag, München 2007

Sten Nadolny:
Die Entdeckung der Langsamkeit (Roman).
Piper Verlag, München 2008

Lama Ole Nydahl:
Der Buddha und die Liebe.
Knaur Verlag, München 2005

Wolfgang Schivelbusch:
Das Paradies, der Geschmack und die Vernunft. Eine Geschichte
der Genußmittel.
Fischer Taschenbuch Verlag, Frankfurt am Main 1990

Monique Truong:
Das Buch vom Salz (Roman).
Fischer Taschenbuch Verlag, Frankfurt am Main 2006

Manuel Vázquez Montalbán:
Requiem für einen Genießer (Roman).
Piper Verlag, München 2005

Lu Wenfu:
Der Gourmet.
Leben und Leidenschaft eines chinesischen Feinschmeckers (Roman).
Diogenes Taschenbuch, Zürich 1995

Dank

Mein größter Dank gilt den Autoren, die mich seit vielen Jahren bei meiner Arbeit und beim Schreiben dieses Buches durch ihre kritischen und engagierten Veröffentlichungen und Vorträge unterstützt haben (siehe „Buchempfehlungen"): Udo Pollmer, Lebensmittelchemiker, und die Ernährungswissenschaftlerin Ulrike Gonder, beide Mitbegründer des Informationsdienstes „EU.L.E.n-Spiegel"; der Nahrungsmittelkritiker Hans-Ulrich Grimm; und Thilo Bode, der Begründer der Verbraucherrechtsorganisation „foodwatch". Sie waren mir eine unschätzbare Hilfe, als ich mich immer weiter in fremde Themengebiete vorwagte.

Auf der Seite der Praxis wäre dieses Buch undenkbar ohne die unzähligen Rückmeldungen, die Neugier und das Engagement meiner langjährigen KollegInnen, meiner Ausbildungs- und SeminarteilnehmerInnen, deren Interesse an der Chinesischen Medizin und an der 5-Elemente-Ernährung mich immer wieder begeistert und anspornt. Ohne ihren Mut zur Veränderung und ohne ihre Erfolge gäbe es dieses Buch nicht. Dafür bin ich ihnen allen von Herzen dankbar.

Dr. Hans Christian Meiser, dem Herausgeber dieses Buches, danke ich sehr für seine Unterstützung bei der Konkretisierung des Buchprojektes. Mein großer Dank gilt auch meinen Verlagslektorinnen bei Droemer Knaur, Olivia Baerend, Katrin Ingrisch und Christina Schneider, für die herzliche und konstruktive Zusammenarbeit. Bei den Grafikerinnen Isabel Wintterlin und Eva-Maria Stadler von GRAPHIT bedanke ich mich für die eindrucksvolle Gestaltung des Buches, für das lebendige, wunderschöne Spiel mit Formen, Farben und intensiven fotografischen Elementen.

Ich danke Erdmute Otto für ihr unermüdliches Engagement, die geduldige Zusammenarbeit und das kritische Lektorat im Vorfeld der Buchabgabe. Dr. Manuela Grimm, Dr. Teresa Keller und Nadia Beyer haben einige Teile auf fachliche Richtigkeit hin durchgesehen – auch ihnen mein ganz herzlicher Dank.

Ein dickes Dankeschön geht nach Österreich zu Susanne Peroutka für ihr immenses Wissen über Kräuter und Gewürze, das sie großzügig mit uns Kolleginnen bei den Fortbildungen geteilt hat und das dieses Buch sehr bereichert.

Außerdem bedanke ich mich ganz herzlich bei den beiden Seminarteilnehmerinnen, die ihre lebendigen Fallbeschreibungen beigetragen haben.

Über die Autorin

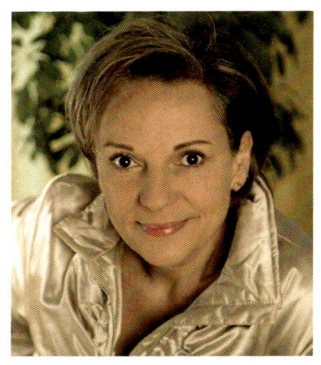

Barbara Temelie

Ausbildungsleiterin und Dozentin für 5-Elemente-Ernährung. Sie lebt in Hamburg.

Seminarorganisation

Tel. 0700 / 53 53 63 68
Fax 0700 / 53 53 63 88
www.barbaratemelie.de
buero@barbaratemelie.de

Seminarangebote in Hamburg und München

Basis-Seminare mit Barbara Temelie
veranschaulichen die Grundlagen der Chinesischen Medizin und alle Leitlinien der 5-Elemente-Ernährung für die einfache praktische Umsetzung in der Alltagsküche. Ein kritischer Blick auf weitverbreitete Ernährungsirrtümer und auf eine zweifelhafte Lebensmittelqualität gehört ebenfalls dazu. Ziel ist, dass die Teilnehmer sich von einengenden Ernährungsregeln befreien und wieder mehr auf den eigenen Appetit vertrauen. Wenn man sich einmal für gute Nahrungsqualität entschieden hat, kann man sich guten Gewissens mit herzhaftem Essen verwöhnen und erreicht auf diesem Weg das Bestmögliche für die eigene Vitalität und Regeneration und obendrein für die individuelle Wohlfühlfigur.

Kochkurse mit Kolleginnen
dienen der praktischen Anwendung der 5-Elemente-Küche – mit dem Schwerpunkt auf der jeweiligen Jahreszeit. Eine Vielzahl von Gerichten, die von den Kursteilnehmern in einer großen Küche selbst zubereitet werden, liefern jede Menge Anregungen für die kreative Verwendung von Kräutern und Gewürzen, für eine entspannte Zubereitung der Mahlzeiten zu Hause und für deren Abwandlung, damit sie zum Beispiel an den Arbeitsplatz mitgenommen werden können. Ein wichtiges Thema ist auch eine praktische Organisation, damit neue Gewohnheiten leichter möglich werden.

Einjährige Ausbildungen in Ernährungsberatung in Hamburg und München
werden von Barbara Temelie durchgeführt. Das Studium der 5-Elemente-Ernährung in sieben Vier-Tage-Blöcken kann zu einem eigenständigen Berufsweg führen oder als ideale Ergänzung einer therapeutischen Tätigkeit dienen. Eine solide Basis in Chinesischer Medizin schafft die nötigen Voraussetzungen für eine Befunderhebung. Diese ist für individuelle Ernährungsberatungen unerlässlich und kann außerdem einer zielorientierten Seminartätigkeit zugutekommen. Zum Kennenlernen der Thematik und als Vorbereitung auf eine Ausbildung bietet das Basis-Seminar einen hilfreichen Einstieg.

Seminarangebote in der Schweiz

Basis-Seminare, Kochkurse und einjährige Ausbildungen
mit Christiane Seifert und Marlise Minder:

Kontakt in Deutschland: Christiane Seifert
Tel. 06138 / 77 98
www.tcm-seifert.de
chr.seifert@tcm-seifert.de

Kontakt in der Schweiz: Marlise Minder
Tel. 0848 / 000 880
buero@tcm-seifert.ch

Gemeinnützige Verbände zur Förderung der 5-Elemente-Ernährung

Deutschland: Ernährung nach den Fünf Elementen e. V.
www.5-elemente-ev.de

Schweiz: Verband Ernährung nach den 5 Elementen
www.ernaehrung5elemente.ch

Österreich: Verein g5e – Gesellschaft für Ernährung
nach den Fünf Elementen
www.tcm-ernaehrung.at

Hinweise zu dem herausnehmbaren Nahrungsmittelposter

In dieser neuen Tabelle habe ich die Nahrungsmittel anhand der unmittelbaren Wahrnehmung des Geschmacks, des Geruchs und der thermischen Qualität klassifiziert. Und nicht, wie in der Chinesischen Medizin üblich, gemäß ihrer energetischen Wirkung auf die Organe, die auch der Nahrungsmitteltabelle in meinen bisherigen Büchern zugrunde liegt.

Durch diesen Blickwinkel rückt die nährende Wirkung der mildsüßen fett-, eiweiß- und kohlenhydratreichen Nahrungsmittel auf die Mitte (Qi- und Blutaufbau) in den Vordergrund – und ebenso die Bedeutung der Saftigkeit und Süße von Pflanzenkost und Früchten für den Säfteaufbau, die ich überwiegend als erfrischend bezeichne.

Diese Klassifizierung ermöglicht einen guten Überblick über das Nahrungsangebot und erweist sich für die Praxis des Kochens als sehr hilfreich. Auch das Kochen im Zyklus der Fünf Elemente ist viel einfacher, wenn man sich vorrangig an dem Geschmack, den man tatsächlich wahrnimmt, orientieren kann.

In der »Erde« sind süße und mildsüße Nahrungsmittel aufgelistet, die aufgrund ihrer hohen Nährstoffdichte (Fett, Eiweiß, Kohlenhydrate) vorrangig die Mitte nähren und fast alle sehr sättigend sind.

Die Buchstaben vor den Nahrungsmitteln

H = heiß, W = warm, N = nährend, E = erfrischend, K = kalt

bezeichnen weitere thermische Tendenzen (**Th**) von nährenden bzw. erfrischenden Nahrungsmitteln. Ein **W** vor dem in erster Linie nährenden Hafer bedeutet also, dass er auch erwärmend wirkt, und ein **N** vor erfrischendem Obst und Gemüse, dass diese in zweiter Linie auch nähren.

In »Holz«, »Feuer«, »Metall« und »Wasser« sind die meisten Nahrungsmittel hocharomatisch. Sie nähren kaum oder gar nicht – wirken dafür aber dynamisierend oder ausleitend. Sie sorgen für die Bekömmlichkeit der mildsüßen, sättigenden Nahrungsmittel aus dem Erdelement, indem sie unter anderem die Bildung von Verdauungssäften anregen, was der Wohlfühlfigur sehr zugutekommt. Die Geschmacksrichtung »sauer« beinhaltet auch saftig-knackige Pflanzenkost, die nicht ausgesprochen sauer schmeckt.

Originalausgabe
Copyright © 2009 Knaur Verlag
Ein Unternehmen der Droemerschen Verlagsanstalt
Th. Knaur Nachf. GmbH & Co. KG, München
Alle Rechte vorbehalten. Das Werk darf – auch teilweise –
nur mit Genehmigung des Verlags wiedergegeben werden.
Redaktion: Erdmute Otto
Umschlaggestaltung: ZERO Werbeagentur, München
Umschlagabbildung: FinePic, München / iStockphotos
Layout, Satz, Fotografie: GRAPHIT, Germering
Druck und Bindung: Offizin Andersen Nexö, Leipzig
Printed in Germany
ISBN 978-3-426-65602-0

2   4   5   3